生殖医療と刑法

Assisted Reproductive Technology
and Criminal Law

甲斐克則
Katsunori Kai

医事刑法研究第4巻
Medicine and Criminal Law Vol.4

成文堂

はしがき

　本書『生殖医療と刑法』は，生殖補助医療ないし生殖医療技術と刑法に関する筆者の約 20 年間の研究を，問題性を考慮してそれぞれ配列してまとめた書である。この研究テーマは対象が変化の激しいところであり，どのようにまとめるか苦慮したが，若干の加筆（基本的に [　] を付した部分）・修正を施して配列し，これまでの私の研究史としてまとめておくことにより，自分自身のけじめをつけると同時に，積み残した課題を若手研究者に受け継いでもらうこと，そして，ヒト・クローン技術等規制法を除けば，いまだこの分野の法整備ができていない現状を幅広く知ってもらい，生殖医療基本法ないし生命倫理基本法の立法化を考えてもらう必要があることを考え，敢えて公刊することにした。医事刑法研究シリーズも，『安楽死と刑法』(2003 年)，『尊厳死と刑法』(2004 年)，『被験者保護と刑法』(2005 年) に次いで，本書で第 4 巻目となる。多くの読者を獲得してきたこれまでの巻に倣い，最初に，本書の元になった論文の概要・経緯・エピソードを述べておきたい。ありがたいことに，この「はしがき」を楽しみにしている読者がかなりいるようである。

　序章「先端医療技術をめぐる生命倫理・法と『人間の尊厳』――生命の発生の周辺を中心として――」は，2002 年 11 月 22 日に南山大学社会倫理研究所主催の懇話会で講演した内容を同研究所の『社会と倫理』17 号 (2004 年) に掲載したものであり，この度，本書に収録するにあたり，加筆・削除・修正したものである。畏友である南山大学社会倫理研究所の山田秀教授 (現・熊本大学法学部教授) からかねてより強い依頼を受けていたこともあって，生命倫理・法と「人間の尊厳」に関するこの題目を選んだ次第であった。当日は，山田教授のほか，長年親交のある南山大学法学部の丸山雅夫教授 (刑法) や大学院の先輩にあたる高橋広次教授 (法哲学) をはじめ，多くの他分野の方々とも意

見交換ができて，実に有益な会合であったことを思い出す。読者は，口語体で書かれたこの序章をまず読むことにより，生命の発生の周辺の先端医療技術をめぐる生命倫理・法と「人間の尊厳」の問題に関する本書の全体像を平易に理解することができるであろう。

第1章「『出産するからだ』を法律はどのように支えてきたか」は，文化人類学者で出産の文化に詳しい吉村典子教授（当時・呉大学社会情報学部教授，後に松山市男女共同参画推進財団常務理事）の編集による『出産前後の環境──からだ・文化・近代医療』（1999年・昭和堂『講座　人間と環境5』）の第4章に，「『出産』するからだを法律はどのように支えてきたか」と題して寄せた論文である（「　」の位置を少し変えたほか，本文の表記を一部変えた）。私が当時主宰していた広島医事法研究会の有力メンバーであった吉村教授には，この企画への参加について強い熱意でお誘い下さった。この書は，私以外はすべて女性執筆者（専門は，文化人類学，医療人類学，小児科医，助産師）ということで，ユニークな書であり，この企画を通じて，女性ならではの視点を深く学んだ。その巻末には，「総合討論『出産』へのまなざし──産む側からの点検──」も収められており，論客の柘植あづみ氏（現・明治学院大学社会学部教授）らと熱のこもった討論をしたことが思い出される。第4章に収められた私の元の論文の見出しのエピソード欄には，次のように書かれている。

「幼少期より，獣医であった父に連れられて牛の出産に何度も立ち会い，生命の誕生のドラマと感動を味わった原体験があったためか，大学院で刑法と同時に医事法の研究もはじめ，人の生死と法のかかわりに深く関心をもつようになった。とりわけ出産の周辺の問題は，将来の人類の行方に大きくかかわるので，法的観点から医療技術の適正利用と濫用規制について研究を進めているが，関連する他分野の人々との共同研究を楽しみのひとつにしている」。

まさにこれは，本書『生殖医療と刑法』の原点となっている。その前半部分にあるように，郷里大分の山間部で，今は亡き父（町の公務員として獣医をしていた）のオートバイの後ろに乗って牛の治療や出産現場に補助として急行したことを懐かしく思い出す。徹夜になることもあったが，難産の末に，朝

方ようやく子牛が生まれたときの感動は，何ともいえないものであった。人工授精という言葉は，中学生・高校生当時から日常的に耳にしていたものであったが，それが将来，人の生命発生との関係で自己の研究テーマのひとつになるとは，思いもしなかった。また，後半部分については，法律家(特に刑法学者)ばかりで議論していては誤解が生じると自覚し，努めて法学の他分野，そして法学以外の医学，生命科学，倫理学，哲学，生命倫理学，文化人類学，社会学，心理学等の専門家と学術交流を深めることの重要性を自覚した私の方法論である。なお，堕胎罪と人工妊娠中絶の問題についても，法学者以外の方々から多くを学び，歴史的観点から優生思想との関わりと問題性を意識して論じた。国内外の他分野の専門家との学術交流は，今となっては，私の大きな財産となっている。

　第2章「イギリスにおける生殖医療と刑事規制——イギリスの『ウォーノック委員会報告書』(1984年)を素材として——」は，関西刑法読書会の紀要『犯罪と刑罰』7号(1991年・成文堂)に「生殖医療と刑事規制——イギリスの『ウォーノック委員会報告書』(一九八四年)を素材として——」と題して公表した「研究ノート」を改題したものである。1978年にイギリスでロバート・エドワード博士とパトリック・ステプトウ博士により世界初の体外受精児ルイーズ・ブラウンちゃんが誕生して話題を提供したことは，1977年に研究を開始したばかりの私には，終末期医療に関する1976年のアメリカ・ニュージャージー州のカレン・クィンラン事件判決と同程度のインパクトをもたらすものであったが，その後，1983年に日本でも東北大学医学部附属病院で本邦初の体外受精児が誕生したニュースは，いよいよ日本でもこの技術が普及する，ということを予感させた(当時の模様を詳細に記すものとして，これを担当した医師である鈴木雅洲教授の著書『体外受精——成功までのドキュメント』(1983年・共立出版)参照)。そして，それは，現実のものとなった。しかし，新たな技術が社会おいて適正に評価されるには時間がかかるし，何よりも特殊な用語が人歩きして誤解を招くことが多い。体外受精と人工授精を混同する人も当初いたほか，体外受精で生まれた赤ちゃんを「試験管ベビー」と呼んだりしていた。しか

し，このような呼称は，誤解を招くばかりか，議論を歪んだ方向へ導く。この点で，イギリスやドイツが，冷静に事態を受け止め，早々と法的ルール作りに乗り出したのには，学ぶべき点が多かった。特に本場イギリスの動向が気になっていた。

丁度，新潟大学法学部の鯰越溢弘教授（現・新潟大学法科大学院教授）が，1986年9月6日に，留学先のロンドン大学から，かねて依頼をしていた『ウォーノック委員会報告書（REPORT OF THE COMMITTEE OF INQUIRY INTO HUMAN FERTILISATION AND EMBRYOLOGY. 1984)』を送っていただいた（同報告書は1985年に，Mary Warnock, A Question of Life. The Warnock Report on Human Fertilisation and Embryology. と題して，Blackwell社から刊行されている）。この『報告書』は，実によくできていて，現在でも参考になるくらい有益な調査結果が詳細に記述され分析されていたうえ，それを踏まえて，64の勧告まで出していた。「このような『報告書』もあるのか」，と感激しながら，それこそ原書がボロボロになるまで夢中で読んだ。こうしてまとめたのが第2章の元になった論稿である。この『報告書』の翻訳は後に出されたが（メアリー・ワーノック著（上見幸司訳）『生命操作は許されるか――人間の受精と発生学に関するワーノック・レポート』（1992年・協同出版））, この『報告書』自体の法理論的分析を本格的に行った文献は，日本では結局，この論稿しかない。本書に収める最も古い論文であるが，本書のテーマに関する私の研究の出発点になったものであり，本書でも，重要な位置を占める。

ちなみに，鯰越教授は，私と同郷であり，共に大分県の山間部の朝地町立大恩寺小学校（現・朝地小学校）に通い，しかも（中学校だけは異なるが）高校も大分市にある大分県立大分上野が丘高校を卒業し，大学も同じ九州大学法学部を卒業し，さらに大学院まで九州大学大学院法学研究科修士課程・博士課程まで同じであるという，いわば「理屈抜きの共同体験」を有する貴重な先輩という存在であることから，若い頃にあれこれとお願いをすることも多かったが，上記『報告書』入手を含め，いつも依頼に気軽に応えていただいた。1998年9月20日には，「医事刑法」の集中講義で新潟大学法学部を訪問した

際に，自宅にイギリス・ブリストル大学法学部のナイジェル・ロウ(Nigel Lowe)講師夫妻共々招いていただき，英語の堪能な鯰越夫人の手料理を食べながら，イギリスの生殖医療や臓器移植の状況について意見交換をしたことは，イギリス法への関心を高めることができた点で，忘れ難い思い出である。この場を借りて，鯰越教授に感謝申し上げたい。

　第3章「イギリスにおける生殖医療の規制に関する1990年法について」は，刑事規制の部分に焦点を当て，「生殖医療の規制に関するイギリスの新法について――『生殖医療と刑事規制』の一側面――」と題して『広島法学』15巻3号（1992年）に掲載した原稿に修正を加え改題したものである。この法律の原文である『Human Fertilisation and Embryology Act 1990』は，宇都木伸教授（東海大学法科大学院）が助教授時代に留学先のロンドンから1990年12月14日に「クリスマスカードに代えて」というメモ書きと共に送っていただいたものである。『ウォーノック委員会報告書』の勧告を受け，6年の歳月をかけて成立した法律だけに，同法が成立したばかりということもあり，「これぞ何よりのクリスマス・プレゼントだ」と思い，これも夢中で読んだものである。しかし，難解であり，上記『広島法学』に掲載したものの，条文の表現をうまく訳せていなかった部分もあったが，この度，修正を施して本書に収めた。以後の研究でこれを「イギリスモデル」と呼んで，自己の研究の柱に据えることができた。情報入手が現在ほど容易でなかった時代に原文をいち早く送っていただいた宇都木教授に，この場をお借りして改めて御礼申し上げたい。この原文冊子は，上記の『Warnock Report』と共に，今でも大切に保存している。

　第4章「生殖医療技術の（刑事）規制モデル」は，「生殖医療技術の（刑事）規制モデルについて」と題して，『広島法学』18巻2号（1994年）に掲載したもの（一部改題）であるが，その元になるのは，1992年度から1994年度までの2年間，「生殖医療技術をめぐる法的諸問題にかんする研究プロジェクト」（代表・東海林邦彦北海道大学法学部教授（当時：現・日本大学総合科学研究所教授））に参加して，その『報告書』においてまとめた論文である。それは，主にイギリス

とドイツと日本の比較法的研究を素材として生殖医療技術の規制のあり方を模索したものであり，そこから，認可機関による行政規制を中心にして一定の違反についてのみ刑事制裁を科すという「イギリスモデル」，刑事規制を前面に出した「ドイツモデル」，その他，人格権を中核にして公共政策を前面に出した「フランスモデル」，事案ごとに法廷で決着をつける「アメリカモデル」を抽出し，日本の規制のあり方としては「イギリスモデル」が妥当であることを論証したものである。この考えは，現在も変わっていないので，この論文も，本書の柱として位置するものである。同時に，この研究プロジェクトは，生殖医療の規制に関する日本ではじめての大型プロジェクトであったが，その総まとめとして，「生殖に関する医療技術（生殖医療技術）の適正利用および濫用規制に関する勧告」を公表した（ジュリスト1045号（1994年・有斐閣））。この勧告は，本書第6章の章末に収めているので，経緯については，そこで述べることにしたい。

第5章「体外受精の意義と法的諸問題」は，月刊誌『法学教室』216号（1998年・有斐閣）に掲載した学生向けの短い論文「体外受精」を改題したものである。体外受精に特化した内容であるが，本書の骨子が端的に書かれており，初学者の読者は，序章と共に，本章を先に読むと理解が進むと思われる。

第6章「生殖技術と法的規制の必要性——刑法の立場から——」は，医学雑誌『産科と婦人科』65巻4号（1998年・診断と治療社）の「特集／生殖技術と倫理——21世紀へ向けての提言——」に「法的規制の必要性——刑法の立場から」と題して公表した論文を改題したものである。これは，上述の第4章のところで示した「生殖に関する医療技術（生殖医療技術）の適正利用および濫用規制に関する勧告」に基づいて私見も取り入れつつ医療者向けに書いたものである。末尾に，勧告全文を掲載している。この勧告は，当時の広島大学法学部での同僚であった手嶋豊助教授（現・神戸大学大学院法学研究科教授）と私に原案作成が一任された。2人で苦悩して思案しながら，1993年8月末の1週間，移転前の広島大学（当時はまだ広島市の東千田キャンパス）の手嶋研究室で，連日原案を作成した。冷房もない中，まさに汗をかきながら作業を進め

たが，当時すでにパソコンを縦横に駆使しておられた手嶋教授の手さばきに感謝したものである。「8月27日に原案完成」，と私の記録にはある（手嶋教授との強い学術的絆は，現在まで約20年に及ぶ）。その後，この案を元に，1993年9月10日と11日に北海道大学ゲストハウス（札幌市）での研究合宿で議論を煮詰めた。錚々たる法学者のメンバー（勧告文参照）のほか，唯一医学者のメンバーであり，この問題に造詣の深い品川信良博士（弘前大学名誉教授）を交えての数度にわたる合宿研究会は，実に有意義であり，特にこの札幌での合宿研究会には，ドイツのアルビン・エーザー教授（当時はマックス・プランク外国・国際刑法研究所所長）や社会倫理学者の白井泰子氏（当時は国立精神・神経センター精神保健研究所主任研究員，後に同室長），さらにはフェミニスト的立場の方々も参加され，相当な議論をして皆で勧告をまとめたことは，共同研究の重要性を自覚できた点で，生涯忘れえぬものとなった。品川先生や白井先生には，その後も随分とご教示を賜った。

　なお，この小論に先立ち，「生殖医療技術の法的規制の意義と問題点」を『産婦人科の世界』49巻1号（1997年）に公表した。これは，1995年10月25日に慶應義塾大学で開催された第7回日本生命倫理学会シンポジウムⅡ「生殖技術の展開と生命倫理」が盛況のうちに終わったものの（記録として，『産婦人科の世界』48巻7号（1996年）参照），時間的制約からさらに別途「継続シンポジウム」を開く必要があるという中谷瑾子先生ほか大会実行委員会の方々の熱い思いから1996年3月16日に再び慶應義塾大学で実現したシンポジウム「生殖技術の展開と生命倫理　その2」で報告したものである。この継続シンポジウムでは，われわれの上記勧告を取り上げて批判を仰いだ。中谷先生の司会の下，非配偶者間人工授精（AID）の草分けである慶應義塾大学名誉教授飯塚理八博士，慶應義塾大学医学部の鈴木秋悦助教授，津田塾大学学芸学部の金城清子教授，産婦人科医の我妻堯博士（国際厚生事業団），京都大学文学部の哲学者加藤尚武教授らと有益な議論ができたことは，その後の研究にとって実に貴重な経験であった（肩書きは当時のもの）。特に我妻先生と加藤先生には，その後も異なる分野からの貴重なご意見を現在まで賜っていることに謝

意を表したい。その後，1997年7月24日に東京のホテルセンチュリーハイアットで開催された第15回日本受精着床学会「ハイライトセッション・シンポジウム：生殖医療技術と法規制」でも，「生殖医療技術と法的規制——刑法からの提言——」と題して報告し（日本受精着床学会雑誌15巻（1998年）掲載の同題の論文参照），我妻博士や山田卓生教授（横浜国立大学当時経済学部教授，後に日本大学法学部・法科大学院教授）らと有益な議論ができた。

第7章「未出生の人の生命保護と刑法——日本刑法学会（1998年度）ワークショップから——」は，1998年5月23日と24日に大阪市立大学で開催された第76回日本刑法学会2日目のワークショップ「『未生の人の生命』保護と刑法」（初出：『刑法雑誌』38巻3号（1999年・有斐閣））を改題し，小項目を付したものである。このワークショップではオーガナイザーを務めたが，富山大学経済学部の秋葉悦子助教授（現・教授）にヨーロッパの動向を報告していただいたほか，医事法学者の唄孝一教授（北里大学医学部）と丸山英二教授（神戸大学法学部）にも特別に参加していただき，議論が盛り上がった。本書では，いわゆる学説の整理が十分でないため，このワークショップの記録を残すことにより，刑法学会でどのような議論が行われたのかを読者に知っていただきたい。なお，丸山英二教授には，その後，厚生省の小児医療委託研究の研究班に加えていただき，特に生殖医療や出生前診断について研究する機会を与えていただいた。丸山教授や齋藤有紀子氏（現・北里大学医学部准教授）と不妊治療専門クリニックへの調査・訪問をしたこと（特に1999年8月19日と20日），さらには出生前診断の専門家に対する数度のヒアリングを行ったことは，大いに勉強となった。この場をお借りして丸山教授に謝意を表したい。

第8章「刑法的観点からみた多胎減数術——法と倫理の葛藤・ジレンマの一側面——」は，1998年10月17日と18日に明石市の兵庫県立看護大学で開催された第10回日本生命倫理学会の2日目に個別報告をしたものである（初出：『広島法学』22巻4号（1999年））。刑法的観点から多胎減数術を理論的に分析した唯一の文献であることから，その後，しばしば引用されている。難問であるが，現在でも参考になるものと思われる。報告前日の同年10月17

日は，あいにく明石市に台風が上陸したが，明石市在住で神戸大学法学部の三井誠教授（現・同志社大学法科大学院）が約束どおり駅前に会いに来て下さり，明石料理をご馳走して下さったのは，脳裏に深く刻み込まれている。そのお陰もあってか，翌日の個別報告はうまくできた気がする。

第9章「クローン技術の応用と刑事規制」は，『現代刑事法』2巻6号（2000年・現代法律出版）に「クローン技術の応用と（刑事）法的規制」と題して公表した論文を一部改題したものである。これは，クローン技術の人への応用をいかなる根拠でどのように法的に規制すべきかについて論じたものである。とりわけ哲学者の加藤尚武教授の見解を刑法理論との関係で検討し，自説の方向性を示したものである。その元になったのは，1999年9月11日に九州大学法学部で開催された第11回西日本生命倫理研究会（代表・三島淑臣九州大学名誉教授）で報告したものであった。このとき，生命科学の専門家の方より，いわゆるテロメア仮説についてコメントをいただいたことは，法的考察を行ううえで実に参考になった。それに先立ち，1999年2月22日に科学技術庁（当時：現在は文部科学省に統合）の関係者からクローン技術の規制についてヒアリングを受け，ある程度自己の見解をまとめつつあった。そして，当時出された「中間報告」を検討素材として「クローン技術の応用と法的規制」を『産婦人科の世界』52巻2000年春季刊号『Bioethics 医学の進歩と医の倫理』（2000年）に掲載した。その後出された「最終報告」を踏まえて，本章の元になる論文が完成した次第である。クローン技術の人への応用に慎重ではあったが，一定の場合に刑事規制を行わざるをえないと考え始めていた。

第10章「クローン技術等規制法について」は，2000年11月30日に成立した「ヒト・クローン技術等規制法」について『現代刑事法』3巻4号（2001年・現代法律出版）に掲載したものである。国会では十分に議論されることなく，性急に成立した法律であるが，その基本的性格と刑法上の解釈論について概説し，自己の立場を明確にした。

第11章「ヒト受精胚・ES細胞・ヒト細胞の取扱いと刑法──生命倫理の動向を考慮しつつ──」は，2002年4月10日に行われた内閣府の総合科学

技術会議のヒアリングで報告した「ヒト受精胚の取扱いと刑法」を下敷きにして，これを敷衍し，当時問題となりつつあった ES 細胞の扱いの問題にも言及してまとめたものである（初出：『現代刑事法』4 巻 10 号（2002 年・現代法律出版））。石井紫郎教授，町野朔教授，位田隆一教授，石井美智子教授等々の前で緊張気味に管見を述べたことを思い出す。この論文で，生命科学に対するルール作りについての私自身の基本的考えがかなりまとまったと思う。

第 12 章「イギリスにおけるヒト胚研究の規制の動向」は，2004 年 6 月 6 日に金沢大学で開催された第 67 回比較法学会のシンポジウム「生命倫理と法」でイギリスについて報告した原稿（『比較法研究』66 号（2005 年））を敷衍して，『比較法学』38 巻 2 号（2005 年・早稲田大学）に掲載したものである。特に治療的クローンの研究に関するイギリスの規制の動向には注目していたので，『上院報告書』を丹念に読んでまとめた。ここでも，「イギリスモデル」が妥当であることが説かれている。

終章「生殖補助医療と刑事規制の行方」は，高橋朋子教授（東海大学法学部）の依頼を受けて『法律時報』79 巻 11 号（2007 年）の特集「生殖補助医療の規制と親子関係法」に掲載した原稿（原題は「生殖補助医療と刑事規制」）に加筆・修正を施し，題目も一部改題したものである。本書の結論部分にあたるため，これまでの章と少しずつ重複するところもあるが，外国のその後の動向，および代理懐胎ならびに夫の死後の人工授精と嫡出性の認知に関する日本の最高裁民事判例等の新しい動向を書き加えてある。また，2007 年 2 月 16 日に生放送で放映された日本テレビ「デイリープラネット～金曜発言中～：認める？　認めない？　代理出産～必要な法整備とは～」において，哲学・倫理学者の加藤尚武博士（京都大学名誉教授，鳥取環境大学名誉学長），日本赤十字医療センター産科部長の杉本充弘医師，そしてこの種の問題で長年にわたり医療現場から問題提起をし続けている諏訪マタニティークリニックの根津八紘医師と，代理出産のあり方について討論できたことは，自己の結論を確認するうえで大きな意義があった。1 時間の生放送でかなり疲れたが，旧知の加藤先生の独特の和やかな論調に助けられたこともあり，言うべきことは言えた

ように思う。

　本来は，2008年7月1日付けで公表された日本学術会議・生殖補助医療の在り方検討委員会の報告書『代理懐胎を中心とする生殖補助医療の課題——社会的合意に向けて——』の提言を受けて，議会も立法化に動くのではないかと思われたので，その動向，あるいは，もし法案でもあればそれを検討して，本書を刊行するつもりであったが，いまもって具体的な動きは出てこない。それどころか，当分の間，出ないかもしれない。そこで，このような危機感から，本書刊行で少しでも立法化の必要性を訴えて各方面に理解を求めた方がよいと考えたため，この終章をもって，本書を締めくくり，刊行することを決断した次第である。日本学術会議の上記『報告書』のより詳細な検討を含め，今後の動向を引き続きフォローしたい。

　なお，最後に**資料**として，〔翻訳〕アルビン・エーザー「比較法的観点からみたバイオテクノロジーの進歩の法的諸問題——ドイツ胚保護法をめぐる改正論議——」(初出：現代刑事法4巻12号(2001年))を収めた。これは，長年親交のあるドイツのマックス・プランク外国・国際刑法研究所所長(当時)アルビン・エーザー博士が，早稲田大学から名誉博士号を授与されるために来日された際，当時私が在籍していた広島大学法学部で是非講演をしたいというエーザー博士の強い願望で実現した2001年4月6日の講演の原稿を翻訳したものである(経緯の詳細は「訳者あとがき」参照)。ドイツ胚保護法の改正動向が的確に述べられており，読者は，本書で不十分なドイツの議論動向を，この資料で補うことができるであろう。講演後，エーザー博士ご夫妻を広島大学法学部の吉中信人助教授(現・教授)らと共にマイカーに乗せて，広島から松山まで桜の花が満開の「しまなみ海道」を運転したことが脳裏によみがえる。エーザー博士には，1985年3月25日に広島大学で「ドイツ法からみた人間遺伝学——人間の遺伝的形質操作についての法的・社会政策的考察——」という講演の通訳をして以来，25年にわたり公私ともにお付き合いしていただいている(とりわけフライブルクの旧居と新居，いずれにも招待されている)が，ますますお元気で活躍されていることを嬉しく思う(最近の活躍の模様は，甲斐克

則編『医事法講座第 1 巻　ポストゲノム社会と医事法』(2009 年・信山社) 所収の論稿等参照)。その学恩に報いるべく，さらに医事 (刑) 法の研究を深めたい。

　以上のように，本書が公刊されるにあたっては，きわめて多くの方々のご教示に負うところが大きい。その中でも，敢えて 4 名の先生方に本書を献呈申し上げたい。まず，学校法人同志社総長の大谷實先生には，若い頃からいろいろと目をかけていただき，著書のほとんどを長年にわたり送っていただいたが，医事刑法の分野でも，『いのちの法律学——脳死・臓器移植・体外受精』(1985 年・筑摩書房)，『〔新版〕いのちの法律学——生命の誕生から死まで』(1994 年・悠々社)，および『医療行為と法〔新版〕』(1990 年・弘文堂：現在は〔新版〕補正第 2 版となっている) は，コンパクトな中にも生殖医療の諸問題を手際よく整理して論じておられ，ことある毎に参照してきた。イギリスの刑事規制についても造詣が深く，この点でも示唆を受けてきた。また，2001 年 9 月に日中刑事法学術討論会での報告のために一緒に妻子ともども北京に行ったときのことは，特に印象深い。つぎに，産婦人科医の我妻堯先生は，日本医事法学会の『年報医事法学』の編集委員会や理事会でご一緒したほか，上述のシンポジウム等で生殖医療 (あるいは医療事故) についてことある毎に貴重なご教示を賜ってきた。さらに，日本を代表する哲学者・倫理学者の加藤尚武先生 (京都大学名誉教授，鳥取環境大学名誉学長) には，いつも著書を送っていただき，学会等でも，上述のように，絶えざる知的刺激を与えていただいている。最後に，社会心理学者の白井泰子先生には，国立精神・神経センター精神保健研究所室長をご退職後も含め，長年にわたり，法学者が見落としそうな視点から貴重なご意見を賜ってきた。現在も，早稲田大学大学院法務研究科の「生命科学と法」の授業でご一緒させていただいているが，そのセンスは衰えることがない。以上の 4 名の先生の長年にわたる学恩に心から感謝して，本書を謹んで献呈し，各先生方のご健勝を祈念申し上げたい。

最後に，本書の刊行に際しても，成文堂の阿部耕一社長と本郷三好編集部長に特段のご配慮を賜った。記して謝意を表したい。

　2010 年 4 月
　　　　　　　　所沢市の寓居にて八国山の満開の桜を眺めつつ
　　　　　　　　　　　　　　　甲　斐　克　則

【初出一覧】

序　章　「先端医療技術をめぐる生命倫理・法と『人間の尊厳』——生命の発生の周辺を中心として——」『社会と倫理』17 号（2004 年・南山大学社会倫理研究所）

第 1 章　「『出産するからだ』を法律はどのように支えてきたか」『講座　人間と環境 5』吉村典子編『出産前後の環境——からだ・文化・近代医療』（1999 年・昭和堂）〔題目表現一部修正〕

第 2 章　「イギリスにおける生殖医療と刑事規制の動向——『ウォーノック委員会報告書』（1984 年）を素材として——」『犯罪と刑罰』7 号（1991 年・成文堂）〔改題〕

第 3 章　「イギリスにおける生殖医療の規制に関する新法について」『広島法学』15 巻 3 号（1992 年）〔改題〕

第 4 章　「生殖医療技術の（刑事）規制モデル」『広島法学』18 巻 2 号（1994 年）〔一部改題〕

第 5 章　「体外受精の意義と法的諸問題」『法学教室』216 号（1998 年・有斐閣）〔改題〕

第 6 章　「生殖技術と法的規制の必要性——刑法の立場から——」『産科と婦人科』65 巻 4 号（1998 年・診断と治療社）：改題

第 7 章　「未出生の人の生命保護と刑法——日本刑法学会（1998 年）ワークショップから——」『刑法雑誌』38 巻 3 号（1999 年・有斐閣）〔一部改題〕

第 8 章　「刑法的観点からみた多胎減数術——法と倫理の葛藤・ジレンマの一側面——」『広島法学』22 巻 4 号（1999 年）

第 9 章　「クローン技術の応用と刑事規制」『現代刑事法』2 巻 6 号（2000 年・現代法律出版）〔一部改題〕

第 10 章　「クローン技術等規制法について」『現代刑事法』3 巻 4 号（2001 年・現代法律出版）

第 11 章　「ヒト受精胚・ES 細胞・ヒト細胞の取扱いと刑法——生命倫理の動向を考慮しつつ——」『現代刑事法』4 巻 10 号（2001 年・現代法律出版）

第 12 章　「イギリスにおけるヒト胚研究の規制の動向」『比較法学』38 巻 2 号（2005 年・早稲田大学）

終　章　「生殖補助医療と刑事規制の行方」『法律時報』79 巻 11 号（2007 年・日本評論社）〔改題〕

＊資料

アルビン・エーザー「比較法的観点からみたバイオテクノロジーの進歩の法的諸問題——ドイツ胚保護法をめぐる改正論議——」現代刑事法 4 巻 12 号（2001 年・現代法律出版）

目　次

はしがき

序　章　先端医療技術をめぐる生命倫理・法と「人間の尊厳」
　　　　──生命の発生の周辺を中心として── ……………………… *1*

　1　はじめに──問題の位相 ……………………………………… *1*
　2　生殖医療技術に対する法的規制の基本的視点とモデル ……… *6*
　3　ヒト受精胚の法的地位とその濫用行為の犯罪化をめぐる議論 … *13*
　4　ヒト受精胚の研究利用とその限界をめぐる法的・倫理的議論 … *22*
　5　おわりに ……………………………………………………… *25*

第1章　「出産するからだ」を法律はどのように
　　　　　支えてきたか ………………………………………… *27*

　1　出産と法律はどのような関係にあるのか …………………… *27*
　2　出産は誰のためにあるのか
　　　　──出産の個人的意義と社会的意義 ………………………… *28*
　3　法律は堕胎・妊娠中絶にどう対応してきたか ……………… *30*
　4　堕胎・妊娠中絶・出産問題はどこへ行くのか ……………… *38*
　5　「出産するからだ」を法律は今後どのように守るべきか
　　　　──生殖医療技術の法的規制の基本的視点 ………………… *45*

第2章　イギリスにおける生殖医療と刑事規制の動向
　　　　──『ウォーノック委員会報告書』
　　　　（1984年）を素材として── ……………………………… *51*

　1　はじめに ……………………………………………………… *51*
　2　報告書の背景と基本姿勢 ……………………………………… *53*
　3　不妊緩和技術と刑事規制 ……………………………………… *58*
　4　胚研究と刑事規制 ……………………………………………… *71*
　5　おわりに ……………………………………………………… *76*

第3章　イギリスにおける生殖医療の規制に関する1990年法について ………………………………………………… 89

1. はじめに ……………………………………………………… 89
2. HFEA 1990 の概略と基本的特徴 ………………………… 90
3. HFEA 1990 における刑事規制 …………………………… 92
4. おわりに ……………………………………………………… 98

第4章　生殖医療技術の（刑事）規制モデル …………………… 101

1. 序――生殖医療技術の法的問題性 ……………………… 101
2. （刑事）規制モデルの探究 ………………………………… 103
3. 日本における（刑事）規制のありかた ………………… 109
4. 結　語 ……………………………………………………… 114

第5章　体外受精の意義と法的諸問題 …………………………… 119

1. 体外受精の意義 …………………………………………… 119
2. 体外受精の法的諸問題 …………………………………… 120
3. 生殖医療技術の法規制 …………………………………… 122

第6章　生殖技術と法的規制の必要性
　　　　　――刑法の立場から―― …………………………… 125

1. はじめに …………………………………………………… 125
2. 生殖医療技術に対する法的規制の基本的視点とモデル … 126
3. 法的規制の具体的内容 …………………………………… 128
4. おわりに …………………………………………………… 133

第7章　「未出生の人の生命」保護と刑法
　　　　　――日本刑法学会（1998年）ワークショップから―― …… 155

1. はじめに …………………………………………………… 155
2. 論点整理と西欧の動向のコメント ……………………… 156
3. 胎児の法的地位とヒト胚の法的地位 …………………… 158
4. 生殖医療・妊娠中絶における「女性の自己決定権」と
「未出生の人の生命」保護 ………………………………… 160

5　クローニング………………………………………………………… *163*
　6　おわりに……………………………………………………………… *164*

第8章　刑法的観点からみた多胎減数術
——法と倫理の葛藤・ジレンマの一側面—— *167*

　1　序——問題の所在…………………………………………………… *167*
　2　多胎減数術と母体保護法…………………………………………… *168*
　3　多胎減数術の正当化とその限界…………………………………… *170*
　4　解決の方向性………………………………………………………… *175*
　5　結　語………………………………………………………………… *178*

第9章　クローン技術の応用と刑事規制 *183*

　1　序——問題状況……………………………………………………… *183*
　2　クローン技術規制に向けた諸外国の法的対応…………………… *185*
　3　日本の対応状況とその検討………………………………………… *187*
　4　クローン技術の（刑事）法的規制………………………………… *192*
　5　結　語………………………………………………………………… *197*

第10章　ヒト・クローン技術等規制法について *201*

　1　はじめに……………………………………………………………… *201*
　2　ヒト・クローン技術等規制法の目的・意義・構造……………… *202*
　3　ヒト・クローン技術等規制法の射程範囲………………………… *204*
　4　おわりに——今後の課題…………………………………………… *210*

第11章　ヒト受精胚・ES細胞・ヒト細胞の取扱いと刑法
——生命倫理の動向を考慮しつつ—— *225*

　1　序——問題状況……………………………………………………… *225*
　2　ヒト受精胚の法的地位と濫用に対する刑事規制………………… *227*
　3　ES細胞・ヒト細胞の取扱いをめぐる生命倫理と刑法上の問題点 *232*
　4　結　語………………………………………………………………… *236*

第12章　イギリスにおけるヒト胚研究の規制の動向 *241*

　1　序……………………………………………………………………… *241*

| 2 HFEA 1990 の改正と英国高等法院判決 ………………………………… *242*
| 3 ヒト・クローン胚および幹細胞の利用と規制をめぐる議論動向… *243*
| 4 結　語………………………………………………………………………… *253*

終　章　　生殖補助医療と刑事規制の行方 ……………………………… *257*

| 1 序──生殖補助医療の法的意義と今日的問題性 ……………………… *257*
| 2 生殖補助医療をめぐる法規制の基本的視座とモデル探究………… *258*
| 3 生殖医療技術と（刑事）法規制…………………………………………… *266*
| 4 結　語………………………………………………………………………… *269*

＊資料

翻訳　アルビン・エーザー
　　　比較法的観点からみたバイオテクノロジーの
　　　進歩の法的諸問題
　　　　──ドイツ胚保護法をめぐる改正論議── ……………………… *277*

| 1 序 ……………………………………………………………………………… *277*
| 2 現在のドイツ胚保護法の概要 …………………………………………… *278*
| 3 他のヨーロッパ諸国の規制とドイツ法との比較における
　　　個々の問題領域…………………………………………………………… *281*
| 4 比較法的な結論的考察 …………………………………………………… *294*

序章 先端医療技術をめぐる生命倫理・法と「人間の尊厳」
――生命の発生の周辺を中心として――

1 はじめに――問題の位相

1 本日は懇話会にお招きいただきまして，どうもありがとうございます。ただいまご紹介いただきました甲斐と申します。長年の友人である南山大学社会倫理研究所の山田秀教授〔現・熊本大学法学部教授〕から「是非とも」という依頼を受けまして，本日は話題提供という形ではございますが，少し話をさせていただきます。

ただいまのご紹介にもありましたが，私は，刑法と医事法あるいは医事刑法を専攻しております。併せて生命倫理の研究をずっとやってきております。〔2002 年〕11 月 2 日と 3 日に日本生命倫理学会第 14 回年次大会が広島市の国際会議場でありまして，その大会長をちょうど務め終えたところであります。その統一テーマが「人間の尊厳と生命倫理」でありまして，副題として「平和都市広島からの発信」というのが付いておりました。

2 20 世紀は，言うまでもなく，科学技術，テクノロジーがいわば盲目的と言ってよいくらい突き進んできた時代であります。その中でいろいろなひずみも出てきたわけであります。かつてヘーゲルは，「近代社会は欲求充足の体系である」と述べましたが，この予言はいまもって当たっているわけであります。技術的に可能なことをとにかくやり続けてきたというのが人類の歴史であったわけです。一方で，その破綻を示したのが，広島と長崎で投下された原子爆弾です。これが一番象徴的な事件です。つまり，科学技術も突

き進めば人類の生存自体を危うくする，ということを，人類は，身をもって体験したわけであります。しかしながら，今度は違った形で人類は科学技術に脅かされています。

　ひとつは，環境問題であり，環境倫理が現在議論されております。環境倫理の問題は，同時に生命倫理の領域の問題だと思うわけです。ドイツでは，ご承知のとおり，すでに生命倫理と環境倫理はセットで議論されているわけでして，両者は深い関わりがあります。両者が不十分なところでは，結局，人類のみならず動物の生命なども含めて，生態系の問題等において科学技術の歯止めなき突進がもたらすひずみが出てくるわけです。「放っておけばまずいだろう」ということを，皆うすうすは感じているのですが，具体的に何をもって歯止めをすべきか，それが法なり倫理なりに問われているのが，いまの時代だろうと思います。

　21世紀に入って，当分はこの葛藤が続くのではないでしょうか。先ほど私の訳書『責任原理——刑法的・法哲学的研究——』(2000年・九州大学出版会)の件でご紹介のあった原著者のドイツのアルトゥール・カウフマン博士がすでにその点について言われているように，ドイツ語でいう „Können"(可能なこと)をやり遂げてきた人類に対して，「ちょっと待った」をかけるのを "Dürfen" と言いますが，本当にそのことを行ってよいのかという問いかけをすること，この両者の綱引きは，おそらく21世紀にもずっと続くであろうと思います。問題設定として，おそらく「イエスかノーか」という二者択一的な解答では済まない部分があるだろうと思います。よく言われる「第三の道」というものがあるのか，ないのか。「科学技術をすべてやめてしまえ」，「中世あるいは古代に帰れ」と言えるかというと，これまた現実問題として不可能でありましょうし，そうかといって，むやみに突き進むこともおそらくできないでしょう。したがいまして，「テクノロジーとの共存」という言葉がよいかどうか，ためらいもありますが，人類は何らかの規範とうまく付き合いながら科学技術をコントロールしつつ科学技術とも共存していく方策，広い意味ではそういう道を模索するのが21世紀の課題であろう，と考えております。

3 規範には，ご承知のとおり，倫理もありますし，法もあります。法の中にも，私が専攻しております刑法——ここにおられる丸山雅夫教授も刑法専攻でございますが——，刑罰をもって処罰するという法があります。また，民事法もありますし，あるいは憲法や行政法というレベルで考えたらよい問題もあろうかと思います。そうしますと，今後われわれが議論するときに，いわば一刀両断的に，先ほど述べました「イエスかノーか」という二者択一的解答ではなくて，いろいろな段階を区分しながら考えていく必要がある，というのが私の基本的なスタンスであります。しかし，それでいて本質はかなり共通点があります。特に生命科学の領域では，そこのところを考えていかなければならないと思います。

本日お話しするテーマとして，その中でもとりわけ「先端医療技術をめぐる生命倫理・法と『人間の尊厳』」というものを掲げております。なぜ「人間の尊厳」に括弧を付けたかというと，これはあとで議論していただければよいと思うのですが，「人間の尊厳」というのも，深く議論されていない部分もあるからです。歴史的には「ヒューマン・ディグニティ（human dignity）」という言葉が中世からあって，もともとはキリスト教の伝統にもとづいた概念です。ところが，ご承知の方も多いと思うのですが，これは，現代社会において法原則にまで高められている国もあります。「世界人権宣言」もそうですし，倫理原則から法原則という形に高められて，実定法として取り入れられている国もあります。そうすると，「人間の尊厳」は，もはや単に抽象的な概念だけではないと思うわけです。

しかし，その中身が煮詰まっているかというと，そうではなくて，下手をすると「錦の御旗」あるいは「葵のご紋」のように，これが出るともう議論が止まってしまうというような向きも日本ではなおあるわけです。しかし，そうではなかろう，ということをいま考えているわけです。ちょうどこの前の第14回日本生命倫理学会でこの問題について議論しまして，統一テーマにふさわしく本格的に激論が交わされました。本家本元といってよいドイツでは，「人間の尊厳」というのは，憲法1条にも規定されております。しかし，

その中身は変わっていってもよいのではないかという議論がある，という報告もありました。それを問いかけるきっかけが，本日の素材としますクローンの問題であったり，あるいはES細胞の問題であったりするわけです。

4 人体にテクノロジーが組み込まれる時代にあって，どこに一体歯止めを求めるべきか。例えば，臓器移植の問題がずっと議論されてきましたが，ご承知のとおり，一方で人工臓器の開発が進んでいます。心臓ペースメーカーも正確になってきておりますし，友人の粟屋剛教授（岡山大学）の報告では，サイボーグ化が進むであろうということです。サイボーグ化が突き進むと，やはり人体の改造ということに帰着します。いままでの人間のままでいられるのかという問題が，当然出てくるでしょう。そういう問題も，一方であります。他方で，生殖医療という分野でも，人の生命は一体いつ，どのようにして始まるのかといった問題を考える場合に，クローン問題に代表されるように，いままでの「両性の関与に基づく生殖」からだんだん違ったスタイルで人の生命が誕生する可能性があります。こうして誕生した生命体は，そもそも人間なのか否か，いわゆるホモサピエンスなのか否か。こういう議論も出てくる可能性があるわけです。このような中で，やはり基本的視点を探りながら議論をしていかないと，現状追認・既成事実優先の社会になってしまう懸念があります。そこに何らかの歯止めを求めるためにはどうすればよいか。これが，本日の大枠でのテーマであります。しかし，このテーマは広いので，本日は生命の発生の周辺を素材として話をさせていただきます。

5 生命の発生の周辺の問題については，お手元のレジュメに示したように，特に生殖補助医療と呼ばれる問題のうち，代理出産などに代表されるようなものについては，法規制を持っている国も増えております。オーストラリアのヴィクトリア州をはじめ，イギリス，ドイツ，フランスがその代表であります。ところが，これもご承知のことと思いますが，日本では法律がございません。日本産科婦人科学会の会告という，いわば自主規制に依拠しております。日本産科婦人科学会会員数は，1万人余りだと聞いています。自主規制と言いながら，あの会告自体を読む会員が実は2, 3割にすぎない，と

いうことも言われております。「まともにあの会告を読んで真剣に考える人はそう多くはいませんよ」、というようなことを関係者から言われてショックを受けたこともあります。と申しますのは，1998年でしたか，日本産科婦人科学会の倫理委員会に呼ばれて，非配偶者間人工授精（AID）の問題，そして受精卵の着床前診断の問題について意見発表をしたことがありますが，そのときにそういうことを言われたわけです。その理由は，違反しても学会を除名されるだけで，医師の資格がなくなるというわけでもない，つまり，サンクションがないということに尽きるわけです。

したがいまして，法によらなければ生殖医療技術をめぐる諸問題に対応していけないのではないかということで，日本でも立法化の動きが加速しております。しかし，まだ方向が決まっているわけではありません。現在はまだ議論中で，来年［2004年］あたりを目途に立法準備をしているようです。どうしても日本は立法対応が遅いわけです。アメリカも，議論のわりには，結局は法律を作らずに，問題が起きたら法廷で解決するというスタイルをとっております。生殖医療については，むしろヨーロッパの方がかなり規制の枠を強く出しているのが現状であります。その根底には，おそらく日本の宗教観との違いもありましょう。しかし，私は，そこには宗教だけでもない，やはり「人間の尊厳」にこだわった議論というものがあるのではなかろうか，とかねてから思っております。

6　生殖医療という枠をさらに突破するのがクローン技術です。ご承知のように，1997年2月，クローン羊のドリーの誕生の報告（誕生自体は1996年）が話題をさらいました。あの当時は羊の問題，つまり動物の問題で済んだわけです。私は，「ペリー・ショック」になぞらえて「ドリー・ショック」と呼んでいます。そうこうするうちに，これは人体への応用が可能であるということが分かってきて，ご承知のとおり，いくつかの国で実践して，母胎に戻して妊娠するというところまではいきませんが，少なくともヒト・クローン胚を作ったというところまでいったわけです。ですから，技術的には体細胞クローン技術を用いて個体を産出することも不可能ではなくなってきまし

た。これは、すでに生殖医療の枠を超えるわけです。

あとでも出てきますが、自分のことを自分で決めることを自己決定原理（self-determination principle）と呼ぶことができると思うのですが、「自分で決めたことなんだから、なぜ他人がとやかく言うんだ」、という考えが一方で以前からずっとあります。これは、生殖医療をめぐる法的・倫理的問題をいろいろ調べているうちに必ず出てくる議論です。若干の生殖医療実施施設にインタビューに行きましたし、実態調査にも行きました。例えば、代理出産は日本ではきわめて少ないのですが、それ以外のパターン、つまり卵子提供だとか精子提供・非配偶者間人工授精、その他いろいろな形態があります。「希望者がいるんだから、なぜそれを他人がとやかく言って止めるんだ」、「自己決定でよいではないか」、あるいは「ニーズがあるからよいではないか」ということで、自己決定原理は、一方では欲求充足をサポートする原理となっているのです。

しかし、自己決定原理は万能であろうか、ということがいま問われているわけです。つまり、一個人だけの問題で済む領域とそうでない領域があるのではないか。生殖医療もそこのところを見極めて、個人のレベルで収まる部分と、「いや、ここから先はもう個人の領域を超えてあなたが何と言おうとダメなものはダメだ」という禁止の部分を分ける必要があります。後者は、おそらく個人の問題を超えるので、その場合には「人間の尊厳」というものをやはり考えなければならないと思います。つまり、「人間の尊厳」というのは、一個人を超えた（その意味では「個人の尊重」と少し次元を異にする）、いわば「人類共通の規制の枠組み」といいますか、倫理法則といいますか、普段は意識しませんけれども、そういうものがやはりどこかにあるのではないか。こういう気がするわけです。

2　生殖医療技術に対する法的規制の基本的視点とモデル

1　そこで、2番目ですが、生殖医療技術に限定しますと、私は、全面禁止

はできないと思っているわけです。その枠内にあるかぎり，一定程度は適正利用を保障すべきです。現に AID（非配偶者間人工授精）は，特定の病院で陰ながらやられてきたのですが，ご承知のとおり，1998 年に日本産科婦人科学会会告の中で，条件付きで認められました。当時私が日本産科婦人科学会の倫理委員会に呼ばれたのは，その問題と受精卵の着床前診断の問題でありました。そこで意見を述べたわけです。私もかなり厳しい条件を出したのですが，それよりは少し緩くなったものの，産科婦人科学会でも一定の条件付きで AID を認めました。もうひとつは，反対の方向，つまり卵子提供（egg donation）です。これについては，日本産科婦人科学会会告では何とも言っていません。厚生労働省の検討会でも，意見が分かれているようです。ただ，法規制まですべきかというと，商業主義的利用を別とすれば，それは行きすぎのような気もします。いずれにしても，相当程度社会的合意が得られている部分については，適正利用を保障する必要があります。

2　他方で，濫用という問題があります。これに対しては，やはり法的規制を加えなければいけないでしょう。その規制を加える場合に，「基本的視点は何だ」，「なぜ規制するのか」という根拠が重要なわけです。私は，かねてより 3 点挙げております。

第 1 点は，侵襲を受ける当該女性の健康状態ないし心理状態に関心を払うべきであるということです。適正利用の枠内であってもそうですが，別にフェミニズムの立場に立とうと立つまいと，侵襲を受けるという点は法的観点からもやはり見過ごすことはできないわけです。専門医の中には，「大した侵襲はありませんよ」と言われる方もいます。けれども，やはり採卵から始まって胚移植に至るプロセスは，身体的に大きな負担ですし，また，例えば，体外受精でも妊娠成功率は，ご承知のとおり，10 回やって 2 回うまくいくかどうかという割合でして，心理的プレッシャーも大変なものですし，いろいろな葛藤があると思います。

カウンセリングが十分かというと，病院によってまちまちです。いくつかの医療施設の実態調査に行き，カウンセリングの場にも立ち会わせていただ

きました。本人は必死です。その必死さの中にも2つのファクターがありまして，1つは社会からのプレッシャーです。例えば，周りから「お子さんはまだできないんですか」と言われます。これは日本だけではなくて，イギリスでも『ウォーノック委員会レポート』(1984年) が指摘しています［本書第2章参照］。やはり女性は，そういう暗黙のプレッシャーを受けやすい立場にあります。結婚したのはよいけれども，「お子さんはまだですか」と相手は善意で聞くわけです。これが，何とも言えないプレッシャーになるわけです。ようやく子どもを1人持つと，「2人目はまだですか」と，いつまでたっても，そのような社会のプレッシャーを受けるわけです。「本当はもっと冷静に相談をしたい，カウンセリングを受けたい」と思っているのだけれども，そのプレッシャーに負けて，「こんな技術があるんだからどうして使わないんだ」，という現実を目の前にすると，「ではその手段を選びましょう」となるわけです。ですから，自己決定が本来の自己決定になっていないような，そういう側面がなお日本では強いように思われます。もちろん，正真正銘で自己決定した人もおられるには違いないと思われます。けれども，そういうネガティブな要因もあるように思われます。そこら辺をやはり考えていかなければいけないだろうというのが，第1点です。

　第2点は，この問題は，家族関係にも大きな影響を及ぼします。とりわけ子どもの福祉という視点が重要です。しかし，子どもの福祉については，あまり日本では議論されていません。これも，私は不思議に思うのです。自己決定といった場合，両親（特に母親）の願望が強調されます。しかし，「子どもはどうなんだ」といった場合に，実は解答がそう簡単に出せるものではありません。しばらく経ってみないと功罪がわかりません。世界ではじめて体外受精児としてイギリスで誕生したルイーズ・ブラウンちゃんでも，1978年誕生でしたから，20何年経って，現在は成人となっているわけですが，しかし，配偶者間以外での体外受精になりますと，それによって生まれた子どもにとって良いことなのか，現段階ではこれも評価が分かれるようです。いまようやく子ども自身の声を聞くことにより，その解答が出つつあります。アメ

リカあるいはオーストラリアでも，体外受精を実施しはじめてからすでに20年くらい経ちますので，同様でしょう。

　以前は匿名ということで，提供者が誰かということがわからなかった時代がありました。生まれた子どもが，物心ついて，高校生，大学生，成人になって，「自分の父親は誰だろう。自分はどこから来たのか，これを知りたい。しかし，わからない」と悩んだ場合に，大変な心理的葛藤に陥っているという報告がいくつかあるようです。自己の出自あるいはアイデンティティーの確認ということを考えた場合に，子どもに与えるいろいろなプレッシャー，もしくは混乱について，やはり長期的なスパンで考えていかなければいけないのに，ここら辺の配慮がいままでなかったように思います。もちろん，これに対しては反論もあります。「生まれても虐待で痛めつけられる子どももいることを思えば，それに比べると，これだけ望まれて生まれたのだから良いではないか」，と言う方もおられます。けれども，これは少しばかり比較の対象が違うのではないかという気がします。これは，クローン技術で生まれる子どものことを考えても同様です。

　第3の観点としては，初期胚といいますか，体外受精卵の不当な扱いについては，刑法と関わりが深い問題になります。中には犯罪的なもの，つまり，ヒト胚を毀損したり，売買したりといった商業主義的な濫用とか，あるいは優生学〔良い遺伝形質を積極的に増やそうとする積極的優生学や悪い遺伝形質を抑えようとする消極的優生学：米本昌平ほか・後掲『優生学と人間社会』34頁〕の濫用が考えられます。優生学は何らかの形で必ず出てくるわけです。ただ，優生学も以前とは違ったスタイルをとっていて，国家の政策としての優生学うんぬんということから少し様相を変えてきております。社会心理学者の白井泰子先生がよく言われる「内なる優生思想」，つまり一個人の自己決定の積もり積もったものが，結局新たな優生思想になっていくのだ，というのが，この生殖医療の新たな特徴です。その意味では，優生問題は，なかなか消えないだろうと思います。いろいろな形で今後もつきまとうと思います。しかし，そこら辺も，もし濫用があるとすれば，やはり法的規制を考

えなければならないでありましょう。私は，以上３点を，法的規制の問題を考える際の根底に据えております。

3 さて，それでは具体的に法的規制をどのようにするか，という点に移りましょう。正直申しまして，この種の問題領域で本来的には法律は必要ないと思います。セルフコントロールで対応すれば十分です。ところが，そうであるためには，医療体制をしっかりしておかなければいけません。ドイツのような，少なくとも職業規範に違反したら即座に医師の免許停止とか剥奪とかというくらい，あるいは場合によっては刑罰をもって対処するくらいの何か強力な自律的職業規範があればよいのですが，どうも日本の場合は，先ほども申し上げたとおり，専門の学会の倫理規範でさえ知っている人が３割という程度では，やはり非常に心もとないわけです。もっとも，最近では，専門の学会を超えて，特定胚の扱いに関する指針［これは法律に準じるもの］とか，関連の三省共通の指針とか，ES細胞についても共通指針が出たりしておりますから，かなり規範性は強まっています。それでも，やはり最終的には法的規制を考えざるをえません。ですから，イギリス，ドイツあるいはフランスなどがその参考になるでありましょう。

ところが，冒頭でも申しましたが，法律でもいろいろなレベルがあるわけです。可能ならば，民法，特に家族法の観点の整備で終われば一番良いでしょう。子どものことを考えると，特に「代理出産はダメだ」と言っておきながら，一方で，もし生まれた場合に「母親は誰になるのか」，ということは，少なくとも考えておかなければいけないわけです。いま，民法でも改正論議があるようでございます。遺伝学上の母親と産みの母親のうち，「子どもにとって母親はどっちだ」ということ，これは子どもにとっては重要です。また，例えば，凍結した精子は相続の対象になるのか，という問題などもありましょう。これは，アメリカやオーストラリアで問題となっております。こういうことについては，少なくともきちんと法的整備しておかなければいけないだろうと思います。しかし，家族法的観点からの整備は，やはり限られているだろうと思います。あとは，何か損害が発生した場合の損害賠償という個別

問題で対処するしかないわけです。

　それを超えてさらに規制を強化するとすれば、つぎは、やはり行政規制という手段です。いろいろな手続的制約といいますか、届出とか管理とかについて行政的な規制を加えることになります。そして、それでも不十分な場合、最後に刑事規制が来るわけです。刑事規制は、まさに「最後の手段」ということになりましょう。要するに、このような段階的な規制が望ましいであろうと考える次第です。

　もう少し諸外国の例をとって整理しましょう。「アメリカモデル」は、「当事者にお任せしましょう」というスタイルです。もっとも、つい最近、アメリカのブッシュ大統領［当時］が「ヒト胚についても胎児と同様の尊厳がある」というようなことを強調して、法規制に乗り出すのではないかという報道がなされました。しかし、これは、どうなるかわかりません。少なくとも、いままでのアメリカモデルは、当事者任せで、訴訟になったら「当事者でどうぞ解決して下さい」というスタイルです。しかし、それでは、国民にとってあまりにも不安定なところがあるように思います。

　ドイツでは、「胚保護法」が1990年に成立しました。これは、特別刑法で、大変厳しい法律です。代理出産自体も、これを試みた医師は犯罪者だというくらい厳しいものがあります。また、研究という点でも、体外受精卵を使って研究してはならないというくらい厳しいわけです。ただ、規制があまりにも強すぎるものですから、下手をすると刑事司法に対する依存傾向が強まり、研究者が陰に隠れて地下でひそかに研究するという変な方向へ行くのではないか、あるいは、警察官がいつも研究所や病院の近くをうろうろしているというようなことになったりする可能性もあるわけです。何よりも、あまりに厳しいということで、結局は適用されないのではないか、あるいは効果がないのではないかという懸念もあったりして、「こんな規制でよいのか」という批判がドイツでも起きているようであります。

　参考文献で挙げておりますが、ドイツのアルビン・エーザー博士（マックス・プランク外国・国際刑法研究所所長：当時）に2001年の4月に広島大学で講演をし

ていただきまして，この講演原稿を翻訳して『現代刑事法』という雑誌に掲載しました。「比較法的観点からみたバイオテクノロジーの進歩の法的諸問題——ドイツ胚保護法をめぐる改正論議——」というタイトルでして，ドイツでも胚保護法をめぐる改正論議が同法施行後10年経ってやはり起きているとのことです［本書巻末資料参照］。つまり，ドイツの国内では規制が厳しいので，研究者は，結局アメリカなど外国に行って研究せざるをえない事態が生じています。これで本当によいのでしょうか。あとでお話しますが，幹細胞樹立について，ドイツは「国内ではダメ」というわけで，結局採った策が，「輸入したらよいではないか」というもので，「幹細胞法」という法律を作ったわけです。ある意味では，国内の過剰な規制がややいびつな形で出てきている部分があります。ですから，私は，このモデルは良くないだろうと思っております。

つぎに，「イギリスモデル」です。これは，1990年に国レベルで世界で最初にできた生殖医療に関する法律であります。訳すのが難しいのですが，「ヒトの受精と胚研究に関する法律」(Human Fertilisation and Embryology Act＝HFEA 1990) です［本書第3章参照］。これは，基本的に当該行為について認可制にしております。行政規制と刑事規制をミックスしたような規制であります。行政規制が中心で，きちんと認可機関に届け出て認可が下りれば実施してよいとするものです。しかし，一定の認可条件に違反したら，場合によっては処罰します。処罰も著しい濫用に限定されているわけです。しかも，イギリスは，NHSという医療制度がしっかりしているという背景もあります。医療制度さえもっとしっかりすれば，このシステムが日本でも一番現実的で有効な対応ではなかろうかと私は思っています。

最後に，フランスは，1994年に，民法や刑法といった基本法をひっくるめて全部改正して，人体の不可侵性・不可譲性といったような基本原則の下に「生命倫理三法」という法律を作りました。それは，さらに個別法もくっつけ，あるいは改正したりしてできた理想的な規制システムです。けれども，これは，日本ではちょっとまねできないだろうと思います。「あれくらい腰を据

えて基本システムを作ることができる風土があるんだなあ，偉い国だなあ」と感心しております。しかも，同じ人権といってもアメリカ型個人主義の人権ではなく，どうもパブリックな側面がかなりあって，公共的な観点から人権を考えていこうというわけです。こういうのを「フランスモデル」あるいは「公共政策モデル」と言うことができるかと思います。しかし，日本では，おそらくはイギリスモデルが合うのではなかろうか，と個人的には考えております。

3 ヒト受精胚の法的地位とその濫用行為の犯罪化をめぐる議論

1 以上のことを踏まえて，3番目に，本日のメイン・テーマに入るわけですが，もしヒト受精胚に限定して話をしようとすれば，その法的地位あるいは道徳的地位をどう考えるか，が焦点になります。ここにお集まりの先生方は，法律家の方ばかりではございません。むしろ他分野の先生が多いかと思いますので，あまり細かい法律解釈論を展開するつもりはございません。どのように整理できるか，難しい部分もあります。ここで，「法的地位」というのは，「道徳的地位」と置き換えても結構だと思います。しかし，これの扱いがはっきりしていないのです。少なくとも現行法上はこの問題にぴたりとフィットする法律は，日本にはございません。法改正なり立法化を射程に入れて議論する場合でも，大きくは4つ程度に整理できると思います。

第1に，ヒト受精胚を端的に「モノ」として位置づける見解がありうるかと思います。カタカナで「モノ」と言う場合，漢字の，いわゆる単なる「物」とは少し違います。かといって，「ヒト」とも言えないので，あえてカタカナを用いることにします。「物」と言える場合，これを壊すと，例えば，器物損壊罪に代表されるように，財産罪という犯罪が刑法でありますが，ヒト受精胚をこのような「物」として割り切って考える見方もないではありません。しかし，それはごく少数でして，正面に出して主張いる人はあまりいません。

しかし，やがて生命になろうかという生命体に違いないわけですから，これを一般的な財産罪でいう「物」と同じように扱ってよいかというと，これについては批判が多く，この見解はどうも無理がある，ということには大方の了解があるように思います。しかし，表向きはそのように言うわけですけれども，それでは一体ヒト受精胚は何だというと，やはり「モノ」だろうと言う人もいたりして，なかなか法律家の間でもそこのところは一致した結論に至っているわけではございません。

　第2に，ヒトとして位置づける立場に着目しても，いくつかの見解があります。まず(a)受精段階から人格権が始まるという立場があります。これは日本ではそれほど強くありません。ヒトの生命がいつから始まるかという点については，カトリック神学でも受精の瞬間という立場が強いと聞いております。日本でこれを一番強調されるのは，富山大学の秋葉悦子教授です。先日広島で開催された日本生命倫理学会でも，そういう立場でご報告をされました。当然，人格権は受精と同時に発生するという見解がありうるわけです。

　ドイツでも，そのような立場の学者がいます。先ほども申し上げましたとおり，ドイツでは，「人間の尊厳」というのは憲法の規定［1条］にもありますから，そのような立場に与しやすい部分もありましょう。例えば，胎児と比較しても，受精卵の段階と胎児とでは，生命としては連続性があるというわけです。確かに，胎児と人間とは，連続性があります。そこの流れをセットで考えると，連続性があると言わざるをえないことから，こういう見方は当然出てくるわけであります。ましてやドイツ憲法には厳格な平等条項［3条1項］があるので，それを徹底すれば，なおそうなるわけです。胎児についてもすでに1975年の連邦法憲法裁判所の判決で，当時妊娠12週未満の胎児については堕胎行為を不可罰にするという刑法典の規定が憲法違反になったのはご承知のことでございましょう。あるいは，東西ドイツの統合後の新刑法典を作るときも，やはり堕胎刑法についてそこのところが問題となりました。旧東ドイツが唯一存置を希望した，妊娠12週未満の自由な人工妊娠中絶を認める規定は，1991年の連邦憲法裁判所判決では，やはり憲法違反だ

とされて，現在の刑法典は，かなり違ったスタイルをとったわけであります［本書第1章参照］。ドイツでは，人格権を初期胚の段階から認めて，胎児と同等もしくはそれに近いもの，という考えは根強いわけであります。

しかしながら，ヒト受精胚が本当に胎児と同等であろうかと考えると，やはりどうもあちこちで無理があるわけです。そこのところの扱いで，法律論と道徳論とで少しずれがあるのかな，という気がいたします。法学上は，人格権というのは権利なのだから，初期胚に本当にそんな実体を備えた権利があるのか，胎児でさえ相続権と損害賠償という限度でしか人格権がないのに，さらにもっと前の初期胚の段階でそこに直接結び付くような人格権を振り回していったいどうするのか，という批判も考えられまして，やはり初期胚に人格権を直接認めるのは，法解釈論としては無理があると思います。ここには法と道徳のジレンマがあるのかな，という気もします。先ほど名前を挙げました秋葉教授は，初期胚を破壊した場合には堕胎罪で処罰してもよいという具合にかなり強力な主張をされる立場です。しかし，刑法の解釈論としてはやはり無理があると思います。

第3の立場は，ヒト受精胚を「ヒト」として位置づける(b)の立場，すなわち，ヒト受精胚についてストレートに人格権と考えずに，それに準じた扱いをする立場です。広島大学名誉教授の金澤文雄先生は，解釈論としてみた場合でも，「人間はヒトかモノかといったように二者択一的に決まるものではない」，と主張されます。例えば，死んでもすぐに「モノ」になるというようになっていないし，死体を破壊した場合に器物損壊とは言わない。死体損壊罪というのは刑法190条以下にあるが，やはり人間は死後も何らかの畏敬の念を遺体に対して抱くのであり，胎児になる前の段階も同じように，直接的な人格権とは言えないまでも，これに準じたようなものがやはりその中に存在しているのではないか，という立場であります。この立場は，かなり説得力を持つように思うわけであります。ただ，準人格権という名前がよいかどうか，あるいはその概念が妥当かどうかは慎重な検討を要すると思います。つまり，刑法で「要保護性」という言葉をよく使いますけれども，「何とか保

護しなければ」という内実の言い換えということになりかねないので，もう少し中身を詰める必要があるでしょう。

　そこで，もう少し端的にそのことを言い切ったのが，4番目の(c)の立場です。つまり，「ヒト」として位置づけつつも，人格権ということにこだわらなくてよいという立場です。「モノ」とは違うことは明らかですが，権利を持ってくるともっとややこしくなるので，「モノ」とは違うが独自に保護に値するものと考えたらどうか，というわけです。実はイギリスの『ウォーノック委員会レポート』も，よく読んでみると，基本的にはこれに近いのです。『ウォーノック委員会レポート』は，受精卵の人格権とか法的地位という議論をあえて避けたのです。私もこれを詳細に分析したことがありますが［本書第2章参照］，なぜ避けたかというと，いろいろな考えの人がいるので，「これがきちんとした法的地位です」と言い切ってしまうと，まとまりがつかない，という政策の配慮もあったのでしょう。そこで，受精卵を保護しなければいけないことは皆認めているのですが，そうかといって人格権ということを正面から据えるよりは，あえてその点は「ぼかす」立場でまとめたのが，『ウォーノック委員会レポート』の立場だ，と私は理解しています。

　日本の憲法学者の中にも，そのような独自の保護対象としてヒト受精胚を位置づける見解が最近有力になってきております。従来の法体系は，「人か物か」という二分体系で考えてきました。しかし，そろそろこの体系から脱却する必要があるのではないでしょうか。私が一番言いたいのは，そこのところです。これは，どうもほかの法分野でも言われているようです。「人か物か」というような体系が破綻をきたしています。動物段階でも，いまや動物保護法という形で保護されつつあります。ヒトの生命体も，従来の生存権というレベルで基礎づけられたものとは少し違った，そうかといってまったく違うわけでもない，独自の保護がやはり必要でしょう。限りなく人に近いが，それでいて人格権という従来の法体系の枠では捉えきれないもの，そのような存在領域を認めなければならない時代かな，と個人的には思っております。そのときに，「人間の尊厳」がひとつの役割を果たすのではないか，と

考えております。ただし，これについてはいろいろと議論があります。

2 さて，それでも最低限の了解事項としては，濫用行為の犯罪化が考えられますし，またその根拠が問題となります。いかなる立場の人でも，初期胚の破損行為とか隠匿行為，あるいは売買，斡旋，もしくは過度な実験的行為とか操作については，「良くない行為」という了解はあります。このことを端的に示したのが，ヒト・クローン技術等規制法でございます。ヒト・クローン技術等規制法は，バタバタとできあがった法律であり，難しい法律です。しかしながら，最大公約数として取り急ぎこの程度は皆に了解が得られるであろうということで，立法化されました。国会に出た人に聞いてみると，国会でも異論なく認められたということでありました。議論がなかった割に，なぜそこまで合意ができたのか。そこのところを詰めていくと，いままでの伝統的な両性生殖に基づく人間観に支えられたヒト生命体以外の生命体の作り方を，少なくとも現段階で認めるのはやはり無理があるという状況があったのだろうと思います。これは，詰めて考えますと，いろいろ難しい問題があるわけです。

クローン技術等規制法は，この第1条の目的規定［本書第6章・章末資料参照］だけでも読むと頭が痛くなるくらいややこしい条文になっております。ただ，この中で注目されるのが，「人の尊厳の保持」という文言が盛り込まれたことです。「人間の尊厳」とは少し違いますが，「人の尊厳」も中身はほぼ同じと考えてよいのではないかと思います。こういう重要概念が日本の法律に取り入れられたというところに大きな意義があると思います。ただし，この中身は混とんとしております。

私自身は，この問題は一個人の問題を超えて，いわば「種としてのヒト生命の統一性」という位置づけができる新たな社会的法益に関わる問題ではなかろうか，と考えています。キメラとかハイブリッドの創出がその典型です。ヒト・クローン技術から生まれた赤ちゃんがホモサピエンスから除外されるかは，大変難しい問題です。先日の日本生命倫理学会でも議論になりました。本当に生命の統一性を破壊するものか，という疑問も出されました。

すでに発表した「クローン技術の応用と（刑事）法的規制」という論文（現代刑事法2巻6号）［本書第9章］で分析したのですが，話を絞って少しだけお話ししましょう。クローン技術等の規制の根拠について，いま申し上げた「人間の尊厳」という言葉を使わずに，ほかにどのような根拠があるでしょうか。先生方もおそらくご承知のとおり，一番有力なのは，やはり「安全性」です。刑法学で，侵害（危害）原理（harm principle）という概念がよく用いられます。刑法学だけでなくて，生命倫理でもこれは用いられます。どんな立場の人も，他者危害（harm to others）があれば，これを有力な規制根拠として認めます。現段階では，ここのところに引っ掛かっております。かつては，まだ安全性についてわからない時期もありました。現在，動物段階で見てみると，現にドリーを作ったイギリスのウォルムット博士自身が言っておられるとおり，羊でも安全性に問題があるということは指摘されているわけです。つまり，異常死が多いし，生存率が低いと言われているわけです。ましてや人体に応用すれば安全性に問題があるので，現段階では，ここでストップがかかっているということです。

　その科学的根拠は何かというと，そのひとつが，いわゆるテロメア仮説であります。生物学の専門の先生もおられるとお聞きしたのですが，それぞれの生物には最初から細胞分裂可能な回数がセットされていて，だから寿命がおのずと種によって決まっているということです。したがいまして，例えば，30歳の女性の体細胞を取って，受精卵を利用して核を抜いて入れ替えて母体に戻し，着床・出産させてクローン人間を作った場合に，最初の段階からその赤ちゃんは細胞分裂を一定回数（30歳分）繰り返した後の生命体としてスタートする，と考えられています。つまり，リセット段階で寿命がすでに縮まっていることになり，人為的に最初からそのように決められてしまっているわけです。通常どおり生まれた生命体でも，もちろん早く亡くなる赤ちゃんもいるわけです。それとは質的に違う，つまり，次元が違うわけです。それがわかっていながら，そういう生命体をなぜ作るのか，という疑念が残るわけです。ここのところが現在最大の有力な規制根拠でしょう。これは，法

律論から見ても有力な根拠になるでしょう。

　ところが，そのような安全性の問題をクリアーした場合もなお許されないのか，という問題があります。これも，先日，日本生命倫理学会で議論されました。「人間だからこういう状況は必ずやクリアーするかもしれない。安全性の問題がなくなった場合，それどころかむしろ，より生命力が強くなったらどう対応するのか」。こうなりますと，この規制根拠は吹っ飛ぶのかどうか，です。

　他に根拠として考えられるのは，哲学者の加藤尚武先生が強調されている，いわゆるシャッフル理論です。いろいろな組合わせで男女の巡り会いの中から生命体が誕生するという多様性です。多様性があるからこそ人間は存在意義がある，というわけです。個性というのも，まさにそこから来る，というわけです。簡単に申しますと，クローン人間を作ると，人間がコピーになってしまうという疑念につながっていきます。クローン技術は，おのずと前提として人間の多様性を奪ってしまうので，これ自体がよろしくないということになります。これは，確かに，倫理的根拠としては有力だろうという気がいたします。ただ，刑法では，いわゆる近親相姦自体もかつては禁止していましたけれども，いまは刑罰で禁止していないということと対比しますと，シャッフル理論が，法でそれを禁止するような決定的根拠になりうるかというと，それだけだと，やや弱いように思われます。

　他にどのような根拠があるかというと，「人間を道具としてのみ使うな」というカントの命題でしょう。人間を何かの目的のために道具として使うことはあるかもしれません。しかし，手段と目的の両方が併存する場合はあるにしても，一方的に「手段としてのみ使うな」というのがその命題の趣旨だろうと思います。例えば，自分がいままでかわいがっていた赤ちゃんが死んだので代わりの子が欲しいという場合，その子は単なる身代わりとしての存在ではないでしょうか。あるいは，自分の身代わりとして生きていてくれれば，自分が臓器を欲しいときに提供してくれる，あるいは血液が欲しいときに提供してくれるとしましょう。そういう存在としてのみクローン人間を作ると

いった場合，これはまさに手段としてのみ存在する人間といえるのではないでしょうか。それでよいのでしょうか。そういう道具化あるいは手段化の禁止論法は，安全性論法をクリアーできても，なお残り続けるだろうと思います。

　最後に，個体性を侵害するかという問題もありますけれども，個体については本人が「それでもよい」と満足していればクリアーできるかもしれません。しかし，おそらく個人を超えて考えなければいけない問題がそこにあると思います。「人間の尊厳」の中身は何かというと，ひとつは，先ほど申しましたカントの命題（「人間を道具としてのみ使うな」）に込められたものもあるでしょう。もう少し具体化すれば，「種としてのヒト生命の統一性」ということで，やはりヒトの生命の発生というのは，両性のかかわり，両性生殖の原理を無視することができません。これは，ほ乳類のホモサピエンスの本質からすると，やはり外せないのではないかという気がするわけです。もちろん，いろいろ考えの違いはあるかと思います。そこら辺がかなり議論の分かれるところだろうと思います。ですから，今後，生殖においては単性だけでよいというようになっていくのかどうか，予測できないところもあります。それを認めれば，おそらく何か大きな枠が取っ払われて，「何でもあり」ということになってしまうだろうと思います。クローンの問題は，そういう問題を含むわけです。

　なお，専断的胚移植につきましては，もちろん，女性の人権を侵害するということで，犯罪性のある行為だと思います。これに対する違反行為については処罰する必要がある，と考えます。

　3　ただ，これら一連の犯罪性のある行為を刑法典に直接組み込むべきかどうか，これは大変難しい問題です。これは法律論になりますので，本日はあまりお話ししませんが，私は，本来クローンの問題もひっくるめて「生殖医療法」という射程範囲の広い規制法を作った方がよいと考えます。日本では技術的な問題もあって，ヒト・クローン技術等規制法だけを急いで作りました。厚生労働省を中心に，今度は生殖医療関係の規制法案を検討していま

す。本来は全部セットで規制すべきだろうと思います。この点については，本日はあまり述べないことにいたします。

4　それでは，「自己決定権の意義と限界」に移りましょう。この問題では，やはり自己決定原理が問われているわけで，「本人の願望実現には限界があります」ということをはっきり出した方がよいだろうと考えます。「自己決定神話」というのがあって，本人が望めば何でも実施してよいという意見が，必ず出てくるわけです。「他人がなぜとやかく言うんですか」，と切り返してきます。ある意味ではこれをうまく医学者・医師が利用して，「当事者がこう言っているんだから，なぜ他人が干渉するんですか」，という論理が必ず出てきます。しかし，これはやはりクリアーすべき課題です。「ダメなものはダメだ」と言うべきです。「本人が望んでもダメ」という枠組みを出さなければいけないだろうと思います。それが，先ほど申し上げましたような議論につながるわけです。

5　そのときに類似の概念との区別をしておく必要があります。専門の先生もおられるので，私が言うまでもないのですが，日本国憲法第13条では一応「個人の尊重」という言葉を使っていますが，「個人の尊厳」と「人間の尊厳」が時として混同されたりするわけです。あるいは「生命の神聖さ」もそれと混同されます。しかし，それぞれやはり違うということは，最近かなり明確にされてきております。特にホセ・ヨンパルト先生の古稀祝賀論文集『人間の尊厳と現代法理論』（2000年・成文堂）で多くの学者がそのような分析をしていますし，ヨンパルト先生自身もそのような分析をなされています（『人間の尊厳と国家の権力』（1990年・成文堂）ほか）。参考文献に挙げております『理想668号「〈特集〉生命倫理と人間の尊厳」』の中でもそういうことがかなり強調されています。「個人の尊厳」と「人間の尊厳」との違いをもう少しはっきりさせる必要があります。

私自身は，「人間の尊厳」というのは単なる抽象的概念ではないだろう，と考えております。「人間の尊厳」は，普通は言語化しにくいのですが，日常生活において根付いているものです。私は法的観点から人体実験などの問題も

研究しておりますが，例えば，被験者が，「人体実験でこんなことをされてはかなわない」と言ったときに，あるいは「一方的に実験台に乗せられた」と言ったときに，「これはかなわない」と人間が訴えるときのその中身あるいは源泉が「人間の尊厳」です。これは，人権侵害を伴う犯罪等，いろいろな場面で，日常生活において見られます。そのようなものを言語化していけばよいわけです。何か難しい抽象論という具合に「人間の尊厳」を捉えてしまうと，まさに空理空論になってしまいます。「人間の尊厳」は，やはり具体的な内実を備えた実在的なものであろうと考えております（詳細については，甲斐克則「『人間の尊厳』と生命倫理・医事法──具現化の試み──」三島淑臣教授古稀祝賀論文集『自由と正義の法理念』（2003年・成文堂）489頁以下［同『被験者保護と刑法』（2005年・成文堂）11頁以下所収］参照）。

4　ヒト受精胚の研究利用とその限界をめぐる法的・倫理的議論

1　4番目に，ヒト受精胚の研究利用とその限界をめぐる問題があります。これがいま，ホットな論争になっています。研究の自由は憲法上認められております（憲法23条）。しかし，これは無制限なのか，という問題です。おそらく無制限ではありえないと思います。ところが，生命科学や先端医療は，誰も予測がつかないところがあります。やってみないとわからないではないか，という点です。だから，最初から規制して，「やるな」と言ってしまうと，まったくそこから先の医学の進歩がないわけです。中には「良いもの」もあります。「良いもの」というのは，いろいろな意味合いがありましょう。例えば，再生医療が登場してきました。いままでは臓器移植に頼っていたのが，他人を頼らずに自分の組織を利用して臓器等の再生ができるのだから良いではないか，ということで，これが登場してきたわけです。「ES細胞と再生医療をセットにしてやれば，もっと効果が期待できる」，という議論です。これは，世界中がいま面食らっていると同時に，どうしようかというジレンマに

陥っている問題でございます。ES細胞については，先生方もご存じだと思います。余った受精卵，つまり余剰胚を実際上使うわけです。研究者にしてみると，「余剰胚はどうせ捨て去る運命にあるから医学のために利用してよいではないか」，というわけです。朝日新聞の昨年［2001年］の調査によると，年間5,000個くらい余剰胚が処分されているようです。つまり，母胎に戻さずに余るのですが，これはいつまでも保存ができませんから廃棄処分にするわけです。「廃棄処分にするくらいだったら有効活用して，むしろ生命救助のために使うのだから良いことではないか」。こういう議論が行われているわけです。「むしろES細胞の利用は生命を大事にする考えだ」という見解と，「ES細胞の場合には事前に滅失がわかっていて受精卵を作って手段としてそれ使うので，それ自体が倫理的に良くない」という見解とがあります。ある宗教団体では，反対声明をすでに出しています。そのように非常にジレンマのある問題が，このES細胞の扱いをめぐる問題であります。

2　冒頭にも申しましたが，三省指針では一応規制して，厳しいルールの下に条件付きで実施することができる，というようになっております。実際日本では，ES細胞の樹立が難しいので輸入したらどうか，という状況です。日本では，ES細胞の樹立は，いまのところ京都大学について認められただけです。信州大学は申請しましたけれども，条件が整っていないということで却下されました［その後承認された］。

　ドイツでは，国内での幹細胞樹立ができないというわけで，特別法を作って，外国から幹細胞を輸入するようになりました。ちょうど今年［2002年］の8月にドイツとオランダに調査に行きまして，そこら辺をいろいろ調べてきましたが，それらの国では特別なルールを作っております。しかし，ドイツ国内では皮肉られています。国内で幹細胞を作れないのであれば外国から輸入すればよいという具合になってしまいましたが，それでよいのか，というジレンマがあったりします。これは難問で，全面禁止とすべきか，議論もあるところです。私自身も，結論がはっきり出ているわけではありません。厳しい条件付きで試行的に一部認めざるをえないかな，という気もしま

す。しかし，ジレンマはあります。オランダでは厳しい法律（ヒト被験者を伴う医学的研究に関する法律）に基づく中央倫理委員会（CCMO）を作って，そこで統一的にこの問題を扱っているようです。日本の場合には，まだそこまでできていません。この問題については，別途『現代刑事法』4巻10号に「オランダの被験者保護の法システム」と題して書いておりますので［甲斐克則『医事刑法への旅Ⅰ』(2006年・イウス出版) 71頁以下所収］，機会がございましたら，詳しくはそちらを読んでいただきたいと思います［なお，甲斐・前出『被験者保護と刑法』105頁以下参照］。ES細胞の樹立も，そんなに数はいらないのだから全国的に広めなくてよい，という見解も専門家の間ではあるようです。

3　この種の問題は，一方で，「研究の自由」という主張があるのですが，別の言い方をすれば，アルトゥール・カウフマン博士がよく言われていたように，「寛容性の原理」がやはり重要なところを衝いた原理かな，という気もします。もっとも，「寛容性の原理」は，下手をすると「何でもあり」ということになっていきます。ですから，他方で，やはり「責任原理」というものも考えなければいけません。ここで言う「責任原理」は，刑法の「責任原理 (Das Schuldprinzip)」ではなくて，むしろハンス・ヨナスが言っているような「責任原理 (Das Prinzip Verantwortung)」です［ハンス・ヨナス（加藤尚武監訳）『責任という原理――科学技術文明のための倫理学の試み――』(2000年・有信堂) 参照］。環境問題と同じように次世代に亘っていく問題ですから，科学者，専門家がそこまで責任を持ってやれるのか，ということを自覚したうえで，一定の責任を持って行うという倫理的な裏付けがないといけないだろうと思います。ですから，「寛容性の原理」と「責任原理」をセットで考えて，この種の新しい問題に取り組む必要があるのでないか，と考えます。ドイツの医事刑法の大家アルビン・エーザー博士も，ある意味では「中庸の道」を考えざるをえない，と言っております。

5　おわりに

　最後に，堕胎罪との関係も考えておく必要があります。人工妊娠中絶は，日本は突出しており，世界で一番多い件数とも言われています。かつてに比べると最近やや減ったとはいえ，1年間にまだ30万件やそこらあるわけです［本書第1章参照］。暗数を入れれば，もっとあるでしょう。オランダは，これに比べるとぐっと少ないのです。ですから，オランダの学者が日本に来ると驚くわけです。「日本はあれだけ生命が大事だと言いながら，人工妊娠中絶数はこんなに多い。考えられない」，と［ペーター・タック（甲斐克則編訳）『オランダ医事刑法の展開──安楽死・妊娠中絶・臓器移植』（2009年・慶應義塾大学出版会）参照］。オランダとは1ケタ違うわけです。世界的な比較については，今年（2002年）の『ジュリスト』4月号にアルビン・エーザー博士とハンス-ゲオルクコッホ博士共著の論文を訳出しましたが，その中にデータが載っています（後掲参考文献参照）。それなどを見ても，どこの国も人工妊娠中絶問題にはいろいろ苦慮しています。ヒト胚はもっと前の生命体ですから，特に日本で考える場合に，堕胎罪以上にそれを厚く保護しようとすると，「人工妊娠中絶問題をあまり議論せずに，ヒト胚の保護になると必死になるのはなぜだ」，と逆に質問されることもあるわけです。

　したがいまして，人工妊娠中絶の問題とセットでヒト胚をめぐる問題を考えなければいけないだろうし，バランスも考えなければいけないだろうと思います。「人間の尊厳」がその中で本当にブレーキになるのか。ほかの根拠としては，先ほどの侵害［危害］原理が一番明確でありますが，それ以外に「人間の尊厳」がどういう役割を果たしうるか。これはもう少し詰めなければいけない議論だと思います。

　以上，大雑把ではございましたが，大筋で問題提起をさせていただきました。あとは諸先生方にいろいろとご教示いただければ幸いと思います。とりあえず以上で報告を終わらせていただきます。どうもご静聴ありがとうござ

いました。

参考文献

甲斐克則「ヒト受精胚・ES 細胞・ヒト受精胚の取扱いと刑法──生命倫理の動向を考慮しつつ──」現代刑事法 4 巻 10 号（2002 年）［本書第 11 章］

甲斐克則「ヒト・クローン技術等規制法について」現代刑事法 3 巻 4 号（2001 年）［本書第 10 章］

甲斐克則「クローン技術の応用と（刑事）法的規制」現代刑事法 2 巻 6 号（2000 年）［本書第 9 章］

アルビン・エーザー（甲斐克則訳）「比較法的観点からみたバイオテクノロジーの進歩の法的諸問題──ドイツ胚保護法をめぐる改正論議──」現代刑事法 3 巻 12 号（2001 年）［本書巻末資料］

甲斐克則「『人間の尊厳』と生命倫理・医事法──具現化の試み──」三島淑臣教授古稀祝賀論文集『自由と正義の法理念』（2003 年・成文堂）489 頁以下［甲斐克則『被験者保護と刑法』（2005 年・成文堂）所収］

アルビン・エーザー＝ハンス-G・コッホ（甲斐克則・松尾智子訳）「人工妊娠中絶の国際的比較(上)(下)──所見・洞察・提言」ジュリスト 1220 号，1221 号（2002 年）

長島隆・盛永審一郎編『生殖医学と生命倫理』（2001 年・太陽出版）

理想 668 号『〈特集〉生命倫理と人間の尊厳』（2002 年・理想社）

米本昌平・松原洋子・橳島次郎・市野川容孝『優生学と人間社会──生命科学の世紀はどこへ向かうのか』（2000 年・講談社現代新書）

〔補足〕

ホセ・ヨンパルト・秋葉悦子『人間の尊厳と生命倫理・生命法』（2006 年・成文堂）

葛生栄二郎・河見誠・伊佐智子『新・いのちの法と倫理』（2009 年・法律文化社）

甲斐克則編『レクチャー生命倫理と法』（2010 年・法律文化社）

第1章　「出産するからだ」を法律はどのように支えてきたか

1　出産と法律はどのような関係にあるのか

　出産は，今日一般的には私的なできごとであり，普段，出産と法律との関係について考える人は，それほど多くはない。しかし，よく考えてみると，出産の周辺は，社会，とりわけ法律と関係が深いことがらが多い。また，歴史的にみると，それは変遷していることもわかる。

　出産と法律との関係は，3点にわたる。第1に，出産主体である女性と深く関係する部分がある。通常は分娩した女性が母親となるので，父親の場合と異なり，民法も母親については特段の規定を置いていない。もっとも，後述のように，最近では生殖医療技術の発達により体外受精が可能となっており，代理出産のような場合には，母親が誰かを法律で決める必要性も高まっている。しかし，何よりも出産主体である女性と法律が深く関わるのは，出産の裏面である人工妊娠中絶［以下「妊娠中絶」という。］の問題であり，とりわけ刑法上の堕胎罪と，一定の場合に妊娠中絶を合法化する母体保護法である。ここでは，出産の個人的，私的側面と社会的（場合によっては国家政策の）側面とが複雑に絡みあう。また，妊産婦は，労働条件に関して労働基準法により解雇制限（19条）や危険有害業務の就業制限（64条の3）による保護のほか，産前産後の就業制限による保護（65条）がなされ，1年未満にかぎって育児時間の確保（67条）も保障されている。第2に，胎児・新生児と法律の関わりも深いものがある。何よりも民法1条ノ3［旧規定］が「私権ノ享有ハ出生

ニ始マル」[現行民法3条1項「私権の享有は，出生に始まる。」]と規定し，さらに民法886条1項が「胎児は，相続については，既に生まれたものとみなす。」と規定しているように，胎児段階から権利について一定の保護が図られている。第3に，出産を介助する側（医師，助産師，看護師など）も，刑法上は業務上堕胎罪（刑法214条）や業務上過失致死傷罪（刑法211条［現・同条1項］），民法上は医療過誤について損害賠償責任（民法415条ないし709条）を問われることがある。

　以下，本章では，出産は誰のためにあるのかという点に留意しつつ，主として第1の点（とりわけ妊娠中絶・生殖医療の問題）に焦点を当てて，「出産するからだ」[身体：以下では初出どおりに「からだ」と平仮名表記する。]を法律がどのように支えてきたのかを論じてみたい。

2　出産は誰のためにあるのか——出産の個人的意義と社会的意義

　まず，出産は誰のためにあるのか，という観点から，出産の個人的意義と社会的意義を確認しておく必要がある。

　出産の個人的意義とは，出産を私的なものと考え，他人がとやかく干渉しないこと，言い換えれば，産むか産まないかは出産主体である女性が決めるという「女性の自己決定権」あるいは「リプロダクティブ・ヘルス」ないし「リプロダクティブ・ライツ」を認めることにある。リプロダクティブ・ヘルスとは，「人びとが安全で満ち足りた性生活を営むことができ，生殖能力をもち，子どもを産むか産まないか，いつ産むか，何人産むかを決める自由をもつこと」であり，リプロダクティブ・ライツとは，「すべてのカップルと個人が自分たちの子どもの数，出産間隔，ならびに出産する時を責任をもって自由に決定でき，そのための情報と手段を得ることができるという基本的権利，ならびに最高水準の性に関する健康およびリプロダクティブ・ヘルスを得る権利」（差別，強制，暴力を受けることなく，生殖に関する決定を行える権利を含む）[1]と解されている。これらは必ずしも生殖医療のために考えられた概念ではない

が，出産全体の問題を考えるうえで重要な視点を提供している．しかも，これは単なる自己決定権の無条件の承認を意味するものではない．いずれにせよ，まずは出産のこのような個人的意義を確認しておくことが重要である，もちろん，「個人的」とはいえ，配偶者がいる場合が通常であり，その意味では配偶者の権利も考慮しなければならないが，やはり出産主体の女性の権利を重視すべきであろう．さもなくば，プライバシーの枠を超えて，結局は「家」制度に通じることになりかねない．

これに対して，出産の社会的意義とは，出産は個人的レベルにとどまるものではなく，新たな生命誕生に関わるので社会的に重大なできごとであり，個人のわがまま勝手は許されず，必要に応じて社会的コントロールに服するべきだというものである．これも，厳密には2つの側面がある．ひとつは，個人的意義を認めつつも，真に公共の福祉という観点から，社会的混乱や社会的有害性（犯罪など）を防止するため，必要に応じて法律や倫理といった規範が介入してくる場合を認めるものである．しかし，これは，個人的意義を認めることと矛盾するものではない．出産の個人的意義と社会的意義というこの2つの意義を認めることが，基本的には妥当な態度であろう．

ところが，もうひとつ，個人的意義をまったく認めず，出産を国家の政策の一環として捉える立場がある．これは，日本の戦前にあった「家」制度や人口政策（産児制限・人口増殖）などと結び付く．この立場によれば，出産は，国家政策なり社会政策の「道具」となる．現に，出産できなかった女性は，戦前の民法下では「家」制度維持を理由として離縁されたりもした．また，「産めよ，増やせよ」という人口増殖政策は，国家の軍事政策に利用されたりもした．しかも，優生思想との関わりも出てくる．とりわけ，それは，「優良な子孫」以外は不要だという優生思想［積極的優生学と消極的優生学の両方を含む］と結び付きやすく，強制不妊，断種といったことの実施の根拠ともされかねない．ナチス・ドイツの政策がその典型であった（積極的優生政策の濫用）．後述のように，日本もその影響を受けた部分がある．その場合，「出産するからだ」を法律が支える基礎が奪われることになり，女性の人権なり健

康への配慮，さらには子どもの人権への配慮はほとんどない。このような立場は，本来の社会的意義をはきちがえたものであり，出発点として不当なものである。出産の問題を考えるに際しては，女性の人権，健康，そして生まれてくる子どもの人権および福祉は，不可欠の柱である。

以上のように，出産の意義をどのような基本的立場で考えるかによって，「出産するからだ」の法的保護のあり方も異なってくる。そこでつぎに，堕胎・妊娠中絶問題を素材として，この点を具体的に，日本の歴史的変遷のなかから検討してみよう。

3　法律は堕胎・妊娠中絶にどう対応してきたか

妊娠・出産が女性や配偶者にとって望まれたものであれば，その喜びも大きい。しかし，それが望まれたものでない場合には，女性の苦悩ははかりしれず，あえて産めば，その女性の人生は苦悩を背負った不幸なものとなりうるので，場合によっては妊娠中絶を選択せざるをえなくなる。ところが，勝手に妊娠中絶すると犯罪行為とされ，「堕胎罪」として処罰される。女性の苦悩は，これで倍増する。しかも，堕胎・妊娠中絶の問題は，宗教やそれぞれの国の社会的要因，風習，慣習などにも大きく左右される。

1) 堕胎罪規定の変遷

日本で堕胎や間引き（嬰児殺）が多発したのは，江戸時代だといわれる。その要因としては，階層にもよるが，まずは貧困が挙げられる。とりわけ農村部では，食糧事情がその風習の背景にあることは想像にかたくない。また，都市部では，性風俗の頽廃，不義密通の厳罰も，その要因にあげられる。産児制限が積極的な避妊という形をとっていなかった時代では，堕胎が事後的ながらその手段として用いられたのであろう（下級武士階級にもその影響があったといわれる)[2]。そこには，もちろん，法制度として女性の「からだ」や健康への配慮はない。

この状況は，明治初期にも続く。1868 年（明治元年）の仮刑律には堕胎罪の規定すらないし，1870 年（明治 3 年）の新律綱領にも，女性犯罪者が妊娠している場合に，拷訊（拷問にかけて問いただすこと）により堕胎させる行為の処罰規定はあるが，通常の堕胎罪の規定はない。1873 年（明治 6 年）の改定律例には，ようやく 211 条において，「凡婦女ヲ殴チ堕胎セシムル者ハ懲役二年」という規定があるにとどまる。1880 年（明治 13 年）にフランスの影響を受けて（したがってキリスト教の影響も多分にある），旧刑法典が誕生した。そこではじめて正式な犯罪類型として堕胎罪が登場したのであった。旧刑法典 330 条から 335 条までの 6 箇条の処罰規定が設けられた。妊婦自身による堕胎（自己堕胎）の処罰（330 条：1 月以上 6 月以下の重禁錮）をはじめ，同意堕胎の処罰（331 条：前条に同じ。ただし，妊婦を死なせると 1 年以上 3 年以下の重禁錮）があり，また，医療関係者（医師，穏婆［＝産婆］，薬商）による堕胎行為には刑が一等加重された（332 条）。さらに，妊婦を威圧したり，だましたりして堕胎させた場合には 1 年以上 4 年以下の重禁錮（333 条），妊婦であることを知って，殴打その他の暴行を加えて堕胎させた場合には 2 年以上 5 年以下の重禁錮（334 条。ただし，堕胎目的の場合には軽懲役：同条）で処罰され，前 2 条の罪を犯して妊婦に重症を負わせたり死亡せしめた場合には，傷害罪の重さに照らして重く処罰された（335 条）。

この刑法典は施行後すぐに改正の対象となり，1890 年（明治 23 年）には改正案が出されたが，その堕胎罪規定（303 条-310 条）も基本的にこれを継受している。しかし，総じて刑は重くなっている点に注意を要する（例えば，自己堕胎や同意堕胎は，1 月以上 1 年以下の有期禁錮とされ，医師，産婆，薬商による堕胎行為もそれに一等を加えることとされているし，未遂も処罰の対象となっている）。これは，胎児の生命尊重という側面もあろうが，むしろ当時の富国強兵策のあらわれともいえよう。

加えて，309 条には興味深い規定がある。「一家ノ恥辱ヲ蔽フカ為メ又ハ生児ヲ養育スル能ハサルコトヲ恐ルル為メ婦女若クハ其夫又ハ其父母，祖父母堕胎ノ罪ヲ犯シタルトキハ其罪ヲ宥恕シテ本刑ニ二等又ハ三等ヲ減ス」と

いう規定である。「一家ノ恥辱」を刑罰法規に盛り込もうとしているところに，当時の「家」制度の強化の意図を垣間見ることができる。

　この改正案は実現せず，明治末期になり，1901年（明治34年）に再び改正案が出された。この案の堕胎罪規定（249条-253条）は，「一家ノ恥辱」に関する規定こそなくなっているが，前述の改正案よりも各罪の刑は重くなっている。例えば，同意堕胎罪は2年以下の懲役，婦女を死傷させた場合には5年以下の懲役とされ（250条），医師，産婆，薬剤師による堕胎行為も5年以下の懲役で，婦女を死傷させれば7年以下の懲役となっており（251条），不同意堕胎罪も7年以下の懲役という具合に加重されている（252条）。「家」制度の浸透が加速しているといえよう。いうまでもなく，旧刑法からこの改正案にいたるまで，一定の範囲で堕胎を合法化しようとする法制度は存在していない。言い換えれば，妊娠した以上女性は出産しなければならない，というのが法の建前であった。しかし，水面下では非合法ながら「ヤミ堕胎」が行われていたのであろう。それは，女性にとっては危険を伴う苦渋の選択だったにちがいない。

　その後，1907年（明治40年）に成立した現行刑法典（文語体）も，基本的にはその改正案を土台としている。その構造は，自己堕胎罪（212条），同意堕胎および同致死傷罪（213条），業務上堕胎および同致死傷罪（214条），不同意堕胎罪（215条），不同意堕胎致死傷罪（216条）であり，法定刑もほぼ同じである。1906年（明治39年）には刑法学者の勝本勘三郎の堕胎罪廃止論もあったが，容れられず，この刑法典の規定が以後の日本の堕胎問題の基礎に据えられることになる。もちろん，一定の条件下での妊娠中絶許容規定はなく，せいぜい刑法37条1項の緊急避難が考慮されるのみであった。

2）優生学の発生と展開——国民優生法の成立

　ところが，大正時代になると，堕胎・妊娠中絶問題は，一方で優生学との結び付きをはじめる。その契機となったのは，1916年（大正5年）の永井潜『生物学と哲学との境』であったといわれる。そこでは，「国家における個人は

ちょうど一個体における細胞のようなもの」で，個人は国家のために働かなければならないとする社会有機体論的国家主義が説かれた[3]。そして，1918年（大正7年）の米騒動は人口問題にも影響した。さらに，1924年（大正13年）から1926年（大正15年）にかけて，社会運動としての優生運動が始まる。これは，大正デモクラシー期の裏面ともいえる現象である。「優良な子孫」を残すこと，日本民族の優越性の保証とその強化に目が向けられるようになったのである。昭和初期に入り，1930年（昭和5年）には「日本民族衛生学会」が設立され，大きな潮流を形成した。折しも，1933年には，ドイツでナチス政権が「遺伝病子孫の出生阻止に関する法律」（断種法）を作り，優生思想に基づく積極的優生政策を展開し始めた。その行き着くところは，周知のように，ゲルマン民族の優位の強調，その反面としてのユダヤ人の虐殺ないし「生存の価値なき生命の毀滅（きめつ）」であった。強制断種も実践された。日本でも，ナチスとの親近性を示す動きもあったが，それほど過激な動きでなかった。とはいえ，1936年（昭和11年）に「財団法人日本民族衛生協会」が設立されたことは，大きな意味をもつ。それは，いわば，のちの国民優生法の布石ともなった。断種をめぐる議論も活発化した。例えば，刑法学者の小野清一郎は，強制的断種を認める見解を説き，刑法学者の木村亀二は，任意的断種にすべきだとの見解を説いた。他方，全面的に断種に反対する立場もあった（例えば，遺伝学者の駒井卓，思想家の安田徳太郎，医師の牧野千代蔵）[4]。それぞれの主張が展開されたが，総じて何らかの形で断種を容認する潮流が主流となった。

　このような状況下で，1940年（昭和15年）に国民優生法が制定され，翌1941年（昭和16年）から施行されたが，これは，結局，本人の申請を基本として，配偶者がいる場合は配偶者の同意，本人が30歳未満の場合，あるいは心神耗弱者の場合にはその家にいる両親の同意を必要とするなど，任意の断種（優生手術）を柱とする法律であった。しかも，実施件数も伸びなかった。その背景には，日本独自の「家」制度との妥協があったことが指摘されている[5]。なお，これと前後して，1940年（昭和15年）には刑法改正仮案が出されているが，そこでは堕胎処罰緩和の方向がみられることを付言しておこう。その後，

周知のように、第二次世界大戦で新生児や若者を含む多くの生命が奪われたことは、出産の意義を問わずにはおかないものがある。

3）第二次世界大戦後の堕胎・妊娠中絶——優生保護法の成立と運用

さて、戦後になり、1946年（昭和21年）に日本国憲法が制定され、基本的人権の尊重、人格権の尊重、個人の自由の保障、男女平等といった基本理念が導入され、家族法も改正されて、「家」制度の解体による価値転換が行われたことは、大きな意義を有する。しかし、「出産」周辺の法制度にそれは十分には反映しなかった。

何よりも1948年（昭和23年）に成立した優生保護法（矢口弥三郎議員提出）は、「優生上の見地から不良な子孫の出生を防止するとともに、母性の生命健康を保護することを目的」とするものであった（同法1条）。立法に際して十分な議論があったわけではない。その性急な成立の背景には、終戦直後の人口過剰、ヤミ堕胎防止の必要性があった、といわれている[6]。一定の条件下ではじめて妊娠中絶を合法化した点は評価すべきであるにせよ、同法の問題点は、国民優生法を継受したためか、優生思想の色彩が随所になお強く出ているところにあった。とりわけ同法14条1項にそれがあらわれており、1949年（昭和24年）にはその妊娠中絶許容項目に「経済的理由」が追加された。また、1952年（昭和27年）の改正で地区優生保護審査会による認定から医師個人（指定医師）の認定に切り換えられた。しかるべき医師が関与することにより、女性に対する安全性は向上したが、妊娠中絶手続が簡略化されたこともあって妊娠中絶数は増加し、世界でもトップクラスとなったことは皮肉である。

では、同法14条1項の妊娠中絶許容項目とはどのようなものであったのか。第1に、「本人又は配偶者が精神病、精神薄弱、精神病質、遺伝性身体疾患又は遺伝性奇形を有しているもの」、第2に、「本人又は配偶者の四親等以内の血族関係にある者が遺伝性精神病、遺伝性精神薄弱、遺伝性精神病質、遺伝性身体疾患又は遺伝性奇形を有しているもの」、第3に、「本人又は第三

者が癩疾患に罹っているもの」、第4に、「妊娠の継続又は分娩が身体的又は経済的理由により母体の健康を著しく害するおそれのあるもの」、第5に、「暴行若しくは脅迫によって又は抵抗若しくは拒絶することができない間に姦淫されて妊娠したもの」、以上5項目のいずれかの場合には、指定医師は、本人および配偶者の同意を得て、人工妊娠中絶を行うことができるとされていた。第5の場合は、合理的根拠があるといえる。これに対して、第1から第3の場合には、まさに優生思想が前面に出たもので、遺伝的差別すら助長する懸念があり、合理的根拠に乏しいものといえよう。なお、第4の場合は、とりわけ経済条項について争いがある。これは、世界的にも珍しい社会的適応条項の規定であるが、生命尊重を絶対視する立場からは当然ながら削除すべき対象となる。しかし、「女性解放」を主張する立場はもとより、リプロダクティブ・ライツを主張する立場からも、出産後の育児環境は重要な要因となるので、存置すべきことになるであろう。

　いずれにしても、優生保護法の誕生と同時に、法実務上も堕胎罪の適用は激減し、最近では1993年に有罪1例があってからは空文化しているとすらいわれている。原則と例外の関係が逆転したともいえるであろう。ちなみに、優生保護法下での妊娠中絶の実態は、厚生省関係者の調査[7]によれば、**別表**のように、1953年から1961年までは100万件を超えていたが、漸次減少し、1993年には386,807件となり、40万件を割っている。もちろん、暗数もあるであろうが、避妊技術の普及のほかに、少子化傾向もひとつの要因となっているといえよう。その内訳をみると、当然ながら、母体の健康を理由とする妊娠中絶が毎年圧倒的多数を占めている。他方、当事者遺伝を理由とする妊娠中絶も漸次減少しているが、とりわけ近親遺伝を理由とする妊娠中絶の減少は著しい。遺伝の知識の普及の影響もあるのであろう。さらに、らい病を理由とする妊娠中絶も著しく減少している。これも、この病気がかつての偏見から少しずつ解放されてきた歴史と関係するであろう。その他、暴行、脅迫を理由とする妊娠中絶はそれほど減少していない。これは、女性が性被害に遭遇するという不幸に直面する割合が時代にあまり影響されないことを

表　人工妊娠中絶件数（事由・年次別）

年次	総数	当事者遺伝	近親遺伝	らい	母体の健康	暴行脅迫	不詳
昭和24年（1949）	246,104	2,738		711	241,047	1,608	—
25（'50）	489,111	4,361		640	481,868	2,242	—
26（'51）	638,350	3,165		349	633,766	1,070	—
27（'52）	798,193	7,081		1,328	787,232	1,304	1,248
28（'53）	1,068,066	4,684		803	1,060,106	1,183	1,290
29（'54）	1,143,059	2,872		693	1,137,890	548	1,056
30（'55）	1,170,143	605	887	303	1,166,947	441	961
31（'56）	1,159,288	585	1,375	269	1,154,687	533	1,839
32（'57）	1,122,316	493	1,393	216	1,119,132	305	777
33（'58）	1,128,231	507	1,123	315	1,124,697	358	1,231
34（'59）	1,098,853	433	764	196	1,059,769	320	1,371
35（'60）	1,063,256	326	783	191	1,059,801	310	1,845
36（'61）	1,035,329	228	767	255	1,031,910	284	1,915
37（'62）	985,351	190	508	85	982,296	226	2,046
38（'63）	955,092	167	389	93	952,142	166	2,135
39（'64）	878,748	253	393	99	875,808	243	1,952
40（'65）	843,248	224	560	131	839,651	207	2,475
41（'66）	808,378	273	479	135	805,075	352	2,064
42（'67）	747,490	315	381	96	743,954	258	2,486
43（'68）	757,389	310	308	95	754,002	262	2,412
44（'69）	744,451	325	212	93	741,774	221	1,826
45（'70）	732,033	296	546	146	726,350	195	4,500
46（'71）	739,674	385	636	150	735,374	307	2,822
47（'72）	732,653	485	378	56	726,835	507	4,392
48（'73）	700,532	400	355	35	695,556	600	3,586
49（'74）	679,837	379	273	48	676,305	607	2,225
50（'75）	671,597	414	223	37	667,552	567	2,804
51（'76）	664,106	437	241	46	661,939	326	1,117
52（'77）	641,242	356	203	30	639,644	397	612
53（'78）	618,044	317	174	12	616,740	295	506
54（'79）	613,676	288	71	3	612,016	434	864
55（'80）	598,084	296	113	2	596,779	303	591
56（'81）	596,569	269	114	2	594,957	343	884
57（'82）	590,299	299	68	—	589,088	407	437
58（'83）	568,363	251	41	1	567,141	406	523
59（'84）	568,916	222	79	2	567,711	468	434
60（'85）	550,127	183	109	—	548,793	505	532
61（'86）	527,900	161	92	1	526,637	456	553
62（'87）	497,756	167	91	5	496,833	313	347
63（'88）	486,146	244	75	2	485,318	221	286
平成元年（'89）	466,876	151	25	6	466,325	214	155
2（'90）	456,797	117	46	17	456,227	234	156
3（'91）	436,299	97	26	3	435,835	175	163
4（'92）	413,032	84	13	4	412,640	208	83
5（'93）	386,807	69	33	18	386,444	213	30

（出典）『日医雑誌』113（12）1945 頁（1995）より引用。

示すものであろう。性犯罪対策を真摯に考えることも，出産の問題と不可分の関係にあるといえよう。

なお，1974年（昭和49年）に改正刑法草案が示されたが，堕胎の罪（273条-277条）については現行法とほぼ同じであり，堕胎・妊娠中絶論議は，欧米に比べると低調なままであった。

4）妊娠中絶に関する諸外国の動向

これに対して，アメリカでは，1973年のロウ事件連邦最高裁判決（Roe v. Wade 410 U.S. 113 (1973)）が，妊娠中絶するか否かについての女性の決定権を憲法上のプライバシー権として位置づけて以来，今日まで女性の産む権利，産まない権利をめぐる議論が法律論議を超えて政治論議（プロライフ［pro life］派対プロチョイス［pro choice］派）にまで発展している[8]。また，ドイツでも，1975年に連邦憲法裁判所が妊娠12週以内の妊娠中絶を不可罰としていた当時の刑法218a条を憲法違反（平等条項違反）としたことがあり，その後，東西ドイツ統一に際しての堕胎罪規定をめぐっても，1993年に，連邦憲法裁判所による刑法218a条の新規定（妊娠12週以内での医師への相談義務つき妊娠中絶の正当化規定）について違憲判決が出され，1995年に相談体制の拡充（刑法219条）を盛り込んだ規定へと改正されたりするなど，白熱した議論が続いた[9]。妊娠中絶数が世界的にも少ないとされるオランダでも，長年にわたる激論の末に，妊娠中絶法が1981年に成立し，1984年から施行されているが，内容的にも妊娠中絶要件や手続について細かい配慮がなされている[10]。何よりも，カウンセリング体制の充実度は，注目に値する。宗教的背景もあるであろうが，生命，出産に対する問題意識の差を痛感せざるをえない。

5）母体保護法の成立

これに対して，日本では，1995年（平成7年）に刑法典が口語体になったが，規定内容は変わらず，さらに1996年（平成8年）には，優生保護法から「母体保護法」への「改正」が議論がないまま突如行われ，優生思想色を表現した

文言が削除された。「優生保護法の一部を改正する法律等の施行について（依命通知）」(1996年9月25日付の厚生事務次官通知) の「法律改正の趣旨等」によれば，「優生保護法（昭和23年法律第156号，以下『法』という。）については，優生上の見地から不良な子孫の出生を防止するとともに，母性の生命健康を保護することを目的として施行されてきたところであるが，不良な子孫の出生を防止するという優生思想に基づく部分が障害者にたいする差別となっていること等にかんがみ，優生思想に基づく規定を削除することとする旨の改正が行われたものである。また，これに伴い，関係政省令の優生手術，都道府県優生保護審査会および優生保護相談所に係る規定などの改正が行われたものである」，と説明されている。その結果，例えば，同法1条は，「この法律は，不妊手術及び人工妊娠中絶に関する事項を定めること等により，母性の生命健康を保護することを目的とする」と改められたし，前述の妊娠中絶許容要件の第一から第三が法文からなくなった。また，「優生手術」の語が「不妊手術」に改められた。「らい予防法」の廃止の影響も多分にあったといえよう。しかし，性急な改正であったため，優生思想をあらわす表現条項の削除は妥当としても，出産をめぐる基本的諸問題は，なお残されたままである。

さらに，最近では，人工授精，体外受精，遺伝子診断の進歩による出生前診断，場合によっては受精卵の着床前診断が可能となり，出産の周辺に新たな倫理的，法的諸問題が生じている。これらにどう対応したらよいのであろうか。21世紀を迎えるにあたり，今後，堕胎，妊娠中絶，出産問題はどこへ行くのか。これをともに考えてみよう。

4　堕胎・妊娠中絶・出産問題はどこへ行くのか

1) 堕胎・妊娠中絶論議の行方

第1に，妊娠中絶許容モデルについて，現行法のように医学的適応（母体の生命，健康の保護），倫理的適応（強姦への対応），そして社会的適応（経済的理由による中絶）といった適応事由モデルを今後も維持するのか，あるいはそのなか

に胎児適応（障害を考慮）をも入れるのか，それともアメリカのように一定の妊娠期間（例えば12週）内での自由な妊娠中絶を認める方向（期限モデル）へ行くのか，が検討課題として残っている[11]。安易な胎児条項の導入は，現に生存する障害者への差別の問題を惹き起こすことになろう。現段階でこれを規定に盛り込むことは，問題が多い。これに対して，期限モデルの導入は，機械的で単純なものであれば，胎児の生命をあまりに軽視することになるので妥当ではないが，ドイツ刑法のように妊娠12週未満については，厳密に医師の助言を受けて妊婦が妊娠中絶を希望する場合は，正当（違法性阻却）かどうかの問題は別として，刑法上不可罰としてよいのではなかろうか。もちろん，その際，インフォームド・コンセントの確保やその前提として，カウンセリング，相談体制の充実が不可欠の条件となる。同時に，刑法上の自己堕胎罪については刑法上の犯罪目録から除外する方向で検討する余地もあろう。例えば，少子化を理由とした出産の過剰な強制は，リプロダクティブ・ヘルスないしリプロダクティブ・ライツに大きな歪みをもたらすであろうし，生まれてくる子どもにとっても幸運なものとはいえないであろう。それは，出産を国家の人口政策に利用することであり，その不当性は歴史が示すところである。

2）医療事故防止と出産環境の整備

第2に，「出産するからだ」を法的に保護するためには，日常的な出産環境の整備が必要である。これまで産科領域では医療過誤訴訟が多発しているが，裏面からみると，それは「出産するからだ」の安全確保への注意の喚起であり，医療関係者による安全体制，連絡体制の整備など，出産環境の法的整備ないし制度的整備を要求するものでもある。具体的には，個々の医師，助産婦［助産師］，看護婦［看護師］などの医療関係者の技術力の維持向上はもとより，出産前の「妊婦のからだ」に異常があった場合の医療関係者相互の連絡体制の確保や産後の健康管理体制の確保も重要である。最近では，自宅出産を希望する女性も増えたことから，助産婦［助産師］と産科医との連

絡体制もそこに含めて考える必要がある。さらに，病院などでの新生児の安全確保体制も産婦に大きな影響を及ぼすだけに重要である。これが不十分なままだと，事故が発生した場合は，民法上債務不履行（民法415条）に基づく損害賠償責任，場合によっては不法行為（民法709条）に基づく損害賠償責任が生じうる。その他，育児環境も含め，このようなソフトな環境面の整備の重要性を強調しておきたい。

3）出生前診断への対応

第3に，前述のように，新たな生殖医療技術の発達に伴う対応も考えておかなければならない。とりわけ，羊水穿刺[12]，絨毛検査[13]，超音波断層法[14]（最近ではトリプルマーカー・テスト）[15]などの出生前診断の普及により，遺伝情報を早期に知ることができるようになった。一見すると便利なように思えるが，反面，女性は，第一段階として，その検査を受けるかどうかという決定をし，さらに，第二段階として，示された情報に基づいて妊娠中絶をするかどうかを決定しなければならなくなる。形のうえでは「個人の責任」の名で決定するわけだが，出産に関して社会的プレッシャーが強いといわれる日本社会において，これは相当な心理的負担にもなるであろう。遺伝性疾患をもっているというだけで安易に妊娠中絶に走ることが増えれば，障害児を排除する「選別出産」を容認することになり，以前とは異なる優生思想（「内なる優生思想」）が定着するかもしれない[16]。また，逆に，そのような診断に過誤があった場合，あるいは正確な情報が伝わっていなかった場合には，ロングフル・バース（wrongful birth）訴訟やロングフル・ライフ（wrongful life）訴訟が提起されることもありうる（前者は，先天性障害児が出生した場合に，その親が医師の過失に対して行う損害賠償請求訴訟であり，後者は，当該子ども自身が自己の障害について，医師の過失に対して行う損害賠償請求訴訟であるが，後者は訴訟形態として問題が多く，世界的にも件数が少ない）。このことは，体外受精の発達に伴い，技術的に実施可能となった受精卵の着床前診断にも当てはまる[17]。遺伝子診断に伴う安全性を含め，濫用の懸念を払拭すべく，問題点を十分に煮詰めて，各方面で議論して

おく必要がある。着床前診断の普及には，まだ慎重でなければならない。その際，遺伝情報については「知る権利」と併せて「知らないでいる権利」も保障しておく必要がある[18]。

4) 人工授精・体外受精への対応

第4に，人工授精や体外受精も，「出産するからだ」および精神に大きな影響を与えている。人工授精のうち，配偶者間人工授精（AIH）は問題ないが，非配偶者間人工授精（AID）は，最近になって日本産科婦人科学会により承認された[19]ものの，提供者のチェックや記録保存などの問題点をなお残しており，出産主体にとっても不安定な要因を残す[20]。また，アメリカのような「精子バンク」は日本にはまだないが，女性が自己の願望だけで妊娠，出産することまで認めてよいかは疑問である。単なる願望を実現させることだけが出産環境を整えることとは思われない。

体外受精も，夫婦間（内縁の夫婦も含めてよかろう。）であれば問題ないが，卵子提供や代理出産になると問題が多い[21]。1998年に，長野県で，妻が第三者（妹）から卵子を提供してもらって，体外受精を利用して出産したケースでは，実施した長野県の根津八紘医師が日本産科婦人科学会から除名処分を受けた。AIDを認めておきながら，なぜ卵子提供は認められないのか。同じ配偶子である精子と卵子の提供にいかなる意味での差異があるのか。遺伝学上の母親と産みの母親との関係をどう考えるのか。禁止するとすれば，その根拠は何か。これらの問題について，議論はまだ煮詰まっていない。この事件は，姉妹間の愛情から出た行為であろうが，母親が娘の卵子を用いて同じことを実施してもよいのだろうか。子どもにとって，それは大きな心理的障害になるのではなかろうか。また，商業主義にどう対応するのか。アメリカの「精子バンク」と同じく「卵子バンク」が将来できないという保障はない。さらにエスカレートすれば，イギリスで議論になったように，妊娠中絶胎児の卵母細胞の利用，売買といったことも現実のものとなるかもしれない。このような懸念を念頭におきつつ，やむをえず認めるとしても，歯止めないし厳格

なルールを作っておく必要がある。1978年にイギリスで世界初の体外受精児が誕生し，日本でも1983年に誕生して以来，1996年までに27,000人の体外受精児が誕生しているという現実，婚姻カップルのうち10組に1組は不妊に悩んでいるという現実，さらには子どもをもつことへの社会的プレッシャーなどを考慮すると，現在のままだと，典型的な配偶者間での体外受精の枠からはみ出る行為が増加する可能性は高いといえる。

代理出産の場合，問題はより複雑になる。代理母は，「狭義の代理母」であるホスト・マザー（夫婦の受精卵を第三者に移植し第三者の子宮を借りて代理出産してもらう場合）と，「広義の代理母」であるサロゲート・マザー（①夫の精子を妻以外の女性に人工授精して出産してもらう場合と，②妻以外の女性の卵子を夫の精子で体外受精させ，その受精卵を妻以外の女性に移植して代理出産してもらう場合）の2種類がある。前者の場合，子どもは遺伝学的には両親の子どもであるが，後者の場合，妻は遺伝学にも生物学的にも母親とはいえず，「育ての母親」でしかないので複雑である。これらは日本では一般に認められていないことから，禁止されていない外国に出かけて行って実施する者もいるというが，日本でも明確に法律で禁止されているわけではない（ドイツでは全面禁止）。周知のように，アメリカのニュージャージー州では，1986年に，いわゆる「ベビーM事件」が発生した。代理母契約に基づいて代理出産した女性が，一度は依頼者の夫婦に女児Mを引き渡したものの，その後，情がわいて，「1週間だけMを渡してくれ」と言って取り返したきり，依頼した夫婦に返さなかったので，Mの実父が契約履行を求めて訴訟を提起したのである。1988年，同州最高裁は，代理母契約を無効としたうえで（したがって親権者は代理母になる。），「子どもの最善の利益」を考慮して，監護権については依頼者に認めた[22]。このような問題は，解釈論では対応できず，しかるべき立法解決をしておかないと，仮に禁止していても，実際にこうして誕生した子どもがいた場合，誰が法的に母親となるのか，混乱が起きることは目に見えている。

代理母の共通の問題点は，子どもの視点から「母親は誰か」という問題のほかに，代理母自身が長期間の妊娠で拘束を受け，しかも相手の望むように

無事に出産を迎えなくてはならない点にある。妊娠中の不測の事態（流産，感染症など）にどう対応するかは，法的責任問題も含めて難問である。ここでも，商業主義への対応を考えておかなければならない。出産がビジネスとされることは，女性の人間としての尊厳に関わる重大問題である。

5）体外受精に起因する諸問題——多胎減数術を中心に

　第5に，体外受精に起因するその他の問題として，まずは体外受精卵の毀損，処分，売買などに対してその保護をどうするか，という問題もあるが，現行法では対応しきれない。受精卵はやがて人になる存在であり，物と同一に扱うわけにはいかない。そうかといって，すでに生まれている人とまったく同等に扱うこともできない。そこで，受精卵を一定の人格的存在として保護するための新たな処罰規定を作る必要がある。

　また，体外受精の成功率を上げるためには，複数の受精卵を母体に戻す必要があるが，その結果，多胎妊娠を生じさせ，あげくのはてに，多胎減数術（減胎手術あるいは減数堕胎ともよばれる。）を施さざるをえない状況も生まれる。これは，一般的に排卵誘発剤を使用した場合にも生じる問題であるが，体外受精の場合のほうが技術的介入が多いだけに，1986年に日本でも長野県の根津八紘医師が実施[23]して以来，倫理的に大きな問題を投げかけている。[旧]厚生省の「不妊治療の在り方に関する研究班」の調査によれば，1994年から1996年までの3年間に，少なくとも15の医療機関で計87例実施されたというが，実数はもっと多いであろう。望みどおりに妊娠したが，今度は多すぎるからといって胎児の数を減らす行為は許されるのか[24]。母体保護法2条2項は，「この法律で人工妊娠中絶とは，胎児が，母体外において，生命を保続することのできない時期に，人工的に，胎児及びその附属物を母体外に排出することをいう。」と規定する。これを文字どおり読めば，減数された胎児は母体に吸収されるので「排出」されないことになる，あるいはすべてが排出されないと，この要件を満たさない，という解釈が出されることになる。日本母性保護産婦人科医会（日母［現・日本産婦人科医会］）は，こう解釈してきた[25]。

倫理的には賛否両論に分かれるであろうが，法律論としては，一刀両断的な解決では，真の解決にならないように思われる。なぜなら，例えば，六胎，七胎を妊娠している女性に，「自ら望んだことだから少々の危険があっても産め」とは強制できないであろうし，他方，すべて気に入らないから手あたり次第に減数することは許されないであろうからである。

そこで，多胎減数術を法的に考察する場合，いくつかの場合分けをしておく必要がある。まず，多胎児をすべて出産することが母体にとり危険であることが明らかな場合は，その緊急状態を放置することのほうが問題である。刑法37条1項の緊急避難の規定は，「自己又は他人の生命，身体，自由又は財産に対する現在の危難を避けるため，やむを得ずにした行為は，これによって生じた害が避けようとした害の程度を超えなかった場合に限り，罰しない。ただし，その程度を超えた行為は，情状により，その刑を減軽し，又は免除することができる。」，とある。母体に生命または重大な健康損傷の危険が生じれば，まだ生まれていない生命体である胎児の生命よりも現に存在している女性の生命，健康のほうが，この緊急状況下では優先的に保護されるし，減数術よりほかに代替手段がないとすれば，まさにこの緊急避難に該当して正当化される。しかし，この結論は，母体保護法の解釈をうやむやにしておいても導くことのできるものであり，この事態に直面した当事者が判断に迷う場合も出てこよう。また，出産後の育児環境（本人の一般的体力や経済力など）を妊婦が案じて減数術を望む場合，緊急避難の要件を満たすとはいえない。そこで，緊急避難そのものにはあたらなくても，前述のようなリプロダクティブ・ヘルスないしリプロダクティブ・ライツという観点からこの事態を正当化しようとする見解もある[26]。この見解は，基本的には妥当な方向を示しているといえる。新母体保護法1条の「母性の生命健康を保護すること」という目的も，本来，そのように理解するべきであろう。もっとも，それだけでは，多胎減数術が同法にいう「人工的に，胎児及びその附属物を母体外に排出すること」にあたるのか，について解答したことにならない。他方，現行刑法上，堕胎罪が実質的に空文化している以上，「母体内で死なせること」と

「排出して死なせること」とは同義であり，多胎減数術が同条項にあたるとする見解もありうるであろう。しかし，むしろ「排出」概念自体を考え直して，直接排出する場合のほかに，母体に吸収された後に排出する特殊形態がありうるとの指摘[27]にも，耳を傾けるべきであろう。もしこれが医学的に十分証明されれば，このことを承認すべきではあるまいか。しかも，それは，「部分的人工妊娠中絶」とでもいうべき特殊形態である。しかし，減数の基準が曖昧では，「優生的な選択的中絶」や「男女産み分け」を正面から認めることにもなりかねないので，今後は，イギリス法なども参照しつつ，その実施基準の検討も含めた法的，倫理的整備が必要である[28]。当面は，出産前後の母体の身体的，精神的状態に配慮しつつ，胎児の疾患内容や程度を個別具体的に判断して実施するほかないであろう。同時に，他方で，予防方策として，母体に移植すべき受精卵の数を事前に3個以内に制限するなどの徹底を図るべきであろう[29]。また，事前，直前，事後の十分なインフォームド・コンセントは不可欠である。

5 「出産するからだ」を法律は今後どのように守るべきか——生殖医療技術の法的規制の基本的視点

その他，クローンの問題も起きているが，以上のような生殖医療技術の発達に対応するためには，従来のように日本産科婦人科学会の自主規制である会告だけに頼っていては，強制力がないだけに不十分である。「出産するからだ」を今後十分に守るためには，生まれ来る生命の保護とのバランスを考えながらイギリス，ドイツ，フランスなどの諸外国の立法例をも参考にしつつ，これらに関する法的規制を考えなければならない[30]。その基本的枠組みとしては，第1に，何よりも侵襲を受けるその女性の健康ないし心理状態に最大の注意を払うべきである。社会的プレッシャーもありうることから，十分なカウンセリング体制の確立により，真のインフォームド・コンセント獲得の条件を整備する必要がある。第2に，生まれてくる子どもの福祉，人権

について十分な配慮をすべきである。子どもの「出自を知る権利」の保障のほかに，分娩した者を母親とするなどの家族法の整備は急務である。第3に，商業主義的濫用などの犯罪的なもの（受精卵の毀損，処分，売買など）あるいは積極的な優生政策の濫用といった社会的有害性にも留意して，犯罪性の強いものについては刑罰で禁止すべきである。第4に，法的規制のあり方としては，すべてを刑罰の対象とするよりも，自主規制で十分なものはそれを活用し，ついで民事規制（損害賠償，家族法の整備），さらに行政規制（資格，営業停止や研究費凍結など），そして，最後に刑事規制，という柔軟な段階的規制方式が妥当である。第5に，適正なものと制限ないし禁止すべき内容をチェックするための手続規定（審査委員会，倫理委員会を含む。）を整備すべきである。以上のような法的規制を中心とした法的環境整備の要求は，「出産するからだ」を保護すると同時に，場合によっては女性の願望どおりにならないことをも意味するものである。それほど，生殖医療技術をめぐる諸問題は私的次元を超えて，社会的次元の問題となっているのである。本来自然であるべき出産という営みに，あえて人工的な操作（陣痛促進剤の日常的使用も含む。）を加えはじめた人類にとって，その抑制原理の確立もまた，同時に大きな課題として突きつけられているのである。

　さらに，出産環境は，もう少し視野を広げると，サリドマイド事件に代表される薬害問題やチッソ水俣病事件に代表される公害問題，環境問題にも深くかかわる問題である。この2つの事件では，妊婦への加害を通じて胎児に病変が生じたという，きわめて重大な事態を招いた。薬害エイズ事件をみても，また環境ホルモンをめぐる最近の環境問題をみても，この2つの事件の教訓は，十分には活かされていない。医療問題と環境問題は，根底では連動している部分がある。人類が21世紀に立ち向かわなければならない課題は出産環境の周辺にも多いことを，少しでも多くの読者が自覚していただければ幸いである。

1) 中谷　1997：39。なお，我妻　1995：38 参照。
2) 以上の点について，高橋　1981：1 以下，小泉　1965：29 以下参照。
3) 野間　1988：47-48。
4) 以上の点について，野間　1988：51 以下参照。なお，この時期，堕胎罪の歴史的・比較法的考察および医学的・社会学的考察を冷静に行っている小泉英一『堕胎罪研究』が 1934 年に出されているが，強制断種立法については態度を留保している。
5) 野間　1988：57。なお，国民優生法については，石井　1994：174-176 参照。［なお，米本ほか後掲『優生学と人間社会』169 頁以下［松原洋子執筆］参照］。
6) 石井　1994：177 以下。なお，小泉　1965：217 以下をも参照。
7) 吉田　1995：1839 以下。［1994-2006 年については，丸山英二編『出生前診断の法律問題』（2008・尚学社）巻末資料 194 頁参照］。
8) 詳細については，石井　1994：117 以下参照。
9) 詳細については，上田　1993：73 以下，エーザー　1996：1 以下参照。
10) タック　1998：343 以下，299 以下参照。
11) これらのモデルにつき，石井　1994：109 参照。
12) 染色体異常や各種遺伝性疾患を診断ないし治療するために，羊水膜に針を刺入すること。
13) 染色体分析や遺伝子解析などの目的のために，妊娠 9 週以後に絨毛組織を採取して検査すること。
14) 先天異常の出生前診断方法として，超音波を用いて得られる生体内音響パラメーターの二次元映像化による形態学的診断法のこと。
15) 胎児染色体異常の危険率を算出する方法として，母体血清中の AFP を用いる試験のこと。ただし，あくまでその確率を推定しているにすぎないものとされている。
16) この問題については，ローゼンバーグ・トムソン　1996：26 以下参照。
17) この問題については，白井　1996：41 以下参照。
18) この問題については，甲斐　1997a：49 以下参照。
19) 「『非配偶者間人工授精と精子提供』に関する見解」『日産婦雑誌』49(5)。
20) この点については，甲斐　1998c：471 参照。
21) 以下の問題については，甲斐　1998a：2-3 参照。
22) この判決は，アメリカの判例集「Atlantic Reporter」に掲載されている（537 A. 2d 1227）。
23) 根津　1998。
24) この問題の法的分析の詳細については，甲斐　1999：25 以下参照。
25) もっとも最近は容認の方向に変わりつつある。
26) 我妻　1995：38，同　1994：1463。
27) 我妻　1995：37-38。
28) 甲斐　1999：38-39。
29) 日本産科婦人科学会会告「『多胎妊娠』に関する見解」『日産婦誌』48(2)。

30) 以下の叙述については，甲斐　1997b：11 以下，同　1998c：469 以下，同　1994：65 以下，同　1998a：3 参照。

参考文献

唄孝一ほか　1991「人工生殖の比較法的研究」『比較法研究』53。
唄孝一・石川稔編　1995『家族と医療——その法学的考察』弘文堂。
エーザー，A　1996「比較法的視点から見たドイツ妊娠中絶法の改革」上田健二，浅田和茂訳・解説，『同志社法学』48(5)：1-63 頁。
石井美智子　1979「プライヴァシー権としての堕胎決定権——アメリカ判例法における堕胎自由化」『都立大学法学会雑誌』19(2)：79-170 頁。
石井美智子　1982「優生保護法による堕胎合法化の問題点」『社会科学研究』34(5)：113-173 頁。
石井美智子　1983-1985「堕胎問題の家族法的分析(1)(2)——家族形成権の概念を基礎として」『社会科学研究』35(4)：97-160 頁，36(5)：61-94 頁。
石井美智子　1994『人工生殖の法律学——生殖医療の発達と家族法』有斐閣。
石井トク　1993「多胎出産と倫理」早川和生編『双子の母子保健マニュアル』医学書院，251-264 頁。
甲斐克則　1994「生殖医療技術の（刑事）規制モデルについて」『広島法学』18(2)：65-83 頁［本書第 4 章］。
甲斐克則　1997a「遺伝情報の保護と刑法——ゲノム解析および遺伝子検査を中心とした序論的考察」『中山研一先生古稀祝賀論文集第一巻・生命と刑法』成文堂：49-66 頁。
甲斐克則　1997b「生殖医療技術の法的規制の意義と問題点」『産婦人科の世界』49(1)：11-17 頁。
甲斐克則　1998a「体外受精」『法学教室』216：2-3 頁［本書第 5 章］。
甲斐克則　1998b「生殖医療技術と法的規制——刑法からの提言」『日本受精着床学会雑誌』15：1-4 頁。
甲斐克則　1998c「法的規制の必要性——刑法の立場から」『産科と婦人科』65(5)（特集「生殖技術と倫理——21 世紀に向けての提言」）：469-474 頁［本書第 6 章］。
甲斐克則　1999「刑法の観点からみた多胎減数術——法と倫理の葛藤・ジレンマの一側面」『広島法学』22(4)：25-41 頁［本書第 8 章］。
加藤久雄　1996『医事刑法入門』東京法令。
加藤尚武　1994『応用倫理学のすすめ』丸善。
金城清子　1996『生殖革命と人権』中央公論社。
小泉英一　1965『堕胎罪の研究』（再版）敬文堂（初版は 1956。その原著は 1934『堕胎罪研究』巌松堂）。
中谷瑾子　1995「多胎妊娠に対する減数（減胎）術をめぐって——法律家の立場から」『産婦人科の世界』47(11)：67-74 頁［中谷瑾子『21 世紀につなぐ生命と法と倫理——

生命の始期をめぐる諸問題——』(1999年・有斐閣) 211頁以下所収]。
中谷瑾子　1997「我が国における不妊治療の展開と課題——不妊治療はどこまで許されるか」『産婦人科の世界』49(1)：37-44頁。
根津八紘　1998『減胎手術の実施——その問いかけるもの』近代文芸社。
野間伸次　1988「『健全』なる大日本帝国——国民優生法制定をめぐって」『ヒストリア』：43-65頁。
お茶の水女子大学生命倫理研究会　1992『不妊とゆれる女たち——生殖技術の現在と女性の生殖権』学陽書房。
ローゼンバーグ, K・トムソン, E編　1996『女性と出生前検査——安心という名の幻想』堀内成子・飯沼和三監訳, 日本アクセル・シュプリンガー出版。
沢山美果子　1998『出産と身体の近世』勁草書房。
白井泰子　1996「生殖技術のクロスオーバーと新たな倫理問題——受精卵の着床前診断を中心として」『産婦人科の世界』48(7)：41-47頁。
高橋梵仙　1981『堕胎間引の研究』(復刻版) 第一書房 (初版は1936, 中央社会事業協会社会事業研究所刊)。
タック, J・P・ペーター　1998「オランダにおける人工妊娠中絶(1)((2)・完)」甲斐克則訳,『広島法学』21(4)：43-367頁, 22(1)：299-326頁 [ペーター・タック (甲斐克則編訳)『オランダ医事刑法の展開——安楽死・妊娠中絶・臓器移植——』(2009・慶應義塾大学出版会) 第4章]。
上田健二　1993「ドイツ連邦憲法裁判所新妊娠中絶刑法違憲判決の理論的分析」『ジュリスト』1034：73-77頁。
我妻堯　1994「胎児減数術の問題点」『臨産婦』48(12)：1460-1463頁。
我妻堯　1995「多胎妊娠の減数術——諸外国の事情」『産婦人科の世界』47(11)：35-40頁。
吉田哲彦　1995「優生保護法の運用について——法的立場から」『日医雑誌』113(12)：1839-1854頁。

〔補足〕
『講座　人間と環境 5』吉村典子編『出産前後の環境——からだ・文化・近代医学』(1999・昭和堂)
米本昌平・松原洋子・橳島次郎・市野川容孝『優生学と人間社会——生命科学の世紀はどこへ向かうのか』(2000・講談社)
我妻堯『リプロダクティブヘルス』(2002・南江堂)
スティーブン・ブロイ (藤田真理子訳)『優生思想の歴史——生殖の権利——』(2000・明石書店)
齋藤有紀子編著『母体保護法とわたしたち——中絶・多胎減数・不妊手術をめぐる制度と社会——』(2002・明石書店)
丸山英二編『出生前診断の法律問題』(2008・尚学社)

第2章 イギリスにおける生殖医療と刑事規制の動向
――『ウォーノック委員会報告書』(1984年)を素材として――

1 はじめに

1 生物医療ないし生殖医療の技術の急速な進展に伴い,生命の発生の周辺において,従来は予想だにしなかった生命の人為的操作に関する多くの問題が発生しつつある。そして,それらの問題は,倫理的問題としてのみならず,法的問題としても放置できない状況へと進みつつあり,刑事規制を含む法規制でこれに対応しようとする国もいくつか現われている。刑法学としても,法益論の観点から,研究の自由ないし個人のプライバシーと刑事規制との関係のあり方という観点から,さらには法と倫理の関係如何という観点から,この動向に無関心ではいられない。本章は,その根本的考察のための予備的作業として,1984年に出されたイギリスのいわゆる『ウォーノック委員会報告書』を取り上げ,その基本的姿勢と方向性を理解し,問題点を若干考察しようとするものである。

2 周知のように,イギリスにおいては,1978年7月に世界最初のいわゆる「試験管ベビー」が誕生したのであるが,他方,これを契機に,この種の生殖医療の濫用に何らかの規制を加える動きも出て,1984年に『ウォーノック委員会報告書』(以下『報告書』という。)が出され,法規制を含む64項目の勧告をした。この報告書の正式名称は,Department of Health & Social Security：Report of the Committee of Inquiry into Human Fertilisation and Embryology. Chairman：Dame Mary Warnock DBE. Presented to Parliament by the Secretary of State for Social Services, the Lord Chancellor, the Secretary of State for Education and Science, the Secretary of State for Scotland, the Secretary of State for Wales, the Secretary of State for Nothern Ireland, by Command of Her Majesty. July 1984. London, Her Majesty's Stationary Office. である[1]。この委員会は，ケンブリッジ大学ガートン・カレッジのメアリー・ウォーノック博士（教育学博士，哲学修士）を議長として16名の各分野の専門家から構成されているもので，報告書自体もかなり権威あるものと判断される。現に，この報告書を基調として，1985年には商業主義的な代理出産の取決めを禁止する代理出産取決め法（Surrogacy Arrangements Act 1985）が制定，施行され，1986年には，「人の不妊サービスと胚研究に関する立法のためのコンサルテーションペーパー（Legislation on Human Infertility Servicies and Embryo Research. A Consultation Paper)」が出され，また，「体外受精と胚研究のための任意認可機関」が発足して報告書を出したりしている[2]。また，1987年11月26日には，イギリス政府が，「人の受精と胚研究：立法のための枠組み（Human Fertilisation and Embryology：A Framework for Legislation)」を公表して，体外受精の臨床応用と妊娠8週未満の胎児（胎芽ないし胚を含む。）に関するすべての研究を監視し規制する機関の設置を謳る方針を明らかにし，かつヒトの遺伝子操作と特定のヒト個体や，ヒトと動物の中間生物を生み出す遺伝子複製を犯罪とする立法を目指しており，さらに，新設の規制機関の認可を受けずにヒトの胚を人体から取り出して保管したり，実験に使用することも禁止する方針だという[3]。そして，最近の確認では，現在，「ヒト受精と胚研究に関する法案（Human Fertilisation and Embryology Bill)」が国会で審議中であり，近いうちに成立の可能性があるという[4]。

　もちろん，このような規制の方向に対しては，科学者を中心に激しい反対もあるという[5]。しかし，この報告書に刺激され，ドイツをはじめ，刑事規制を含む何らかの規制措置をとろうとする国が増えつつある[6]。それゆえにこそ，この報告書の検討は不可欠といえよう。ところが，これまで［1991年段階まで］，その全貌の把握や検討は十分になされてはおらず，せいぜい勧告に

ついて部分的に触れられているにすぎない。しかし，問題は，刑事規制をも含む64もの勧告がいかなる理由で出されたのか，その社会的背景は何か，そしてそれは妥当なのか，というところにある。

3 そこで，本章では，報告書の全体像の理解を主眼として，報告書が勧告を出すに至った要因ないしプロセスに注意を払いつつ，各所で提案されている(刑事)法規制の特徴を指摘し，その問題点について若干の考察を試みることにする。紙数の関係で詳細な言及ができない部分もあるので，便宜上，勧告リストの部分の試訳を末尾に掲げておいた[7]。適宜参照されたい。

2 報告書の背景と基本姿勢

1 まず，報告書の背景と基本姿勢を理解する必要がある。その概略は，報告書の第1章「一般的アプローチ」から看取される。

第1に，調査の背景としては，何よりも1976年にイギリスで世界最初の体外受精児が誕生して，不妊緩和や胎生学・胚研究 (embryology) に新たな地平が開かれたことが大きな要因となっている。すなわち，これにより，一方で，ヒトの発育の初期段階の観察が可能となり，諸疾患の治療の希望が出てきたわけであるが，他方で，事態の急激な進展のために，人々にとり喜びであるという意見と，ヒトの発育の初期段階での新たな操作可能性を本当にコントロール可能かという科学の進歩への不安を抱く見解とに分かれることになった (1・1)。

かくして，1982年7月に調査が開始されたわけであるが，調査条件として，「ヒトの受精および胎生学・胚研究と関連した医学および科学における最近の潜在的発達を考慮すること。これらの発達の社会的，倫理的および法的意味あいを考慮しつつ，いかなる政策および安全策がとられているかを考慮すること。そして勧告を作ること。」，が挙げられている (1・2)。

ここにみた社会的背景は，おそらくいずれの先進国においても考えられうるところであろうが，それに即応して一定の条件下に実践的勧告を作ろうと

するところに，報告書の基本姿勢の一端が看取できる。

　第2に，調査の範囲については，代理を含めた新たな補助的リプロダクション（堕胎と避妊は除外）に限定され，しかも，科学の発達のペースおよび将来の社会への科学的発見のインパクトは予言できないので，現実に知っていること，および実際に予見できることに対してのみ対応するという，きわめてプラグマティックな態度を表明している（1・3）。

　第3に，ワーキングの方法として，不妊症に直面する個人に重点を置いたもの（不妊緩和）と，社会に重点を置いた知識追求に関するもの（科学の諸発達）に分けられている（1・6）。しかも，ここで報告書が，社会における多様な意見の存在を認めたうえで，できるだけ多くの組織から証拠を求めて報告書に反映させようと努力している態度（1・7）には，学ぶべきものがある。

　第4に，国際的次元について。報告書は，統一的アプローチは魅力的だとしつつも，それぞれの国には宗教的儀式や政治的対応に段差があり，文化，道徳および法の伝統も異なる点を考慮し，統一的アプローチを求めず，結局のところ，特にイギリスで適切と考えられる勧告にとどめている（1・8）。この点は，刑事規制を考えるうえでも一応考えておかねばならないところであるが，報告書自体の対応は妥当なものと考えられる。それぞれの国の生命観に差異がある以上，十分な議論もなく安易に国際的次元のみで解決を図ることは，いたずらに混乱を招くもとになるであろう。その点で，町野朔教授が次のように述べておられるのは興味深い。「もちろん，人間存在の根本に関わる生命医療技術に関して，国際的な倫理基準を設けることは妥当であろう。日本も含めた国々は，それを考慮しつつ，それぞれの国に適合した法規制を行うであろう。だが，国際間に妥当する一律の刑法的規制を設けるのは妥当なことではない。まして，国際的倫理のシンボルとしてそれを作ることはとうてい賢明なこととはいえないであろう[8]。」

　かくして，報告書は，勧告については，実行可能な一定の実践的要請に限定し，しかも詳細は政府およびその他の適切な諸組織に委ねることにしている。注目すべきは，後述のように，勧告内容に刑事規制を含む法改正を明確

に盛り込んでいる点である。しかし,報告書は,「明確な世論のコンセンサスがない領域に法律があまりに早く広汎に介入することは実際上危険である」(1・9)との基本認識も有している。そこで,われわれとしては,この種の問題においていかなる場合に法的対応,とりわけ刑事法的対応が必要かを学び,検討する必要があるといえよう。

2 さて,以上の点をもう少し掘り下げて報告書の基本姿勢を確認する必要がある。報告書は,第2章で「不妊:サービスの範囲と組織」と題して射程範囲と基本姿勢をより鮮明にしている。

まず第1に,不妊治療発展の社会的要因を分析している点が興味深い。報告書(2・1および2・2)によれば,通常10組に1組の割合でカップルに子どもがいないと言われるが,正確な統計はないし,子どもを欲しがらないカップルの割合も不明である。ある宗教や文化の伝統では,不妊は十分な離婚事由とされるが,イギリスでは子どものいないカップルは養子を迎えるようアドバイスされるのが常である。しかし,今日,避妊の改善,法律による妊娠中絶の幅広い活用,独身の母親に対する態度の変化により,赤ん坊が養子に出されることはきわめて少ない。とはいえ,子どもがいないということは,敢えてそれを選択した人々にとってもストレス(家族や友人の期待等)の一因になりうる。ましてや,子どもを切望する人々にとっては,それは痛々しいもので,彼らの全将来像を崩壊させることがある。また,子どもを持つという社会的プレッシャーに加えて,多くの人々にとっては,自己の遺伝子を新たな世代を通して不朽のものにするという強い衝動がある。この願望は,養子縁組によっては緩和されえない。

報告書が示すこのような社会的要因は,どこの国でも根強く存在しているのではなかろうか。それゆえにこそ,不妊緩和技術(不妊治療)が次々に開発されるものと思われる。しかし,このような不妊治療については,当然ながら賛否両論がある。報告書は,それを主として3つの反対論に反論するという形でまとめている(2・3および2・4)

第1の見解として,人口過剰の世界において有限の資源を消費するより多

くの人間を創出する積極的ステップを踏むことは悪い，という考えが挙げられる。これによれば，補助的手段を使ってまで子どもを持つべきでない，ということになる。しかし，報告書は，この見解に与せず，世界全体よりも個人に中心を置くという立場から，資源分配問題を調査条件の外に置いている[9]。

　第2の見解として，自然に干渉することは悪いことである，という考えが挙げられる。この見解に対しても，報告書は，「自然」と「反自然」という概念の曖昧さからみて納得できず，むしろ，不妊克服目的でなされた行動は，概して，自然な受精に代わる承認可能なものとみなしうる，と反論している。

　第3の見解として，子どもを持ちたいという願望はひとつの希望にほかならず，ニーズを構成するとはいえない，という見解が挙げられる。この見解に対して，報告書は，NHS（National Health Service）の枠内でもすでに利用可能となっているこの類の他の多くの治療があり，また，医学はもはや生命維持に関係するのみならず人体の不調救済にも関係があるとして，子どもを持てないのはひとつの不調であり，他の治療と同様に考えられるべきだ，と論じている[10]。

　以上にみた3つの不妊治療反対論は，この種の議論に必然的に随伴するものといえよう。報告書は，原則的に，不妊に直面する個人に焦点をあてて反対論に批判を加えており，その基本姿勢には学べきものがある。

　3　第2に，治療の適格性についても興味深い検討をしている（2・5～2・13）。報告書は，議論の前提として，「カップル」という用語を既婚か否かにかかわらず，安定した関係で共同生活している異性のカップルという意味で用いている（本章でも敢えて「夫婦」という語を用いず「カップル」という語を用いる。）。これを前提として，不妊治療が子どもの利益を考慮せずにカップルに対して実施されてよいか，子どもを作ることへの干渉の程度が高ければ高い程，子どもに対する責任もそれだけいっそう高まるのではないか，あるいは，その環境がどうであれ，受精能力のあるカップルによる生殖に対して何も制限はない（根拠としてヨーロッパ人権条約8条および12条参照）といえるか，また，ある

女性が以前に自己の要求で不妊手術（妊娠しないための手術）を受けていたとすれば新たに不妊緩和治療を求めるかもしれず，もしその女性が子どもを持っているとすれば彼女が不妊治療に適するかどうか，さらに，補助的リプロダクション技術は受精能力ある独身女性とかレズビアンのカップルに対して行われてよいか，あるいは独身男性（場合によってはホモ）も父親になる権利があるか，といった諸問題に言及する。そして報告書自身は，基本的には，子どもにとっては両親のいる家庭で生まれる方がよい，という立場に立脚しつつ，不妊緩和治療に不適切な条件があるかを入念に考慮し，結局は，「厳格で固定的な規則はこの問題解決に適しない」という結論に達する。もちろん，不妊治療が患者，（生まれくる）子ども，患者の家族の最善の利益に確実にならない場合がありうることを，報告書自身想定してはいるが，不妊治療実施の有無に関する包括的社会的基準を設定することは困難だと判断し，「専門医（顧問医）が治療提供を拒否する場合には，つねに患者に対して理由を十分説明すべきである」(2・3——勧告番号㉔)，と勧告するにとどめている。

確かに，この種の問題では，優生学的側面が必然的に関係してくるので，治療の適格性判断を画一基準で行うことには生命の価値に差異を設けることになるという点を含め，問題があるといえる。しかし，他方，まったくの基準なしで，医師の裁量に委ねてしまうことも，同様の帰結（場合によっては金銭至上主義）を招くおそれがある。ここに問題の難しさがある。報告書が言うように，患者は「拒絶理由を知り，次の意見を求める権利を行使できるであろう」というのは，楽観論のような気がする。不妊治療を治療として認めるからには，平等なアクセス権が保障されねばならないであろう。

4 その他，報告書は，不妊治療に関するサービス組織設立に関して，いくつかの勧告をしている（勧告番号㉟〜㊳参照）。実践的基盤を確保するためであろう。ここでは紙数の関係で割愛する。

いずれにせよ，以上みてきた報告書の背景についてはわが国でも同様の傾向が予想されるし，報告書の基本姿勢については，傾聴すべきところがかなりある。しかし，個別的内容については検討を要する部分もある。そこで，

つぎに，それを検討してみよう。

3　不妊緩和技術と刑事規制

1）総説

さて，以上のような基本的観点を踏まえて，報告書は，個々の不妊緩和技術の実施可能性，許容性，および法規制について検討を加える（第3章〜第10章）。その出発点として，不妊治療は登録された開業医の管理下で実施されるべきことを強調したうえで，3つの点を共通の筋道として確認し，勧告をしている（3・2〜3・5）。

第1は，精子，卵子，胚等の提供者および被提供者の匿名性である（勧告番号⑱参照）。ここでは，一律的な匿名性が，子ども自身の血統（出自）を知る権利と抵触しないか，という問題が残る[11]。ドイツのアルトゥール・カウフマンは，匿名性に反対し，「子の両親を知る権利は，精子提供者の有する匿名性への利益よりも重大である[12]」，と述べている。そこで，報告書は，結局，子どもが18歳になれば，ドナーの起源や遺伝学上の健康に関する基本的情報へのアクセス権を認めるよう勧告している（4・21——勧告番号⑳）。

第2は，不妊治療を求める人々のために利用されるべきカウンセリング等に関係するもので，報告書は，カウンセリングを指導的なものとは考えず，むしろ，諸個人が自己の状況を理解し，次にいかなるステップを踏むべきかについて自己決定する手助けをすることに主眼を置いている。それゆえ，カウンセリングの場所は病院に限定されず，しかもニュートラルな雰囲気の中で実施されるべきこととされ，熟練し，十分訓練されたカウンセラーを含むべきだとされる。そして，「カウンセリングは，公的にも私的にもすべての不妊のカップルおよび第三者に利用されるべきこと」を勧告するのである（勧告番号⑲参照）。ここには，患者の主体性を尊重しつつ，それを実現するための環境整備をしようとする態度が看取される。

第3に，それと関連して，何といっても患者のインフォームド・コンセン

ト (informed consent) である。これなくしては原則としていかなる治療もなしえないことについて，今日，何人も異論はないであろう。報告書は，より専門的な治療においては，通常，諸手続実施に無関係の人を通してインフォードムド・コンセントが獲得されるべきだとする。有形・無形の圧力を受けずに患者が冷静な判断を下すには，そのような形式が望ましいであろう。しかも，報告書が勧告するように，治療開始前に同意を得ておくべきものと思われる（勧告番号㉑参照）。

以上の3点は，わが国で議論する際にも，不可欠の要因となるであろう。これらの点を念頭に置いて，以下，個々の不妊緩和技術に対する報告書の提言をみていくことにしよう。

2）人工授精

周知のように，人工授精とは，マスターベーションにより夫もしくはドナー（提供者）から精液を収集し，それを女性の子宮頸部に隣接する膣の上部に移入するか，細いカテーテルで子宮内に（主として予定排卵時に）注入する方法であり，後述の体外受精よりはるかに簡単な技術である。人工授精には，配偶者間人工授精（artificial insemination by husband = AIH）と非配偶者間人工授精（artificial insemination by donor = AID）とがある。

まず，AIH について，報告書（4・2～4・4）は，それが自然なプロセスから不当に逸脱するとか，性交の結合的側面と生殖的側面とを分離すべきでない，あるいはマスターベーションは悪い，といった反対論に与せず，子どもを産む意図があり，かつこれが安定した関係で行われる場合には許容できる，と考えている。イギリスの大方の意見も，AIH は臨床上指示された承認可能な治療形態と考えている[13]。それは，ドイツにおいても，わが国においても，同様である[14]。しかし，報告書が他の不妊治療同様，AIH も，医療法（the Medical Act, 1983）に登録された医療実践家により管理・監督されるべきこと，AIH のための新鮮な精子の使用は専門的な実践規則により規制可能であること，冷凍精液の使用に際しては本人死亡による相続問題等の混乱を回避す

るため一定の手続を経ること（第10章）を提言している点は，濫用防止の観点からも傾聴すべきである（勧告番号㉚㉛(60)(61)参照）

これに対して，AIDの場合には，いくつかの問題点がある。AIDは，夫が不妊症であるとか著しく受精能力が減退した場合，あるいは遺伝病回避のために用いられるが，夫以外のドナーが関与してくるために，AIDに対する態度も様々である。

報告書（4・7）によれば，イギリスでのAIDに関する最初の公的コメントは，1948年のカンタベリー大主教の報告書[15)]であり，大主教はAIHには批判的ではなかったが，AIDには批判的で，AIDを刑法上の犯罪にすべきことを勧告した。次いで1960年，政府により設けられたフィーバーシャム委員会（the Feversham Committee）は，AIHは治療として承認できるが，社会および医療専門家の大多数はAID実施に反対なので中止すべき旨の勧告をした[16)]。ところが，その後もAIDは実施され続け，1968年，当時の保健大臣は，AIHとAIDはNHSの範囲内で利用されるべき旨を決定した。そして，1971年，イギリス医師会はジョン・ピール卿（Sir John Peel）を議長とする調査団を設け，同調査団は，1973年に，AIDに適する少数のカップルに対しては，資格を賦与されたセンターでNHSの範囲内で実施されるべき旨の勧告をした[17)]。その後も，AID実施件数は増加している[18)]。

このように，AIDに対しては目まぐるしい変遷が見られる。いずれにせよ，現行イギリス法下では，AIHもAIDも不法ではないようである（4・9）[19)]。ただ，AIH子はそのカップルの合法的子どもであるのに対して，AID子はなお非合法であり，その地位に関する不利益を被るので，報告書も，イギリス法務委員会の勧告にならい，AIDは，その治療に両親が同意すれば法律上その嫡出子として取り扱われるべき旨の勧告をしている（4・17―勧告番号(51)）。もちろん，それには立法を必要とする[20)]。

とはいえ，イギリスでは，なおAID反対論が根強く存在する。報告書（4・10～4・14）によれば，反対論の論拠は，①AIDは，一身専属的関係の中に第三者を介入させるものであるからそれ自体道徳的に悪しきもので，家族に対す

る脅威となる，②AID は姦通に匹敵し，夫婦の一身専属的肉体的結合を侵害し，結婚の誓いを破る，③子どもに対する危険の可能性，である。

①については，この脅威は，子どもが生物学上妻とドナーの子どもとなり，夫がその生殖に何ら身体的役割を演じないことから生じるのであるが，報告書は，①および②も含め，次のように反論する。すなわち，法律上 AID は姦通罪を構成せず (Maclennan v. Maclennan 1958, S.C. 105)，また AID は母親とドナーとの人的関係をまったく含んでおらず，AID 子の真の父親の身元は通常母親には知られないであろうし，彼女が調べることもできないであろう。ほとんどの場合，夫は生まれた子どもを自分の子どもとみなそうとするし，それゆえ夫の同意を得た AID は，姦通どころか，結婚における安定のしるしである，と (4・10)。

③についても入念な反駁を加える。すなわち，もし子どもが単に結婚維持のためにだけ望まれるとすれば，その子どもの前途は乏しいかもしれない。また，AID は内密にされる傾向にあり，場合によっては家族や友人，そしてその子どもさえ欺くことにもなりかねない。実際上，妊娠したカップルは，AID 子を本当の子どもとみなすようになるかもしれないが，秘密があるという感覚は，家族関係網全体を浸食するかもしれない。AID 子たちは，漠然と，自分たちは両親に欺かれているとか，仲間から差別されているとか，今の父親は本当の父親でない，と感じるかもしれない。これを判断する証拠はほとんどないが，自分が AID により生まれたことを偶然知ることのインパクトは，おそらく有害と思われる。しかし，これが AID 反対論になるとは考えられない (4・12)。さらに，ドナーが病気等の遺伝条件を次世代に伝える懸念があるが，これは，優性条件をもった男性がドナーであることが証明されるとか，また適切なスクリーニング手続によって回避される。劣性条件を継受するリスクは，ドナーの子どもの数にかかっている。もうひとつの懸念は，AID 子同士の近親相姦ないし近親結婚の可能性である。しかし，そこから生じる諸リスクは，ドナーによる子どもの数を制限することで減じられる (4・13)，と。そして，報告書は，最終的には，ドナーによる子どもの数を 10 人に

制限するよう勧告をしている (4・26—勧告番号・㉓)。

こうしてみると,報告書の反論は説得力があるように思われる。これに加えて,より積極的な AID 賛成論も挙げられている (4・15)。すなわち,AID は,自分の子どもとして育てることのできる子ども(生物学上妻の子ども)をカップルに持たせることができる。それは,特別な侵害を伴うわけではなく,簡潔で痛みがないし,定期的な通院で足りる。一定期間 AID 療法を続ければ成功率は自然の受精率に近いし,これは,すでに30代であるとか,子どもがいないことに苦しむカップルにとりきわめて重要かもしれない。しかも,AID 子はとても望まれた子どもである。そのカップルが,他のあらゆるカップルと同様,妊娠体験を共有するという事実は,両親となるのと同様に彼らの関係を強めるかもしれない。

このような賛成論は,ウォーノック委員会の調査でかなり多く見られたようである。それでは,以上のような議論は,法律問題としてどのように反映するのであろうか。

ここで何よりも注目すべきは,「AID はもはや法的に空虚な領域 (legal vacuum) に置かれるべきでなく,一定の条件と安全監視に服すべきであり,法の保護を受けるべきである」(4・16),という具合に積極的姿勢を示している点である。報告書によれば,不妊カップルに対し治療の機会を否定する理由はないし,また,AID 実施は公的サンクションの有無にかかわらず増え続けるであろうし,こっそりと実施することの方がはるかに有害となるだろうから,AID は不妊緩和治療として,あらゆる可能な安全監視に服する形で利用されるべきだ,というわけである。かくして,AID は,適正に組織された制度の下で,かつ報告書第13章に記述された認可手続 (後述) に従って,その処置が適切と考えられる不妊のカップルに対して適用されるべきこと,その目的のために認可を得ずに AID サービスを行えば犯罪とされるべきこと,を勧告するのである (勧告番号④)。

カップルの同意ある AID それ自体を不法としたり,ましてや犯罪として処罰すべきだという見解は,今日もはやとりえないであろう[21]。そこで,問

題は，報告書のように，その濫用防止のために一定の手続的枠を設け，その違反を犯罪とすることが妥当かどうか，である。精子売買等の商業主義の横行の濫用を防止するために一定の手続を設けること自体は，十分考えておくべきだと思われる[22]。しかし，その手続違反を即座に犯罪とすることに関しては，より慎重な検討が必要と思われる。すなわち，夫の同意なき AID の可罰性の実質的根拠，レズビアンのカップルに AID を認めないことの刑法上の正当化根拠等々に，単なる形式犯処罰という観点からでは説明のつかない事態も考えられるからである。何より個人のプライバシーに関わる部分が多いだけに，せいぜい行政規制にとどめ，むしろ刑事規制の安易な発動を抑制すべきものと思われる。刑事規制をするとすれば，精子売買をめぐる商業主義的濫用に限定すべきであろう。その意味で，報告書がヒトの配偶子や胚の無権限売買を犯罪とすべきことを勧告しているのは（勧告番号㊿），妥当と思われる。

3）体外受精

ところで，不妊の女性のうち，輸卵管が損傷を受けたり病気になったりして卵子が卵巣から子宮へ移動できないような場合，卵子と精子を試験管内で受精させ，その受精卵を再び母体に戻すことが可能となった。これを試験管内受精ないし体外受精（in-vitro-fertilisation＝IVF）といい，受精卵を母体に戻すことを特に胚移植（embryo transfer-ET）という。1978 年に，イギリスにおいてこの手法で世界初の子どもが誕生したのである。その後，この手法は，不妊カップルが子どもをもつ有効なものとして，世界各国に普及している。

しかし，イギリスでも IVF に対し反対論がある。報告書によれば，それは基本的には AIH 反対論（前出）と同様である。したがって，報告書自身の基本的立場は，反対論と相容れない。とはいえ，反対論の中でも，①ヒト生命となる可能性のあるものがその実現をみないであろう場合，ヒト生命となる可能性ある胚を作ることは承認できない，②少数者にしか利益とならない高価な治療を国家が与える余裕があるのか，もっと有効な金の使い途があるの

ではないか，という見解には傾聴すべき点がある (5・7および5・8参照)。報告書もこの点を考慮し，①については，移植される以上の数の胚が存在する場合にそれらを死にゆくにまかせることは道徳的に承認できないと考え (5・7)，また，②については，その疑問の重要性を認めながらも，その技術自体に反対せず，むしろこれを不妊治療として承認可能な手段と解して一定のコントロールに服せしめて許可しようとの立場をとる (5・8, 5・10)。したがって，勧告内容も，AID に対する規制と同様の認可と検査に従って利用されるべき旨になっている (勧告番号⑤)。また，公衆の保護と再保証のために，IVF が NHS の範囲内で利用されるよう勧告している (勧告番号㊵)。

　体外受精の場合，生殖行為と出産とが AIH 以上に分離されるが，そのカップルの間でそれが行われるならば，法的にも AIH と同視しうるであろう。そして，夫以外の精子を用いる場合には，AID に準じて考えればよいであろう[23]。問題は，体外受精卵（胚）の存在である。その法的地位が確定されていないため，余剰の胚の廃棄処分等について，刑法上の問題が出てくる。ヒトの生命発生は一般に受精卵の子宮への着床終了時と解されているので，体外受精卵（胚）の法的性格をどう捉えるかは難しい問題である。その胚を財産罪の客体である器物とみなせば，器物損壊罪の余地があるが[24]，もしそうでないとすれば，解釈論上いずれの構成要件にも該当しないことになる[25]。つまり，胚を独自の保護法益として刑罰法規の中に取り込むには新たな立法が必要になってくる。そこで，ドイツでは，「胚保護法討議草案」が作られている[26]。それでは，イギリスではどうなるのであろうか。現行イギリス法下では，ヒト胚それ自体は，何ら法的地位を有しない (11・16)。そこで，報告書は，一方で，「ヒト胚には何らかの法的保護が与えられるべきである」と勧告し (勧告番号㊷)，他方で，「ヒト胚には所有権が存在しないことを確定する法律を制定すべき」ことを勧告している (勧告番号㉜)。ここからは，胚を所有権の対象とは別個独自の保護法益と考えている姿勢が看取される。そして，最終的には，「試験管内にある胚のいっさいの無権限使用は，それ自体犯罪を構成するであろう。」，と勧告し (勧告番号㊸)，また，商業主義を排するために胚

の無権限売買も犯罪とすべきことを勧告しているのである（勧告番号(50)）。しかし，なお，胚の基本的法的性格については明確とはいえない。今後の立法でどのような具体的取扱いがなされるかに注目したい。いずれにせよ，胚の保護法益としての性格を確定したうえで堕胎罪とのバランスを考えつつ議論を進める必要がある[27]。なお，このことは，胚研究における胚の取扱いについても同様に問題となるが，それについては後述することとする。

また，胚の凍結保存も問題となる[28]。報告書の基本的立場は，「凍結胚の臨床上の利用は，つねに認可機関による再審査を受けつつ進められなければならない。」とする勧告（勧告番号⑩）に表われている。ここで最も問題となるのは，胚の凍結保存中に両親が死亡したり，離婚等で別れた場合に，胚の権利は誰に帰属するのか，という点である。この点について，報告書は，いくつかの勧告をしている（10・10～10・15）。まず，胚の保存の最大期限は 10 年とし，これを過ぎると利用または処分の権利が保存機関に移るべきだ，と勧告する（勧告番号㉜）。また，カップルの 1 人が死亡した場合には，当該カップルによって保管されたいっさいの胚の利用または処分の権利が生存配偶者に移るべきこととし，「双方とも死亡した場合には，その権利は保存機関に移るべき」ことを勧告する（勧告番号㉝）。さらに，「カップル間で意見が一致しない場合には，10 年間の期間が満了したものとみなし，胚の利用または処分の権利は，保存機関に移るべき」ことも勧告している（勧告番号㉞）。しかし，このように最終的に胚に関する権利が保存機関に移るとすることには，若干の疑問が残る。なぜなら，保存機関に権利が移った後，いかなる扱いを受けるかを明確にしておかないと，新たな濫用の危険性も否定できないからである。

その他，相続との関係で，「長子相続権を確定するためには，受精の日時ではなく，出生の日時こそが決定的要因とされるべき」こと（勧告番号(63)），「凍結保存された胚を用いて生まれたいっさいの IVF 子は，父親の死亡時に子宮内に移されていなければ，父親から相続や遺産を受け継ぐことのないよう法律で新たに規定すべきである」こと（勧告番号(64)）を勧告している。

以上のことは，刑事規制と直接的に関係ないが，相関連する重要事項とし

て刑法学者も理解しておくべきである。とにかく，凍結胚をめぐる問題は，凍結精子や凍結卵子の場合よりも深刻な問題を含むといえよう。

かくして，体外受精技術の登場は，刑事規制を含む法律問題に大きな波紋を投じており，以下に述べる卵子提供や胚提供，そして代理出産の問題にも必然的に関係してくる。

4）卵子提供

卵子提供 (egg donation) は，受精能力ある女性ドナーから卵子を提供してもらい，不妊女性の夫の精子を用いて試験管内で受精させるもので，そこで得られた胚は，その後，患者の子宮に移植される。これは，いわば「AID の女性版[29]」といえる。この技術では，成熟した卵子が卵巣から自然に排卵される直前に卵子を採取できるよう，ドナーの月経周期をしっかり調査することが重要とされる (6・2参照)。しかし，このような調査は複雑で，しかも時間がかかるわりには成功率が低いということから，実践的にはドナーに排卵を過度に誘発する必要性も唱えられている (6・2参照)。さらに，最近では卵子の凍結保存技術も進み，実践化されようとしているが，報告書は，凍結卵の使用は安全性が確認されるまで試みられるべきでないとし，認可機関の検討に委ねるべきだ，と勧告している (勧告番号⑨)。

ところで，この卵子提供に対しては，AID に対するのと同様の異議（既婚者への第三者の介入）が出されているほか，子どもへのインパクトの可能性および社会一般への有害な影響可能性に関する危惧，さらにはドナーの身体上の危険性も指摘され，反対論の論拠になっているが (6・4)，報告書は，卵子提供についても，AID と IVF を承認する以上，これを承認することは非論理的といえないとし，「ドナーが適切に相談を受け，かつそのリスクを十分に知っている場合には倫理的に承認可能」という立場を表明している (6・6)。とはいえ，AID と比較した場合，卵子提供は，卵子採集のための侵襲的処置を伴うし，総じてメディカル・プロフェッションの積極的援助を必要とする。にもかかわらず，報告書は，AID と IVF の規制のために勧告したのと同様の

型の認可およびコントロールを付しているにすぎない（勧告番号⑥㉗参照）。もっとも，卵子提供者に対するインフォームド・コンセント確保の保障があれば，AIDやIVF以上の規制（もちろん刑事規制）も必要ないといえよう。

なお，子どもに関する権利，義務の帰属主体を卵子提供者にではなく，懐胎する母親の方に認めるよう勧告している点が注目される（勧告番号(55)参照）。

5）胚提供

胚提供（embryo donation）は，報告書（7・1）によれば，女性もしくはカップルの双方が不妊症の場合に，ドナーから卵子を（場合によっては精子も）提供してもらい，試験管内で受精された胚をその不妊女性に移植する方法と，ドナーたる女性が排卵時に不妊女性の夫（もしくは夫が不妊症の場合はドナー）の精子で人工的に受精され，その3～4日後の着床開始前に子宮を洗浄して採取された胚を不妊女性に移植するという子宮の洗浄方法(lavage)がある。もちろん，この胚提供に対しても，卵子提供やAIDに対してなされた異議（一身専属的関係への第三者の介入，子どもと社会一般への影響可能性）が同様に提起されうるし，卵子採集処置に際してドナーに侵襲リスクがあったり，洗浄がうまくいかなければ妊娠のリスクもある。加えて，養育する両親のいずれもが遺伝学上その子どもに寄与するところがない，という異議もある(7・2)。また，他方で，胚提供は当該カップルが妊娠と出産という経験を分かちあう点で，通常の養子縁組に優るとか，母親が妊娠中に子どもとのきずなを持つことができる，という賛成論もある。(7・3)。

これらを考慮して，報告書は，結局，胚提供もAID，IVFよび卵子提供と同様の認可およびコントロールを条件として，不妊「治療」と認めている（勧告番号⑦）。ただ，子宮洗浄方法による胚提供については，卵子ドナーに対するリスクがあるので，現在のところ用いるべきでない，と勧告している（勧告番号⑧）。その他の法的取扱いは，先の諸技術の場合と同様である（7・6，7・7参照）。

ここでも，刑事規制との関係では，とりわけドナーに対するインフォーム

ド・コンセントを得ることを確保しておけば，AID, IVF よび卵子提供以上に規制を強化する必要もないように思われる。ただ，子宮洗浄方法については より慎重な検討が必要であろうし[30]，移植前の体外受精卵の保護については，体外受精の箇所で述べたような考慮が必要であろう。

6）代理出産

代理出産（surrogacy）とは，出産後に子どもを引き渡す目的で，他の女性の代わりにある女性が子どもを懐胎する実践方法であり，最近，日本人夫婦4組がアメリカでアメリカ人の代理母に子どもを出産してもらったとの報道がなされるなど，わが国でも現実の問題となっている[31]。報告書（8・1）によれば，代理出産は，多くの形態をとることができる。委任する母親（commissioning mother）は，卵子を提供する点で遺伝学上の母親といえるかもしれないが，妊娠には寄与しない。遺伝学上の父親は，委任する母親の夫もしくは懐胎する母親＝代理母（carrying mother）の夫であり，あるいは匿名のドナーかもしれない。このうち，最も実施しやすいのは，代理母が委任カップルの男性パートナーの精子で人工授精される（したがって代理母が遺伝学上の母親でもある）代理出産と，卵子と精子の双方が委任カップルに由来する体外受精を用いた代理出産である（いずれも胚が代理母に移植されるが，後者を特に「借り腹」という。）。このような代理出産が不妊緩和として選択されるケースとして，報告書は，例えば，ある女性が治癒不可能な重い骨盤の疾患を有している場合とか，子宮がない場合，あるいは医学上妊娠が望ましくない状況にある場合を挙げている（8・2）。代理出産は，報酬の問題や代理出産契約の有効性の問題，さらには子どもの引渡し拒否あるいは相続問題も含み，複雑な様相を呈している[32]。

イギリスでも，この代理出産に対しては反対論が強いようである（8・10～8・11）。その主たる論拠は，前述の諸技術と同様（あるいはそれ以上に），愛情に裏づけられた生殖プロセスに第三者を介入させることは結婚関係の価値への攻撃である，というものである。確かに，代理母の関わりは，AID における

精子提供者より親密である。また，女性が子宮を金儲けのために用いたり，他の子どものためのふ卵器 (incubator) とみなすことは，人間の尊厳に反する，という主張もある。さらに，自分が産もうとする子どもを渡す意図であえて妊娠するのだから，母子関係が代理出産により歪められる，という主張もある。それは，潜在的に子どもにダメージを与える。そして何より，代理母契約は，子どもを金で買うことになるから，その子どもを貶めることになる。

　もちろん，賛成論もある (8・13〜8・16)。その主たる論拠は，代理出産はあるカップルが彼らの1人もしくは双方に遺伝学上関係する子どもを持つ唯一のチャンスを提供するがゆえに排除されてはならない，というものである。さらに，他人のために子どもを産むことは，取るに足りないことを引き受けるとか商業的妊娠を引き受けるということではなく，寛大な熟慮に富んだ行為とみなされる。その妊娠に諸リスクが付着していれば，その寛大さはますます大きいものとなる。また，契約が純粋に自発的である場合，経済的利用という疑問はありえない。その他，結婚関係への介入を強く感じている人はそのような治療を求める必要がないが，他人が，その治療へ接近することを妨げるべきでないとか，子どもが子宮内にいるとき，どの程度母親とのきずなができるかは実際上ほとんどわかっていないので，その点をあまり強調すべきではない，という見解もある。

　以上の賛否両論を踏まえて，報告書自身は，代理出産に対してきわめて消極的態度をとる (8・17〜8・20)。その基調は，人が他者を自己自身の目的のための手段としてのみ扱ってはならないという，いわばカント流の考えであり，いっさいの代理母契約を不法とするよう勧告する (勧告番号㊴) にとどまらず，とりわけ代理出産の商業主義的利用に対しては刑事規制をもって臨むべきである，とまで勧告している。すなわち，「英国においては，代理懐胎のための女性の募集もしくは代理母サービスを利用しようとする個人ないしカップルのための斡旋をする目的を持った組織を設立したり運営したりすることは犯罪となるような法案が提出されるべきである。この法律は，営利団体および非営利団体の双方を含むほど広範なものでなければならない。」(勧告番号㊸)。

また,「代理懐胎の実施に故意に協力した医師およびその他の者の行為にまで刑事責任を負わせるほどに広範な立法がなされるべきである。」(勧告番号㊽),と。

　報告書のこの主張は,これまでみてきた他の不妊緩和技術に対する報告書の「寛大な」態度と比較すると,その急変ぶりに驚きを覚えずにはおれない。ウォーノック委員会内部でも,さすがにこの部分の勧告内容をめぐっては争いがあり,ウェンディ・グリーングロス博士(Dr Wendy Greengross)とディビッド・ディヴィース博士(Dr David Davies)は,代理出産が「最後の手段」として当該カップルにとり有益なのだから,関係者,とりわけ子どもの「最善の利益」を考慮して厳格なケアとコントロールをし,せいぜい営利団体の運営に対して刑事規制をすれば足りるのであって,非営利団体の運営および認可機関の設立については認めるべきである,という意見を表明している (pp.37-89)。メイソン＝マッコール・スミスも,これと同意見である[33]。そして,報告書の影響を受けて作られた1985年の代理出産取決め禁止法は,利益目的の代理出産企業を違法とし,「代理出産契約を行った首謀者は犯罪者としてはっきりと締め出す方針をとっている[34]。」。

　いずれにせよ,代理出産をめぐる諸問題が前述の諸技術をめぐる諸問題よりも法的に深刻なものになりつつあるのは,事実である。それは,おそらく,法理論的には,代理出産というものが,「不妊治療」という枠を超えるもの,つまり補助的リプロダクションというより,代理母の役割の方がリプロダクションにおいて重きをなすものであるがゆえに,治療とは認められず,したがって,せいぜいサービスにすぎない,という具合に解するほかないからであろう。ましてや,営利目的で他人をそのような手段として使うことは,犯罪とみなさざるをえない,というわけである。確かに,勧告番号㊼のように,代理懐胎の商業主義的濫用については犯罪性を認める余地がありそうだが,よく考えてみると,いずれにしても経費はかかるわけで,実質上「報酬」との区別をすることが困難な場合も想定され[35],刑法理論的にみると,構成要件が曖昧になるおそれがある。また,勧告番号㊽のように,代理懐胎の実施

に故意に協力した医師およびその他の者の行為を処罰することは，その保護法益をどのように捉えるべきかという観点（保護法益の明確性）からしても，その保護法益を刑罰という手段を用いてまで保護すべきかという観点（保護法益の適格性ないし刑法の謙抑性）からしても，疑問である。とりわけわが国の場合，この問題についての議論がきわめて不十分であり，評価を下すには時期早尚である点を考えると，なおさらのことである。

かくして，代理懐胎ないし代理出産の問題については，（刑事）法規制を加えるか否かの議論をする前段階として，なお議論すべき課題が多いように思われる。

7）その他

その他，報告書は，遺伝病の伝染（9・2，9・3），性の選別ないし同定（9・4～9・12）についても論じているが[36]，刑事規制との関係では，羊水穿刺等における妊婦のインフォームド・コンセントを確保すれば足りるであろう。紙数の関係で，ここでは，遺伝的疾患を子孫に伝えるリスクを持つ者に対して被提供配偶子および胚を用いるよう勧めてもよいという勧告（勧告番号㉘），あらゆるタイプの「自己使用」の性の選別用具は，そのような製品が安全かつ有効で，容認しうる使用基準であることを保障するために，薬事法のコントロールに服するという勧告（勧告番号㉙），があることを示すにとどめる。

4　胚研究と刑事規制

1　これまでみてきたのは，まさしく直接的な生殖医療技術に関する諸問題についてであったが，報告書は，第11章から第13章において，ヒト胚を用いた研究をめぐる諸問題にも言及している。生殖医療技術を進展させるにはヒト胚（体外受精卵）の研究が不可欠である一方，無制限な胚研究に対しては警戒の念も強い[37]。そして，ヒト胚の道徳的地位および法的地位が確定されていないだけに，議論もなお混沌としている部分がある。何より一方での

学問研究の自由と他方でこれに一定の歯止めを設けようとする動きとの葛藤もみられる。ここでは，報告書に現れた議論を整理し，若干の検討を加えておこう。

2 報告書は，この問題に直接解答するよりも，むしろ「いかにすればヒト胚を取り扱う権利があるか」，という観点から検討を加えている(11・9参照)。その際，研究のカテゴリーを，①ヒト胚のごく初期段階の知識を増やし発展させることを目的とするもの(純粋な研究)と，②ヒト胚のための，または不妊緩和のための直接的な診断上もしくは治療上の目的を持ったもの(応用研究)，に一応分類している点が注目される(11・10参照)。

まず，ヒト胚の使用反対論についてみておこう。報告書(11・11〜11・14)によれば，反対論は，道徳的原理に基づいた基本的異議であり，その主たる論拠は，研究のためにヒト胚を使用することはそれがヒトであるというまさにその事実のゆえに道徳上悪しきものである，というものである。すなわち，「ヒト胚はヒト生命となるべきその潜在性によって，子どもとか大人と同様の地位を有するものとみなされる。生きる権利は基本的人権であると考えられ，この見解に基づいてヒト生命を奪うことは，つねに相容れないものである。無辜の者の生命を奪うことは，特別な道徳的非道である。」(11・11)。この立場からは，「研究対象として使用される胚は，生命となるべきその潜在性を充足する見込みがないであろうから，そのような研究は許容されるべきでない」，ということになる。また，「有害無害にかかわらず，最初にインフォームド・コンセントを得ずにヒトに関する研究を行うことは，すべて非倫理的なるがゆえに，その性質上同意を与えることができないヒト胚についての研究を行うことも等しく承認できない」，という主張もある(11・12)。さらに，ヒト生命の創造を操作する研究に対する本能的抵抗もある(11・13)。かくして，遺伝病の発見や予防，あるいは不妊緩和のような潜在的に有益な領域の研究(純粋な研究)の量的減少，そしていくつかの分野でのこのような研究の全面停止さえ主張されるのである(11・14)。

これに対して，賛成論は，2つの立場から展開される(11・15)。ひとつは，

尊重されねばならないのは人としての人格に対してだけであり、ヒト胚は人格ないし潜在的人格と考えることができず、着床もしていないそのような細胞の集合体に何らかの保護を与える理由はない、というものである。これによれば、胚研究から有益な結果が得られれば、その研究は許容されることになる。しかし、より支持されているのは、次のような考えである。すなわち、「ヒト胚は、他の動物のような実験対象に対して与えられている以上に付加的な尊重尺度を当然の権利として与えられているけれども、その尊重は絶対ではありえず、研究から生じる諸利益との比較が許される。」これにより、ダウン症とかヒト受精のプロセスについての研究、あるいはヒト組織への薬物ないし有毒物質の特殊効果についての研究といったような、ヒト固有の疾患の研究が許容される。

3 以上のような賛否両論を踏まえ、報告書は、自らの立場決定へと向かうのであるが、それを概観する前に、再度、現行イギリス法下での胚の地位および報告書が目指す胚の地位を確認しておこう。

現行イギリス法下では、第三者の過失により子宮内で胚または胎児が損傷された場合には、一定の条件の下で損害賠償が認められているが(the Congenital Disabilities (Civil Liability) Act 1976：ただし、スコットランドと北アイルランドを除く)、そこでは体内のヒト胚の遡及的保護が予定されているにすぎず、ヒト胚それ自体は何ら法的地位を有しない(11・16～11・17)。そこで、報告書は、前述のように、「ヒト胚には、何らかの法的保護が与えられるべきである。」、と勧告する(勧告番号㊷)。しかし、具体的には、所有権の対象にしないことを勧告するのみで(勧告番号㊲)、胚についての積極的な法的・倫理的位置づけは明確でない。そして、その問題性については、先に指摘したとおりである。

さて、胚研究との関係では、報告書は、提出された各証拠を検討した結果、一方で、ヒト胚が研究において軽々しく不必要に使用されてはならないとしつつ、他方で、不妊治療の進歩はこうした研究なしでは行うことができなかった、という事実を考慮し、厳格なコントロールに服することを条件として研究継続の必要性を説いている(11・18)。先にみた賛否両論の調和を図ろうと

する姿勢がここに現れている。もっとも，委員会内部でも胚研究実施には強力な反対がある (pp. 90-93：M. Carriline, J. Marshall, J. Walker)。そこで，報告書は，試験管内のヒト胚を用いた研究および取扱いを一定の機関による認可制とし（勧告番号⑪⑯⑰），その無権限利用および無権限売買を犯罪とすることまで勧告するのである（勧告番号㊸㊿）。

　より具体的には，研究の規制対象となる胚の発育状態をどのように考えるか，という問題がある。報告書は，諸説を検討し (11・20〜11・22)，結局，「体外受精で得られた生きたヒト胚は，凍結されたものであれ凍結されていないものであれ，それが女性に移植されないのであれば，受精後14日を超えて培養されてはならず，また受精後14日を超えて研究対象として使用されてもならない。ただし，この14日には，胚が凍結されていた期間は含まれない」，と勧告する（勧告番号⑫，なお㊹も参照）。この制限期間は，着床終了時にヒトの生命開始を唱える人々との見解とも一致することが有力な根拠となっている[38]。そして，この制限を超えたヒト胚の研究利用を犯罪とするよう勧告する（勧告番号㊺）。さらに，「研究に使用されたいかなる胚も，女性に移植されてはならない」，とも勧告する（勧告番号㊻）。

　ところで，この胚研究に供するのは，当然ながら，余剰胚ということになる。そこで，余剰胚の利用をめぐって問題が生じる。この点について，報告書は，胚を作り出したカップルのインフォームド・コンセントを得るよう勧告しており（勧告番号⑬⑭），これに反した場合は，前述のように，胚の無権限利用として犯罪とされる（勧告番号㊸参照）。とはいえ，余剰胚が偶然に生じる場合と，研究目的のために作られる場合があるので，問題は複雑であり，議論も分かれ，特に後者に対しては道徳的見地（前述）からの反対が根強い (11・26〜11・29)。委員会内部でも見解が分かれているが (11・30)，結局，報告書は，「その由来が何であれ，IVFによって得られたいっさいの胚については，受精後14日目の終わりまで研究に供してよいと法律で規定すべきである。ただし，認可機関によって課されるかもしれない他のすべての制限に従わなければならない」，と勧告するに至っている（勧告番号㊹）。

4　以上は，胚研究をめぐる総論的問題であるが，次に，各論的問題について概観しておこう。

まず，現在規制を必要とする技術として，異種間受精が挙げられている(12・2～12・3)。現在，ヒト精子とハムスターの卵子を用いて男性の準不妊症(subfertility)の研究が行われているという。このテストで生まれる胚は，細胞が二分割段階を超えて発達しないけれども，他の類似の異種間受精ではそれ以上に発達する可能性がある。そこで，報告書は，この種の異種間受精について，認可制をとり，その結果として生じたいっさいのハイブリッドの発育を二細胞分割の段階で終了させることを認可の条件とし（勧告番号⑮），「ヒト配偶子を含め，異種間受精を認可なく行うことはすべて犯罪とされる」よう勧告している（勧告番号㊼）。ドイツでも，キメラおよびハイブリッドの形成に関しては，人間の尊厳に反するという観点から，刑事規制に訴える見解が強く[39]，胚保護法討議草案8条[40]も処罰規定を掲げている［その後，成案となった］。

つぎに，将来的問題として，報告書は，試薬品等に対するヒト胚の利用，体外出産(ectogenesis)，他種生物におけるヒト胚の懐胎，単性生殖(parthenogenesis)，クローニング，胚生検，細胞核置換，遺伝子欠損予防などに言及している(12・5～12・15)。このうち，懐胎を目的として他種生物の子宮へヒト胚を移すことを犯罪とするよう勧告している点が注目される（勧告番号㊽）。これは，ドイツの胚保護法討議草案にもみられないものである。これに対して，胚保護法討議草案7条にはクローニング処罰規定があるが，本報告書は，そこまで勧告していない。それは，おそらく両者の2年程の時間的差異にすぎないものであって，けっして本質的差異であるとは思われない。なお，その他のものについても，現時点で問題の切迫性がないため，規制も含め詳論はなされていない。

5　さて，以上みてきた胚研究に関する諸問題についての報告書の見解について，どのような評価を下すべきであろうか。詳細を論じる余裕はないが，刑事規制との関係を念頭に置きながら，いくつかの点を指摘してみよう。

第1に，報告書が，研究至上主義とか研究恐怖症といった両極の道をとらずに，認可制を中心として一定の条件（場合によっては刑事規制）を付したうえで研究の道を開けておくという姿勢をとっている点は，一応評価できる。しかし，認可機関にあまりに多くの権限を付与することは，学問研究の自由と抵触するおそれがあるのではなかろうか。ましてや，その違反に対し刑事規制で対応するには，学問研究の自由という利益を凌駕するだけの保護利益が存在することを法理論的に明らかにする必要がある。ドイツのアルビン・エーザーが指摘するように，この分野の研究者は，「加害者」にも「被害者」にもなりうる微妙な立場に置かれている[41]。そこで，とりあえずは，研究者相互での倫理規制ないしセルフコントロールに委ね，その中で侵害の程度の強いものについて法規制を考える方向が妥当であろう。法規制も，まずは民事法，そして行政法，最後に刑事法という具合に，段階論的規制方法をとることが妥当であり，刑法の謙抑性にも適っているといえよう[42]。

　第2に，ここでもやはり胚の法的位置づけを明確にしておく必要性を感じる。前述のように，報告書の場合，それが不十分なため，とりわけ刑事規制を勧告する場合に説得力に欠ける部分がある。その他の場合を含め，刑事規制を考える場合，出発点として保護法益を確定しなければ，議論を進めることはできない[43]。わが国においても，その議論は今後必要である。

　第3に，この種の問題では，それが重大な割には国民に知られていない部分も多く，議論が混乱しやすいので，プライバシーを保護しつつも，可能なかぎり情報公開をするよう働きかけるべきであろう。その点で，報告書が，研究および不妊へのサービスを規制する法定機関に素人を参加させるよう勧告しているのは，専門家による密室性を防ぐ意味で傾聴に値する（勧告番号②参照）。過度な密室性は，不法な人体実験的研究を招来する危険性がある[44]。

5　おわりに

1　以上，イギリスの『ウォーノック委員会報告書』を素材として，その

5 おわりに

全体像と内容を理解しながら,生殖医療と刑事規制の問題について若干の考察をしてきた。報告書が提起している諸問題についての本格的考察は他日を期するほかないが,報告書の分析・検討を通じて,次のことを学びえたと思われる。

第1に,生殖医療の進歩に伴って生じる新たな諸問題に対応するために,様々な分野から専門家を集めて委員会を作り,社会の各方面に幅広く意見を求めて,それをまとめ,報告書を出して必要な勧告をする,という方式は,わが国でも参考になるのではなかろうか。しかも,賛否両論を十分踏まえているので,勧告に至るプロセスがかなり理解できる。わが国では,せいぜい限られた専門家がいわば密室の中で議論して結論だけを示すという実状がありはしないだろうか。国民の生命,健康,生活に関わる基本的な問題,ましてや刑事規制に関わる問題については,国民各層の中で幅広い議論を経る必要があると思われる。

第2に,この種の問題を刑事規制との関係で考える場合,前述のように,まずは保護法益について十分な検討を加え,さらに当罰性についても十分吟味する必要があるように思われる。この点,報告書にやや不満を感じる。もちろん,報告書自体,理論書でないため,やむをえないところもあるが,刑事立法にまで影響を及ぼす報告書であれば,可能なかぎり理論的裏づけが必要であろう。とりわけ,人々の評価が定まっていなかったり,大きく分かれている場合には,刑事規制の発動にはより慎重でなければならないと思われる。

第3に,かりに刑事規制で対応するにしても,周辺の制度なりシステムを十分に整えておく必要がある。その点,報告書は,一貫して認可機関の設置,認可制の導入を主張しており,その権限をめぐる問題性(プライバシーや研究への過度な介入の危険性)を別とすれば,ある程度参考になるのではなかろうか。

2 いずれにせよ,『ウォーノック委員会報告書』を受けて,イギリスでどのような法律が作られるのか,注目される。ドイツでもこの報告書の影響を受けていわゆる『ベンダ委員会報告書[45]』が1985年に出され,それに基づい

て翌 1986 年には前述の「胚保護法討議草案」が作られている。そして，これをめぐる学説の動きも活発化している。これらの比較検討を含めた本格的検討をすることが，次の課題となるであろう。

1) この報告書は，本文 79 頁のほか，勧告リスト，反対意見，索引を入れ，計 103 頁から構成されている。この報告書は，1986 年にロンドン大学留学中の新潟大学法学部鯰越溢弘教授より送っていただいたものである。研究素材とするのが遅くなったが，ここに謝意を表する次第である。[なお，その後，この報告書は，*Mary Warnock*, A Question of Life. The Warnock Report on Human Fertilisation and Embryology, 1985 として出版されている。邦訳として，メアリー・ワーノック（上見幸司訳）『生命操作はどこまで許されるか——人間の受精と発生学に関するワーノック・レポート』(1992・協同出版) がある]。
2) この点について，中谷瑾子「生殖医学の進歩と刑事法上の諸問題」法学研究 61 巻 2 号（1988) 165 頁［中谷瑾子『21 世紀につなぐ生命と法と倫理——生命の始期をめぐる諸問題——』(1999・有斐閣) 165 頁以下所収，170—171 頁］参照。
3) 朝日新聞 1987 年 11 月 28 日付朝刊参照。
4) この法案は，早ければ 1990 年 10 月中にも成立の可能性があるという。この点に関しては，1990 年 9 月 28 日，新潟大学法学部に来学中のイギリス・ブリストル大学法学部の Nigel Lowe 講師夫妻より懇切な説明をしていただいた。ここに謝意を表する次第である。また，その際，仲介の労をとっていただいた新潟大学法学部の鯰越教授に重ねて御礼申し上げる次第である。法案が成立した際には，別途検討を加えたいと思う［本書第 3 章参照］。
5) 米本昌平『バイオエシックス』(1985・講談社現代新書) 178 頁参照。
6) 世界の動向については，*Albin Eser*, Research on the Embryo. Legal Aspects in Comparative Perspective, in Law in East and West——on the Occasion of the 30th Anniversary of the Comparative Law, Waseda University (ed. by Institute of Comparative Law, Waseda University (1988), Waseda University Press), p. 61 ff., 特に p. 68ff. が詳しい。この論文に関する紹介として，甲斐克則・警察研究 61 巻 2 号（1990) 69 頁以下がある。なお，中谷・前出注(2) 163 頁以下参照。
7) 勧告部分については，米本・前出注(5) 222 頁以下および中谷・前出注(2) 195 頁以下［中谷・前出注(2)『21 世紀につなぐ生命と法と倫理』203 頁以下］に邦訳がある。本章も，これらを参照して末尾に試訳を掲げるが，必ずしもこれらの邦訳に従っているわけではない。なお，本文中，報告書の引用ないし参照箇所については，章数と項数で示すことにする。例えば，(1・1) という具合である。また，注は最小限度にとどめた。
8) 町野朔「生命医療技術と日本刑法」警察研究 56 巻 8 号（1987) 27 頁。
9) 補助的不妊治療技術の結果として生まれる子どもの数は，自然に増加する世界の

人口と比較して取るに足りないであろう，とも述べている (2・4)。
10)「さらに不妊は，それ自体患者の健康という利益のための治療を必要とする病気の結果かもしれない。不妊はミステリアスなものでないし，恥の一因でもないし，治療せずに耐えねばならない必然的なものでもない。加えて，不妊によって惹起されるかもしれない心理的苦痛は，子どもを欲する人々においては治療を要するほどの精神的不調を助長するかもしれない。われわれの見解では，その〔精神的〕症状を緩和するより，そのような心痛の一次的原因を治療する方がよい。」(2・4)，とも述べている。

なお，本文中の NHS は，敢えて訳せば「国民保健サービス」であるが，定訳不明なのでそのまま NHS を用いることにした。
11) Vgl. *Albin Eser*, Humangenetik：Rechtliche und sozialpolitische Aspekte, in J. Reiter und U. Theile (Hrsg.), Genetik und Moral. Beiträge zu einer Ethik des Ungeboren (1985), S. 134.［甲斐克則訳・海保大研究報告 31 巻 2 号（1986) 119 頁］。なお，アルビン・エーザー（上田健二・浅田和成編訳）『先端医療と刑法』(1990・成文堂）の第 6 章「法と人間遺伝学」［甲斐克則訳］200 頁（原文は後出注(44)，第 7 章「人間遺伝学の領域における刑法的保護の諸側面」［上田健二訳］225 頁，石井美智子「治療としてのリプロダクション——人工授精・体外受精の法的諸問題」ジュリスト総合特集『日本の医療——これから』(1986) 201—202 頁参照。
12) *Arthur Kaufmann*, Humangenetik und Fortpflanzungstechnologie aus rechtlicher, insbesondere strafrechtlicher Sicht, in Festschrift für Dietrich Oehler zum 70. Geburtstag. (1985), S. 659. なお，アルトゥール・カウフマン（上田健二訳）「縛を解かれたプロメティウス——法的な視点から見た人間遺伝学と生殖技術の問題——」同志社法学 192 号 (1985) 108 頁参照。
13) J・K・メイソン＝R・A・マッコール・スミス（塚本泰司訳）『法と医の倫理』(1989・勁草書房) 41 頁参照。なお，同書は『ウォーノック委員会報告書』をふんだんに引用して諸問題を考察しており，有益である。
14) Vgl. *Eser*, a.a.O. (Anm. 11), S. 134.［甲斐訳・119 頁］（なお，エーザー・前出注(11) 223 頁［上田訳］参照）。また，大谷實『いのちの法律学』(1985・筑摩書房) 30 頁［『〔新版〕いのちの法律学——生命の誕生から死まで——』(1994・悠々社) 59 頁］，金沢文雄『刑法とモラル』(1984・一粒社) 146 頁および石井・前出注(11) 198 頁等参照。
15) 報告書名は，Artificial Human Insemination：the report of Commission appointed by His Grace the Archbishop of Canterbury. Society for the Propagation of Christian Knowledge, 1948 である。
16) 報告書名は，Home Office and Scottish Home Department. Departmental Committee on Human Artificial Insemination. Report. (Chairman：The Earl of Feversham). HMSO, 1960 である。
17) 報告書名は，British Medical Association, Annual Report of the Council. Appendix Ⅴ：Report of the Panel on Human Artificial Insemination. (Chairman：

Sir John Peel). British Medical Journal Supplement, 1973 である。
18) 報告書 (4・8) によれば，1982 年，王立産婦人科学会は，イギリスで AID により 1,000 人以上が妊娠し，780 人が誕生したことを認めたという。もっとも，報告書によれば，これは明らかに過少評価であり，AID サービスに関する詳細な情報は見いだせなかったという。
19) メイソン＝マッコール・スミス［塚本訳］・前出注(13) 42 頁以下参照。
20) 同旨，メイソン＝マッコール・スミス［塚本訳］・前出注(13) 45 頁以下参照。わが国でも AID 子は夫の嫡出子とするのが多数説だとされる（石井・前出注(11) 201 頁）。
21) 大谷・前出注(14) 27—29 頁［『新版』64 頁］，甲斐克則「生命と刑法」竹内正＝伊藤寧編『刑法と現代社会』(1987・嵯峨野書院) 66 頁［『改訂版』(1992) 66 頁］参照。Vgl. auch *Eser*, a.a.O.（Anm. 11），S. 134f.［甲斐訳］・119 頁］（なお，エーザー・前出注(11)［上田訳］225 頁参照）。これに対して，金沢・前出注(14) 147 頁は，「夫の同意がある場合でも実子として届け出るならば公正証書原本不実記載罪（刑法 157 条）に該当するおそれがある」，と主張される。
22) 報告書 (4・27) は，この点について，「精子提供者には実費のみが支払われるようなシステムに漸次移行すべき」ことを勧告している（勧告番号㉖）。
23) メイソン＝マッコール・スミス［塚本訳］・前出注(13) 48—49 頁参照。
24) 石原明「体外受精の法的視点と課題」ジュリスト 807 号 (1984) 31 頁［石原明『医療と法と生命倫理』(1997・日本評論社) 13—15 頁］参照。なお，卵子，精子，受精卵の法的性格について，人見康子「体外受精をめぐる法律問題」ジュリスト 828 号 (1985) 41—42 頁参照。
25) この点について，中谷・前出注(2) 171—172 頁［中谷・前出注(2)『21 世紀につなぐ生命と法と倫理』177—178 頁］および町野・前出注(8) 20 頁参照。
26) 「胚保護法討議草案」については，エーザー・前出注(11)の巻末資料⑤（337—338 頁：上田健二訳）があるほか，山中敬一「ハンス-ルートヴィッヒ・ギュンター『胚子の保護に関する法律討議草案』」関法 38 巻 1 号 (1988) 364 頁以下にも邦訳がある。
27) この点について，エーザー・前出注(11)［上田訳］231 頁以下，町野・前出注(2) 20—21 頁および山中・前出注㉖ 359—360 頁参照。See *Eser*, supra note 6. p. 80ff, p. 86ff.
28) この問題については，斉藤博「受精卵の凍結保存——医の倫理と臨床応用の枠組み——」ジュリスト 956 号 (1990) 98 頁以下参照。
29) メイソン＝マッコール・スミス［塚本訳］・前出注(13) 49 頁。
30) 子宮の洗浄方法に関し，メイソン＝マッコール・スミス［塚本訳］・前出注(13) 53—54 頁は，「この方法は，動物の種付け行為に類似しており，『永久に』禁止すべき政策的理由がある」，と述べる。
31) この報道につき，朝日新聞 1990 年 9 月 10 日付朝刊，同 10 月 3 日付朝刊，および毎日新聞 1990 年 9 月 9 日付朝刊等参照。
32) この問題に関するわが国の文献として，中谷・前出注(2) 177 頁以下［中谷・前出注(2)『21 世紀につなぐ生命と法と倫理』184 頁］，石井・前出注(11)特に 200 頁以下お

よび人見・前出注(24) 42 頁以下等参照。
33) メイソン＝マッコール・スミス［塚本訳］・前出注(13) 58 頁。なお，同書 59 頁は，第 1 に，「代理母出産は，公的な養子縁組に結び付く場合のみ合法的とされるべき」こと，第 2 に，「不妊，または妊娠の好ましくないことが医学的に証明された女子に対してのみ，治療として合法的であるとされるべき」こと，第 3 に，「代理母が自分で育てる自然権は，養子の遂行に要した費用，医学的指導，および謝礼を含む契約に優先する」ことを提唱する。
34) メイソン＝マッコール・スミス［塚本訳］・前出注(13) 58 頁。
35) 石井・前出注(11) 200 頁参照。
36) これらの問題については，大谷・前出注(11) 22 頁以下［『新版』64 頁以下］および中谷・前出注(2) 173 頁以下［中谷・前出注(2)『21 世紀につなぐ生命と法と倫理』178 頁以下］参照。
37) この問題については，前出注(6)に掲げたエーザー論文が詳しい（甲斐・警察研究 61 巻 2 号 69 頁以下参照）。
38) メイソン＝マッコール・スミス［塚本訳］・前出注(13) 52 頁は，これに反対する。
39) 例えば，エーザー・前出注(11)［上田訳］240―241 頁参照。
40) 同草案 8 条 1 項は，①少なくとも 1 個のヒト胚を用いた，異なる遺伝情報を有する胚を生成能力のある細胞群にまで結合した者，②ヒト卵細胞を動物の精子で受精させ，または動物の卵細胞をヒトの精子で受精させることによって成長能力のある胚を生み出した者を，5 年以下の自由刑または罰金刑に処する，と規定し，同条 2 項は，第 1 項 1 号または 2 号にいう胚を女性に移植した者も同様に処罰する，と規定している。エーザー・前出注(11)［上田訳］338 頁参照。
41) Vgl. *Eser*, Der Forscher als „Täter" und „Opfer". Rechtsvergleichende Beobachtungen zu Freiheit und Verantwortlichkeit von Wissenschaft und Technologie, in Festschrift für Karl Lackner zum 70. Geburtstag. 1987 S. 925ff. この論文は，エーザー・前出注(11)第 8 章［浅田和茂訳］に収められている。
42) Vgl. *Eser*, a.a.O. (Anm 41), S. 941ff.（エーザー・前出注(11)［浅田訳］274 頁以下］。なお，エーザー・同書 215 頁以下［上田訳］をも参照。
43) Vgl. Eser, a.a.o. (Anm. 6), S. 80ff. なお，エーザー・前出注(11)［上田訳］231 頁以下も，この点を詳細に論じている。
44) 胚研究と人体実験との関係については，Vgl. *Eser*, Recht und Humangenetik―Juristische Überlegungen zum Umgang mit menschlichem Erbgut, in: Werner Schloot (Hrsg.), Möglichkeiten und Grenzen der Humangenetik, 1984 S. 190ff. この論文の邦訳は，エーザー・前出注(11)第 6 章［甲斐訳］に収められている。
45) Vgl. In-vitro-Fertilisation, Genomanalyse und Gentherapie, Bericht der gemeinsamen Arbeitsgruppe des Bundesministers für Forschung und Technologie und des Bundesministers der Justiz. J. Schweizer Verlag. 1985.

〈勧告リスト〉（試訳）

A 認可機関とその機能

① 本委員会がコントロールすべきであると勧告する研究および不妊へのサービスの両方を規制するために，新たな法定の認可機関が設置されるべきである。(13・3)

② 研究および不妊へのサービスを規制する法定機関には，実質的に素人の意見が反映されるべきであり，委員長は素人でなければならない。(13・4)

③ 本委員会が勧告するサービスを提供するすべての開業医は，認可を受けた場合にのみサービス提供を行うべきであり，また，新鮮な精子の提供，ならびに凍結されたヒトの卵子，精子，および胚の貯蔵銀行の提供を含む何らかの提供の一部として用いられるいっさいの事項は，認可機関によって認可されなければならない。(13・7)

④ AID（非配偶者間人工授精）は，それが適切と考えられる不妊のカップルに対して，適切に組織された制度に則って，かつ第13章で規定された認可手続に従って利用されるべきである。認可なしに故意にAIDサービスの提供をすることは，犯罪とされるべきである。(4・16)

⑤ IVF（体外受精）サービスは，AIDの規制に関して当委員会が勧告したのと同じ形式の認可と審査（第4章参照）に従ってのみ利用され続けるべきである。(5・10)

⑥ 卵子提供は，AIDとIVFの規制に関して本委員会が勧告したのと同じ形式の認可とコントロールに従ってのみ，承認された不妊治療技術と認められる。(6・6)

⑦ 提供された精子と卵子が試験官内で受精されてできた胚の提供の形式は，本委員会がAID，IVFおよび卵子提供の規制に関して勧告したのと同じ形式の認可とコントロールに従ってのみ，不妊治療として認められるべきである。(7・4)

⑧ 子宮洗浄による胚提供技術は，現時点では用いられるべきでない(7・5)。

⑨ 治療手段としての凍結卵子の利用は，許容できないリスクが伴わないことが研究で示されるまで行われるべきでない。この処置は，認可機関による審査に委ねられるべき問題であろう。(10・2)

⑩ 凍結胚の臨床上の利用は，認可機関による審査を受けつつ進められるべきである。(10・3)

⑪ 試験管内のヒト胚を用いた研究およびそのような胚の取扱いは，認可があった場合にのみ許容されるべきである。(11・18)［原文では11・8］

⑫ 体外受精で得られた生きたヒト胚は，凍結されたものであれ凍結されていないものであれ，それが女性に移植されないのであれば，受精後14日を超えて培養されてはならず，また，受精後14日を超えて研究対象として利用されてもならない。ただし，この14日には，胚が凍結されていた期間は含まれない。(11・22)

⑬ 余剰胚の利用または処分の方法については，同意を得なければならない。(11・24)

⑭ 良き医療慣行の問題として，いかなる場合でも，胚を創り出したカップルのインフォームド・コンセントなしに余剰胚を用いた研究をしてはならない。(11・24)

⑮ 不妊緩和のために承認された研究プログラムの一部として，もしくは準不妊症（subfertility）の評価ないし診断のために異種間受精が行われる場合には，認可を得なければならず，かつ，その結果として生じたいっさいのハイブリッドの発育を2細胞分割の段階で終了させるべきことをその認可の条件とすべきである。(12・3)

⑯ 認可機関は，新たな技術の結果として生まれてきた子どもの追跡研究の必要性について，そのような出生の集中的登録の必要性の検討を含め，検討するよう要請される。(13・9)

⑰ ヒト配偶子または胚の売買は，認可機関の許可を得，かつ認可機関によって定められた諸条件に従うときにのみ，許容されるべきである。(13・13)

B 提供の諸原則

⑱ 良き医療慣行の問題として，不妊治療のために配偶子を提供するどのような第三者も，治療前，治療中，および治療後に，その不妊カップルに知られてはならない。また，同様に，第三者も，援助を受ける不妊カップルの身元を知るべきでない。(3・2)

⑲ 治療のいかなる段階であれ，すべての不妊カップルおよび第三者に対し，NHS〔国民保健サービス〕の不可欠の部分として，かつ私的機関においても，カウンセリングが行われるべきである。(3・4)

⑳ 18歳に達すれば，子どもは，ドナーの血縁上の起源および遺伝上の健康に関する基本的情報を入手できるべきであり，また，これに対するアクセス権を賦与するような法律が制定されるべきである。(4・21)

㉑ より特殊な形態の不妊治療を行う場合，良き医療慣行の問題として可能なかぎり，治療が開始される前に，パートナー双方の書面による同意を得なけれ

ばならない。同意書面はすべて，適切な同意形式に従って得られなければならない。(3・5)
㉒　パートナー双方による書面への正式の同意は，良き医療慣行の問題として，つねにAID治療が開始される前に得られなければならない。同意形式は，パートナー双方に対して用いられ，かつ完全に説明されなければならない。(4・23)
㉓　現時点で，1人のドナーが父親となりうるのは，子ども10人をもって限度とすべきである。(4・26)
㉔　専門医（顧問医）が（不妊）治療提供を拒否する場合には，つねに患者にその理由を十分説明すべきである。(2・13)
㉕　ドナーから（精子）提供を受ける病院は，すべてのドナーのNHS番号を，新たに集中的に保存された現存のドナーのNHS番号リストと照合しなければならず，また，そのリストは，NHS上のドナー登録とは別に保存されなければならない。(4・26)
㉖　精子ドナーには実費のみが支払われるようなシステムに漸次移行すべきである。(4・27)
㉗　卵子提供に関しては，他の諸技術に関して本委員会がすでに考慮した良き医療慣行の諸原則を適用すべきである。その諸原則には，ドナーの匿名性，1人のドナーの卵子から生まれ子どもの数は10人をもって限度とすること，子どもに自己の遺伝学上の起源を明らかにすること，全当事者がカウンセリングを利用できること，およびインフォームド・コンセントが含まれる。(6・6)
㉘　遺伝性疾患を子孫に伝える危険性を有する者に対して，被提供配偶子および胚の利用をすすめることは，容認されなければならない。(9・3)
㉙　あらゆるタイプの「自己使用」の性の選別用具は，そのような製品が安全であり，有効であり，かつ容認可能な使用基準であることを保障するために，薬事法によるコントロールの枠内に置かれなければならない。(9・12)
㉚　人工授精に凍結精子を利用することは，以後も続けられるべきである。(10・1)
㉛　精子および卵子の保存は，5年ごとに自動的に審査されるべきである。(10・8)
㉜　胚の保存は10年を最大限とし，その期限以降，利用または処分の権利は，保存機関に移るべきである。(10・10)
㉝　カップルの一方が死亡した場合，当該カップルによって保管されたいっさいの胚の利用または処分の権利は，生存配偶者に移るべきである。もし，双方とも死亡した場合には，その権利は保存機関に移るべきである。(10・12)
㉞　カップル間で意見が一致しない場合には，10年の期限が満了したものとみ

なし，胚の利用または処分の権利は，保存機関に移るべきである。(10・13)

C　サービス提供

㉟　不妊および不妊（治療）サービスに関する十分な統計を収集するため，資金供給が行われるべきである。(2・14)

㊱　各々の保健機関は，不妊の研究および治療のための施設を審査し，地域および地域を超えたレベルで，日常の婦人科とは別個に，遺伝相談サービスを含め，専門家集団との密接な協力関係を持った不妊専門病院の設置を考慮すべきである。(2・16)

㊲　独立した病院を設置するのが困難な場合には，不妊患者は，できるかぎり，他のタイプの婦人科の患者とは別個に診察されるべきである。(2・16)

㊳　サービス組織に関する詳細な手引書を作成するため，中央の保健省庁，保健諸機関，および不妊研究者で構成される国家レベルでのワーキング・グループを設置すべきである。(2・17)

㊴　保健機関の次期の戦略的計画の一部として，不妊治療サービスの計画も含むよう考慮されるべきである。(2・18)

㊵　IVFは，NHSの範囲内で以後も行われるべきである。(5・16)

㊶　本委員会が(2・17)でその設置を勧告したワーキング・グループの最初の仕事のひとつは，いかにすればIVFサービスがNHSの範囲内で最もよく組織化されうるか，を考えることでなければならない。(5・11)

D　研究の法的制限

㊷　ヒト胚には，何らかの法的保護が与えられるべきである。(11・17)

㊸　試験管内にある胚のいっさいの無権限利用は，それ自体犯罪を構成するであろう。(11・18)

㊹　その由来が何であれ，IVFによって得られたいっさいの胚については，受精後14日目の終わりまで研究に供してよいと法律で規定すべきである。ただし，認可機関によって課されるかもしれない他のすべての制限に従わなければならない。(11・30)

㊺　IVFによって得られたいっさいの生きたヒト胚をその制限（すなわち受精後14日）を超えて研究対象として取り扱いまたは利用することは，犯罪とされるべきである。(11・22)

㊻　研究に利用されたいかなる胚も，女性に移植されてはならない。(11・22)

㊼　ヒト配偶子を含め，異種間受精を認可なく行うことは，すべて犯罪とされ

㊽　懐胎のためにヒト胚を他種生物の子宮に移すことは，犯罪とされるべきである。(12・9)
㊾　ここで提案された認可機関は，法律で除外されたタイプの研究を別として，いかなるタイプの研究が何らかの条件において倫理的に承認できるものと考えられず，それゆえ，認可が与えられないのかについての手引書を公表すべきである。(12・16)
㊿　ヒト配偶子または胚の無権限売買は，犯罪とされるべきである。(13・13)

E　法律改正
㋙　AID 子は，その母親と彼女の夫の双方がその治療に同意していた場合には，法律上，その両者の嫡出子として取り扱われるべきである。(4・17)
㋚　精子提供者は，子どもに関して親としての権利または義務を持たないように法律を改正すべきである。(4・22)
㋛　英国法律委員会に従い，反対のことが証明されないかぎり，夫は AID に同意したものと推定されるべきである。(4・24)
㋜　((4・17) に従って) 夫が父親として登録されることを認めるよう法律を改正すべきである。(4・25)
㋝　他人の卵子の提供により女性に子どもが生まれる場合，あらゆる目的に照らして，その子どもを生んだ母親こそが法律上その子どもの母親とみなされるべきであり，卵子ドナーは，その子どもに関する権利または義務を何ら有しないことを法律で規定すべきである。(6・8)
㋞　(4・25) および (6・8) において提案された法律は，胚提供によって生まれた子どもにも適用されるべきである (勧告㋝および㋜参照)。(7・6)
㋟　英国においては，代理懐胎のための女性の募集もしくは代理母サービスを利用しようとする個人またはカップルのための斡旋をする目的を持った組織を設立したり運営したりすることは犯罪となるような法案が提出されるべきである。この法律は，営利団体および非営利団体の双方を含むほど広範なものでなければならない。(8・18)
㋠　代理懐胎の実施に故意に協力した医師およびその他の者の行為まで刑事責任を負わせるほどに広範な立法がなされるべきである。(8・18)
㋡　代理母契約は，すべて不法な契約であり，それゆえ，法廷で強制することができない。(8・19)
㋢　貯蔵期間中に本人が死亡するか，または審査時に本人の形跡がつかめない

<勧告リスト>（試訳）　87

場合には，彼ないし彼女の凍結配偶子の利用または処分の権利は，保存機関に移るよう法律で規定すべきである。(10・8)
㉖ 父親の死亡時に子宮内にいなかった，AIHによって生まれた子どもはすべて，父親から相続や遺産を受け継ぐことのないよう法律で新たに規定すべきである。(10・9)
㉗ ヒト胚には所有権が存在しないことを確定する法律を制定すべきである。(10・11)
㉘ 長子相続権を確定するためには，受精の日時ではなく，出生の日時こそが決定的要因とされるべきである。(10・14)
㉙ 凍結保存された胚を用いて生まれたいっさいのIVF子は，父親の死亡時に子宮内に移されていなければ，父親から相続や遺産を受け継ぐことのないよう法律で新たに規定すべきである。(10・15)

〈付記〉校正段階で，Human Fertilisation and Embryology Act 1990. Chapter 37.（1990年11月1日付）に接した。これは，現在イギリスに留学中の東海大学法学部の宇都木伸助教授［現・東海大学法科大学院教授］（医事法）より恵贈されたものである。宇都木助教授に謝意を表するとともに，近いうちに内容の紹介と検討を加えたいと思う。

第3章 イギリスにおける生殖医療の規制に関する1990年法について

1 はじめに

　1990年11月1日付で，イギリスの「ヒトの受精と胚研究に関する法律」(Human Fertilisation and Embryology Act 1990――以下「HFEA 1990」または「1990年法」と称する。) が成立した[1]。この新法は，基本的には，先に分析・検討した1984年の『ウォーノック委員会報告書[2]』(以下『報告書』という。) の影響を受けているものであり，代理出産取決め法 (Surrogacy Arrangements Act 1985――本法は報告書の勧告を受けて，商業主義的な代理出産の取決めを (刑事) 規制する法律である。) およびその他の関連諸法の修正ないし改正をも含むものであることから，かなり複雑な内容になっているが，今日までにほぼ全面発効するに至っている[3]。いずれにせよ，生殖医療の周辺をめぐる諸問題に対して一定の場合に刑事規制で対応しようとする傾向は，イギリスのみならず，ドイツおよびその他の国にも見られ，刑法学の立場からもその動向には注意を払っておく必要がある。

　そこで，本章では，先に試みた『報告書』の分析・検討に続いて，新法における刑事規制内容に焦点を当てて，その紹介と若干の検討を行うことにする。順序としては，まず，必要な範囲で1990年法の概略と基本的特徴を論じ，つぎに，1900年法の刑事規制内容を明らかにし，併せてそれについて若干の検討を加えることにする。

2 HFEA 1990 の概略と基本的特徴

1 まず，HFEA 1990 の概略と基本的特徴について簡単にみておくことにしよう。1990 年法は，49 の条文から構成され，さらに 4 部から成る附則 (Schedule) が付加されている。その概略は，項目に従えば，次のとおりである（ただし，番号は筆者が付したもの）。

(1) 〔使用される基本的用語〕「胚」，「配偶子」，および関連表現 (1 条)，その他の用語 (2 条)。

(2) 〔本法により規制される諸活動〕 胚に関連する諸禁止 (3 条)，配偶子に関連する諸禁止 (4 条)。

(3) 〔ヒトの受精および胚研究のための認可機関，その機能および手続〕 ヒトの受精および胚研究のための認可機関 (5 条)，会計および監査 (6 条)，主務大臣に対する報告 (7 条)，認可機関の一般的職務 (8 条)，認可委員会とその他の委員会 (9 条)，認可手続 (10 条)。

(4) 〔認可の範囲〕 治療，保存，および研究についての認可 (11 条)。

(5) 〔認可条件〕 一般的条件 (12 条)，治療についての認可条件 (13 条)，保存認可の条件 (14 条)，研究認可の条件 (15 条)。

(6) 〔認可の賦与，取消しおよび停止〕 認可の賦与 (16 条)，責任者 (17 条)，認可の取消しおよび変更 (18 条)，認可の拒否，変更または取消しの手続 (19 条)，認可委員会の決定に対する認可機関への異議申立て (20 条)，高等法院 (High Court) もしくはコート・オブ・セション (Court of Session) への申立て (21 条)，認可の一時停止 (22 条)。

(7) 〔指令および指導〕 指令一般 (23 条)，特別事項に関する指令 (24 条)，実施規程 (25 条)，規程の承認手続 (26 条)。

(8) 〔地位〕「母親」の意義 (27 条)，「父親」の意義 (28 条)，27 条および 28 条の効力 (29 条)，配偶子提供者に有利な親としての決定 (30 条)。

(9) 〔情報〕 認可機関の情報登録簿 (31 条)，登録庁総裁 (Registrar General[4]) に提出されるべき情報 (32 条)，情報開示の制限 (33 条)，司法の利益のための開示 (34 条)，司法の利益のための開示：先天性障害等 (35 条)。

(10) 〔代理出産〕 代理出産取決め法 (Surrogacy Arrangements Act 1985) の改正 (36 条)。

⑾ 〔人工妊娠中絶〕 人工妊娠中絶関連法の改正（37条）。
⑿ 〔良心的拒否〕 良心的拒否（38条）。
⒀ 〔強制〕 認可機関のメンバーおよび職員の権限（39条），施設への立入り権限（40条）。
⒁ 〔犯罪〕 犯罪（41条），訴追への同意（42条）。
⒂ 〔雑則一般〕 犯罪等に関係する配偶子および胚の保存と検査（43条），障害児に対する民事責任（44条），諸規制（45条），通知（46条），索引（47条），北アイルランド条項（48条），小項目，施行等（49条）。

なお，附則1は，認可機関についての補足規定であり，認可機関の運営に関する詳細が14箇条にわたり規定されている。附則2は，認可が交付される諸活動に関するもので，治療，保存および研究の認可等に関する詳細が4箇条にわたり規定されている。附則3は，配偶子もしくは胚の使用への同意に関する詳細が8箇条にわたり規定されている。附則4は，関連する各種制定法（9つの法律）の改正に関する規定である。

2 さて，以上の概略を踏まえて，1990年法の基本的特徴を挙げれば，次のような指摘が可能であろう。

第1に，1990年法は，『報告書』の勧告（特に勧告番号①②③）に従い，ヒト受精と胎生学のための機関（以下「機関」という。）を設置し，この機関を中心として生殖医療の領域の適正な規制および運用を図ろうとするものである[5]。しかも，その規定内容は詳細であり，様々な配慮がなされている。1990年法は，先に成立している代理出産取決め禁止法（一部は新法で改正）とともに，あるいはそれ以上に，イギリスにおける生殖医療に対する規制の基本法ともいうべきものである。

第2に，1990年法は，その実効性を担保するために，主として49条において，一定の違反行為に対して刑事規制で対応している。この形式は，わが国における行政刑法の形式に類似している。その内容紹介および検討は，後で行うが，例えば，同じく生殖医療に規制を加えようとするドイツが，1990年

12月13日成立の胚保護法 (施行は1991年1月1日) において厳格な刑事規制を前面に出した (その意味では, 同法は特別刑法的色彩がある。) のと比較すると, ある程度柔軟な対応をしているものと解される[6]。しかし, わが国の行政刑法同様, 参照条文が多いため, 犯罪内容が複雑になっているものもある (例えば, 49条5項)。これは, 明確性の原則との関連で問題がある。

第3に, 1990年法では,『報告書』の勧告になかった内容も盛り込まれている。とりわけ情報の保護については,『報告書』にみられなかったものであり, 1990年法の特徴と考えられる。

第4に, 逆に,『報告書』の勧告が見送られたものとして, 凍結胚もしくは凍結配偶子の取扱いがある。『報告書』は, それらの取扱いを慎重にするよう勧告していたが, 1990年法では, その点が必ずしも明らかでない。

第5に, 胚を用いた研究について, ドイツの胚保護法が原則として全面禁止としているのに対し, イギリスの1990年法は, (a)不妊治療の発達促進, (b)先天的疾患の原因に関する知識増進, (c)流産の原因に関する知識増進, (d)より効果的な避妊技術の発展, (e)移植前の胚の中に遺伝子異常もしくは染色体異常があることを発見する方法の発展, という目的に照らして, その研究が機関にとって必要かつ望ましいものであれば, 認可を認めている (附則2の3条2項)。この点でも, 1990年法の柔軟性がみられる。しかし, 1990年法においても, 胚の法的地位の明確化はなされていない点に注意する必要がある。

3 以上, 1990年法の基本的特徴を挙げてみたが, このような新法の対応をみると, そこには認可機関への信頼というものを感じざるをえない。

それでは, より具体的に, 1990年法の刑事規制内容はどのようなものであろうか。この点を次にみてみよう。

3 HFEA 1990における刑事規制

1 1990年法は, 41条で犯罪を規定している。42条は, 法務総裁 (Director of Public Prosecution:日本の検事総長にあたる。) の同意がなければ手続が開

始されない旨の手続規定にすぎない。そこで，41条の規定内容を順次みていこう。

第1項は，(a)ヒト胚以外の生きた胚を女性に移植した者（3条2項(a)違反），ヒト配偶子以外の生きた配偶子を女性に移植した者（3条2項(b)違反），もしくは，認可を受けずに配偶子を動物の生きた配偶子と混ぜ合わせる者（4条1項(c)違反），(b)原始線条（primitive streak）が現われた後に胚を保存しまたは利用する者（3条3項(a)違反），胚を何らかの動物に移植する者（3条3項(b)違反），規定上胚の保持または利用が禁止されている条件下で胚を保持しまたは利用する者（3条3項(c)違反），ある者の細胞，胚，もしくはその後に発育した胚から取り出した核と胚の細胞核を置換する者（3条3項(d)違反）は，10年以下の拘禁刑または罰金もしくはその両方の刑に処せられる旨を規定する。

これらは，大体において報告書が勧告していたものであり（勧告番号47 48），処罰規定として導入されることは予想されたところである。もっとも，法定刑は，予想以上に重い。前記(b)の4項目は，認可権限さえ賦与されていない（3条3項）。なお，ドイツの胚保護法7条も，キメラおよびハイブリッドの形成については，5年以下の拘禁刑または罰金刑で対応している点に注目する必要がある。今後，この方向は，一般的なものになりうることが予想される。しかし，その処罰根拠については，なお検討の余地がある。

2 第2項は，(a)上記3条3項に規定する以外の方法で，3条1項に違反（無認可での胚の創出，保持または利用）する者，(b)無認可で配偶子を保存した者（4条1項(a)違反），もしくはある女性に対する治療サービス提供をその女性およびその男性のために行わずにある男性の精子を利用するかまたは他の女性の卵子を利用する者（4条1項(b)違反），(c)無認可で一定の条件下で精子および卵子を女性に移植する者（4条3項違反），(d)24条7項(a)によって与えられた指令（旧認可の下での責任者の義務の継続的遂行を保障する目的で与えられた指令であって，これは，認可機関もしくはその他の何らかの人に譲渡される旧認可に従って保持される何らかのもの，もしくはそれに従って指示される情報を要求してもよい。）に従うことのできない者を処罰する旨の規定である。正式起訴されて有罪とされる場合，

2年以下の拘禁刑または罰金もしくはその両方の刑に処せられ（41条4項(a)），略式起訴されて有罪とされる場合，6月以下の拘禁刑または制定法上の上限を超えない罰金もしくはその両方の刑に処せられる（同項(b)）。

　以上の点も，『報告書』において勧告されていたところであり（特に(a)～(c)につき，勧告番号③および㊸参照），1990年法ではそれがより明確化されている。認可機関の権限を重視したイギリス独自の規制方法といえよう。

　3　第3項は，ある者が，(a)認可賦与の目的で何らかの情報を提供し，その情報が虚偽であるか，もしくは重要事項において誤っている場合，および(b)その情報が虚偽であるか，もしくは重要事項において誤っていることを知っているか，またはうっかりとその情報を提供するかのいずれかの場合，犯罪として処罰される旨を規定する（法定刑は2項同様，41条4項による。）。

　これは，虚偽情報提供罪ともいうべきもので，『報告書』の勧告にもなかった項目であり，いわば正確な情報の保護を重視している点は，1990年法の特色ともいえる。おそらく，『報告書』公刊以後ますます進んだ情報化社会における個人情報保護に対応するために考え出されたものであろう。

　4　第5項は，本法33条に違反して何らかの情報を開示する者は，犯罪として処罰され，(a)正式起訴されて有罪とされる場合，2年以下の自由刑または罰金もしくはその両方の刑に処せられ，(b)略式起訴されて有罪の場合，6月以下の拘禁刑または制定法上の上限を超えない罰金もしくはその両方の刑に処せられる旨を規定する。違反の対象とされる33条は，次のように規定される。

　(1)　機関のメンバーもしくは従業員である者，またはそうであった者は何人も，そのようなメンバーもしくは従業員として有している，もしくは有したことのある，以下の第2項に挙げられた何らかの情報を開示してはならない。

　(2)　上記第1項に挙げられた情報は，(a)本法31条（認可機関の情報登録規定）に従って保存された登録の中に含まれた，もしくは含まれるよう要求されたいっさいの情報であり，また，(b)秘密裡に保持されるよう要求されている間

柄もしくは環境において，機関の何らかのメンバーもしくは従業員によって獲得された他のいっさいの情報である。

(3) 上記第 1 項は，(a)機関のメンバーもしくは従業員である者に対して，(b)彼の役割それ自体の目的に照らして認可が適用される者に対して，(c)その情報が関係するいかなる者も確認されえずに，(d)本法 34 条または 35 条（司法のための開示条項）の下での裁判所の命令に従って，(e)本法 32 条（登録庁総裁に対して提供される情報規定）の下での要求に従って登録庁総裁に対して，もしくは(f)本法 31 条（機関の情報登録規定）に従って，それぞれなされた上記第 2 項(a)に挙げられた情報のいっさいの開示には適用されない。

(4) 上記第 1 項は，(a)機関のメンバーもしくは従業員である者に対してなされた場合，(b)その秘密が別様に保護されるであろう人，もしくは人々の同意を得てなされた場合，または(c)その開示がなされる前に公衆に対して適法に利用されていた情報である場合，上記第 2 項(b)に挙げられた情報のいっさいの開示には適用されない。

(5) 認可が適用される者または適用されたことのある者は何人も，また指示が与えられたことのある者は何人も，彼がそのような者として保持する，または保持したことのある，本法 31 条 2 項（同一人の治療サービス提供に関係する情報，同一人の配偶子もしくは同一女性から摘出された胚の保持または利用に関係する情報等に関する規定）に入るいかなる情報も開示してはならない。

(6) 上記第 5 項は，(a)機関のメンバーまたは職員である者に対して，(b)彼の役割それ自体に照らして認可が適用される者に対して，(c)本法 27 条から 29 条（母親および父親の地位規定）がなければ，先天性障害者（民事責任）法（Congenital Disabilities (Civil Liability) Act 1976）1 条 A の下で手続を始めた人の親となるか，もしくは親となるかもしれない人を，しかもそのような手続を弁護するか，もしくはその親に対する補償のための関係手続を始める目的に照らしてのみ，その情報の開示が確認するかぎりで，(d)その情報が関係するいかなる人も確認されえないように，(e)本法 24 条 5 項または 6 項（認可委員会による認可の変更，停止，および取消し等の指示に関する規定）によって与えられた

指示に従って, それぞれ行われた情報のあらゆる開示に対して適用されない。

(7) 本条は, 次のような個々の情報の開示には適用されない。(a)本法31条2項(a)または(b)により31条2項(前出)に該当する情報, および(b)そのような人にのみ関係するか, もしくは他者といっしょに扱われる人の場合には, その人およびその他者にのみ関係する情報。

(8) データ保護法 (Data Protection Act 1984) 第4部 (免除) の終わりに, 次の規定が挿入される。(ヒト胚等に関する情報) 35条A: 確認可能な人が (HFEA 1990の意味の範囲内での) 治療サービスの結果生まれた, または生まれたかもしれないということを示す情報から成る個人的データは, それらの規定の下でのその開示がその法律31条 (機関の情報登録) に従ってなされるかぎりの場合を除いて, 条件付きのアクセス規定から免除される。

以上のように, 情報開示罪ともいうべき第5項違反の罪は, かなり複雑である。それゆえに, 前述のように, 明確性の原則の観点から問題がある。なお, これも『報告書』の勧告には見られなかったものである。もちろん, ドイツ法にも, このような規定はない。しかし, プライバシー保護の要請の強い領域だけに, このような対応もある程度理解できる。

5 第6項は, (a)本法39条1項(b)(機関のメンバーまたは職員による関係事項の保持または妨害防止措置) ないし2項(b)(判読可能な形式以外の方法で記録された情報について判読可能な形式での情報のコピーを作成・保持する権限), もしくは40条2項(b)(ii)(指名された機関のメンバーもしくは職員が警察官とともに一定の事項を調査し, もしくは一定の物を保持する権限の保証) ないし5項(b)(本法犯罪の証拠と考えられる判読不可能な形式以外の方法で記録された情報について判読可能な形式での情報の作成権限およびその入手要求) によってなされた要件に従うことのできない者, もしくは(b)本法40条 (一定の事項に介入する権限規定) の下で与えられた保証によって賦与された何らかの権利の行使を故意に妨害する者は, 略式起訴で有罪とされた場合, 6月以下の拘禁刑または標準等級5級以下の罰金もしくはその両方に処せられる (法定刑については41条9項参照) 旨を規定する。

本罪は, 第5項とも関連するものであるが, 法定刑からも明らかなように,

第5項よりも軽い犯罪である。とりわけ(a)の方は，行政犯的色彩が強いように思われる。本法の実効性を確保するのが主眼の規定といえよう。

また，第7項は，合理的免責なしに，本法10条2項(a)(認可手続規定)によってなされた諸規制により課された要件に従うことのできない者についても，第6項同様の処罰（41条9項）を予定している。本罪も，第6項(a)と基本的に同じ性格を有するものといえよう。

6 第8項は，認可が適用される者，または名目上認可を受ける者が，指示によって権限を与えられずに，配偶子または胚の何らかの供給に関し，何らかの金銭またはその他の利益を提供したり収受すれば，やはり第6項同様の処罰（41条9項）をする旨を規定する。

本罪は，生殖医療の領域における商業主義を排する目的で作られたものであり，『報告書』も，ヒト配偶子または胚の無権限売買が犯罪とされるべきことを勧告していたところである（勧告番号50参照）。イギリスのような医療体制をとり，かつ本法のように認可制をとるのであれば，このような商業主義規制も一定の効力があると思われるが，日本の場合にも同様な規制が可能かについては，なお検討を要する部分が多いであろう。

7 最後に，抗弁事由を規定する第10項と第11項をみておこう。

第10項は，本法3条1項または4条1項（いずれも前出）の下で認可に従う以外になしえない事をなして犯罪で告発される者（「被告人」）にとっては，以下のことを証明すれば抗弁になる，と規定する。(a)その被告人が，別の人の指示の下で行動していたこと，および(b)その被告人が合理的根拠に基づいて，(i)その他者が，重要な時点に認可の下での責任者であったか，または認可が適用される者として本法17条2項(b)（責任者に関する規定）によって指名された者であったか，または本法24条9項（特別事項についての指示に関する規定）によって指令が与えられたことのある者であったこと，および(ii)その被告人が，当該事柄をなすべき認可もしくは指示によって権限を賦与されていたこと，以上のことを考えていたこと。

第11項は，本法の下で犯罪で告発される者が，(a)重要な時点において，彼

が認可の適用された者であったか,指令が与えられていた者であったこと,および(b)彼が合理的とされる手段をすべて尽くして,その犯罪を犯すことを回避するあらゆる適正な努力をしたこと,以上の2点を証明することも抗弁になる,と規定する。

これらの抗弁事由に関する規定は,本法運用上生じる問題点を事前に規定し,本法が予定する刑事規制が過度なものにならないよう配慮したものとして評価できる。

4 おわりに

以上,イギリスの新法について,主として刑事規制の部分に焦点を当てて,その内容紹介と若干の検討を試みてきた。これを通して,われわれは,『ウォーノック委員会報告書』が1984年に出されて以来,その勧告を参照にしつつ,代理出産取決め法が1985年に成立し,さらに,時間をかけて今度の1990年法が成立したという,そのイギリスの対応(内容の是非を留保するとしても)に学ぶべき点がある。また,形式は異なるとはいえ,同様の方向を歩んだドイツの状況との比較研究も今後の課題として残されている。それらを踏まえて,わが国における議論が今後どのような方向に向かうべきかを射程に入れ,いずれ本格的研究をまとめてみようと考えている次第である[本書第4章参照]。

1) 本法は,Human Fertilisation and Embryology Act 1990. CHAPTER 37 と題して,HMSO(Her Majesty's Stationery Office)より出版されている(ページ数39)。本書は,ロンドンに留学中の東海大学法学部宇都木伸助教授[現・東海大学法科大学院教授]より恵贈していただいたものであり,ここに改めて謝意を表する次第である。また,新法の発効状況の確認(後出注(3))およびイギリス刑事法の知識につき,新潟大学法学部鯰越溢弘教授より様々なご教示をいただいたこと,さらに,同僚の手嶋豊助教授[現・神戸大学大学院法学研究科教授]より,Surrogacy Arrangements Act 1985 を提供していただいたことに対し,深く御礼申しあげる次第である。

2) 同報告書の背景,内容および検討については,甲斐克則「生殖医療と刑事規制——イギリスの『ウォーノック委員会報告書』(1984 年) を素材として——」犯罪と刑罰 7 号 (1991) 135 頁以下 [改題のうえ本書第 2 章所収] 参照。
 3) ブリストル大学法学部の Robin Martin 氏によると,新法成立時にかなりの部分が発効し (詳細略),1991 年 8 月 1 日には 30 条を除く他の部分が発効し,同年 10 月 14 日には同条も発効したという。鯰越教授を介しての御教示ではあったが,同氏にも謝意を表する次第である。
 4) Registrar General は定訳が定かでないので,とりあえず戸籍登録庁総裁という訳語をあてることにした。
 5) 報告書の勧告内容については,甲斐・前出注(2)犯罪と刑罰 7 号 158 頁以下 [本書第 2 章] 参照。以下同様。
 6) ドイツの胚保護法については,1991 年 3 月 22 日に関西大学で行われたドイツのマックス・プランク外国・国際刑法研究所所長アルビン・エーザー教授の講演「胚の刑法による保護——新しいドイツ胚保護法に対する比較法的覚え書き——」で詳細を知ることができた。本章における同法の叙述は,もっぱらそれによる。当日通訳をしていただいた山中敬一教授 (関西大学法学部) と司会を担当された上田健二教授 (同志社大学法学部) にこの場を借りて改めて御礼申しあげる次第である。なお,ドイツの議論については,例えば,アルビン・エーザー (上田健二・浅田和茂編訳)『先端医療と刑法』(1990・成文堂) 所収の第 6 章「法と人間遺伝学」(甲斐訳) および第 7 章「人間遺伝学の領域における刑法的保護の諸側面」(上田訳),ギュンター＝ケラー編著 (中義勝・山中敬一監訳)『生殖医学と人類遺伝学——刑法によって制限すべきか？』(1991・成文堂) 等参照。

〔補足〕
　Embrology は,胎生学という意味もあり,旧稿ではその訳語を当てていたが,法律の内容からして,胚の研究に関するものであることから,本書では,最近の一般的訳語に倣って,以下,本文のような訳語にした。なお,最近の貴重な資料集である神里彩子・成澤光編『生殖補助医療——生命倫理と法・基本資料集 3 ——』(2008・信山社) 80 頁以下に本法の邦訳 (抄訳) がある (神里彩子訳)。

第4章 生殖医療技術の（刑事）規制モデル

1　序——生殖医療技術の法的問題性

1　今日ほど，技術と倫理ないし法との関係が根本的に問われている時代はない。その中でも，体外受精・胚移植，さらには遺伝子治療やゲノム解析等，生殖に関する医療的技術（以下「生殖医療技術」という。）をめぐる諸問題は，特異な地位を占めているように思われる。というのは，ドイツのアルトゥール・カウフマンが指摘するように，「それは，物理学の領域における技術革命に較べると全く新しく，恐らくははるかに衝撃的で，いずれにせよそれがもたらす結果のすべてをいまだ全く予見できない領域[1]」だからである。そこには「可能性追及」とそれをめぐる「許容性」との葛藤が深刻な形で表れているといえよう。皮肉にも，ドイツのアルビン・エーザーが述べているように，「自然科学者が可能なことを拡張しようとするところで，法律家はその許容性を問題にしなければならない[2]」。それは，先端医療が，従来不可能とされていた疾患を治癒したり予測するという恩恵を人類にもたらしている反面，濫用されれば取り返しのつかない人権侵害をもたらす可能性を秘めていることを意味しているといえよう。とりわけ生殖医療は，本来的には私的な事柄ではあるが，ひとたびその技術の濫用があると，直接当事者のみならず，次世代以降にまで影響を及ぼすものであるだけに，より深刻な問題性を内包しているのである。

2　しかし，その「許容性」をどのような形で問題にすべきであろうか。

いや，むしろ「許容性」の反面として当然に刑事規制を含む「規制」が関係してくるだけに，「規制」をどのように考えるべきであろうか。また，いったいいかなる規制が妥当であろうか。そもそもこの種の問題を法律（とりわけ刑法）で規制すること自体，妥当であろうか。初期胚の法的地位すらも不明確であり，もともと現行法では予想していなかった問題だけに，立法論をも含めた根本的検討が必要な時期にきている。

この問題は，欧米諸国ではすでにかなり議論の積重ねがあり，立法による規制で解決をした国もある（例えば，イギリス，ドイツ，オーストラリア等[3]）。しかし，日本では，この問題についての本格的議論は十分なされておらず，規制にしても，現在のところ，日本産科婦人科学会の会告[4]による自主規制しかない。これが十分機能すれば，規制としてはある意味で理想形態かもしれないが，内外の事態の推移はその限界を認識させずにはおかないものとなりつつある[5]。むしろ，法律家に何らかの法的な枠組の設定を期待する声が増えつつあるように思われる。これは，ここ2年間参加した共同研究の過程で実感したものである。この研究プロジェクトは，1992年度から1993年度の2年間にわたり，各法分野の法学者，産婦人科の専門医学者を中心にこの問題について共同研究を続け，専門医ないし医学者，法学者（日本の各法分野の法学者とドイツのアルビン・エーザー教授），フェミニスト的立場に立つ研究者，社会学者等との討論・意見交換（研究会方式とアンケート方式）を行いつつ，数次にわたる検討の結果，1994年3月，『生殖医療における人格権をめぐる法的諸問題』と題する報告書の中で，「生殖に関する医療的技術（生殖医療技術）の適正利用および濫用規制に関する勧告」（以下「当勧告」という。）をまとめ，立法を促した。当勧告は，多様な考えを持った医学者と各法分野の法学者のまさに共同作業の成果であり，「適正利用」で生殖医療の枠を確保し，「濫用」に対して「規制」を行うという2本柱から構成されており，しかも，日本の医療現場の実情をも踏まえ，その中で合意に達したものを勧告にしたところに特徴がある。したがって，検討したものの，見解が大きく分かれたために当勧告には盛り込まれなかった点や，各人が多少は納得していない点もありうる。

また，より具体的な立法提案には至っていない。しかし，ある程度具体的な勧告を呈示することにより従来の研究の枠を多少とも打ち破っている点で，日本における今後の議論の契機を提供するものとなりうるように思われる。幸いにも，当勧告は，最近［1994年］，ジュリスト1045号に掲載されたので[6]，多くの人々の目に触れ，建設的な批判を受けることが期待される。

3　本章では，以上のような問題意識と現状を踏まえ，生殖医療技術の（刑事）規制モデルについて考察することにしたい。本章の元になるのは，前記報告書に掲載した論文であるが，本章は，それに加筆・修正を施したものである。考察の順序として，まず，諸外国の立法例等を参照しつつ，いかなる（刑事）規制モデルがありうるかを確認し，そしてそのいずれのモデルが妥当かを検討し，つぎに，それを踏まえて，当勧告の位置づけを考慮しつつ，日本における（刑事）規制のありかたについて考察することにする。

2　（刑事）規制モデルの探究

1　生殖医療技術が生み出す諸問題に立法で対応している諸国のうち，モデルとして取り上げるべきものは，さしあたりイギリスとドイツであろう。両者とも規制により生殖医療技術に歯止めをかけている点では共通であるが，イギリスの場合，認可機関を設置し，認可手続を定めたうえで，認可違反の中の一定の行為を処罰するという方式を採用している。日本でいえば，行政（刑）法の形式に類似している。これを「イギリスモデル」と呼ぶことができるであろう。これに対して，ドイツの場合，刑事規制を前面に出した特別刑法の形式を採用している。これを「ドイツモデル」と呼ぶことができるであろう。ちなみに，「専門職の内規（ガイドライン）と対等の当事者間での裁判の判例を核に」して，あえて法による規制を設けていないのがアメリカであり[7]，これを「アメリカモデル」と呼ぶことができるであろう。また，フランスでも現在［1994年段階］，いわゆる「生命倫理3法案」が審議されており，「公共政策モデル」ともいうべき「フランスモデル」が誕生するかもしれ

ない[8]。これらの基本モデルは，日本における規制のありかたを考えるうえで，参考に値するものと思われる。以下では，紙幅の関係もあり，主として，「イギリスモデル」と「ドイツモデル」を参照・検討しつつ，日本における今後の規制の枠組を探究することにしたい。

2　まず，イギリスでは，1978年に世界最初の体外受精児が誕生して以来，生殖医療技術の規制をめぐる議論が高まり，1982年にいわゆるウォーノック委員会が作られて調査を開始し，1984年に『報告書』を出し，規制を含む64項目からなる勧告をした[9]。その勧告を受けて，1985年には代理出産取決め法（Surrogacy Arrangements Act 1985）が成立し（5箇条），商業主義的な代理出産の取決めを処罰することとした。本法は，特別刑法の形式を採用している。さらに，1990年には，同法および関連の諸法の修正ないし改正を含む，生殖医療技術全般にわたる「ヒトの受精と胚研究に関する法律」（Human Fertilisation and Embryologie Act 1990 以下，HFEA 1990と略記する）が成立した（49箇条4附則[10]）。同法の特徴は，何といっても，ヒトの受精と胚研究のための認可機関を設置し，この機関を中心として生殖医療技術の領域の適正な運用および規制を図ろうとする点，しかも規制方式がドイツの場合と異なり，行政規制を中心としたものであり，その違反行為の一定のものに刑事制裁を科すという方式（「イギリスモデル」）を採用している点である。

つぎに，ドイツの場合，イギリスの影響もあってか，1984年に連邦司法大臣と研究・技術大臣が音頭を取り，連邦憲法裁判所長官の公法学者であるエルンスト・ベンダ（Erust Benda）を座長とするベンダ委員会が創設され，体外受精，ゲノム解析および遺伝子治療に関する倫理的・法的諸問題を検討し，1985年にやはり『体外受精，ゲノム解析および遺伝子治療』という『報告書』（『ベンダ委員会報告書』と呼ばれる）を出し，立法による規制勧告をした[11]。その勧告を受けて，1986年に胚保護法討議草案，1989年には胚保護法案，そして1990年には胚保護法（Gesetz zum Schutz von Embryonen ＝ Embryonenschutzgesetz）が成立した（13箇条[12]）。前述のように，同法は，特別刑法の方式を採用している（「ドイツモデル」）。ナチス・ドイツの苦い経験からか，イギリスと比

較すると，生殖医療技術に対してきわめて抑制的といえる。

　しかし，何よりも，両者とも立法に先立って然るべき規模の委員会を設置して幅広い意見聴取を行い（この点に関しては内容的にイギリスの方が丹念であったと思われる），それを叩き台として立法案を作り，最終的に立法化に踏み切ったというプロセスには，注目すべきものがある。では，その具体的な刑事規制内容はどうであろうか。

　3　HFEA 1990 の 41 条 1 項は，(a)ヒト胚以外の生きた胚を女性に移植した者（3条2項(a)違反），ヒト配偶子以外の生きた配偶子を女性に移植した者（3条2項(b)違反），または認可を受けずに配偶子を動物の生きた配偶子と混ぜ合わせる者（4条1項(c)違反），(b)原始線条が現れた後に胚を保持または利用する者（3条3項(a)違反），胚を何らかの動物に移植する者（3条3項(b)違反），規定上その保持または利用が禁止されている条件下で胚を保持または利用する者（3条3項(c)違反），ある者の細胞，胚，もしくはその後に発育した胚から取り出した核と胚の細胞核を置換する者（3条3項(d)違反）を処罰している（10年以下の拘禁刑または罰金もしくはその併科）。

　これらは，大体において『ウォーノック委員会報告書』が勧告していたものであり，処罰規定として導入されることは予想されたところであるが，法定刑は予想以上に重い。(b)の4項目は，認可機関に認可権限さえ賦与されていない（3条3項）。ドイツ胚保護法7条も，キメラおよびハイブリッドの形成を処罰する（ただし，法定刑は5年以下の自由刑または罰金）。しかも，それは，「企行犯」として位置づけられている。ドイツの場合には，その処罰根拠として，「人間の尊厳」が挙げられているが[13]，イギリスの場合，必ずしも積極的な理由づけが明らかでない。また，仮に「人間の尊厳」を根拠にするとしても，その法的内実は曖昧なものともいえる。一般条項的な根拠づけを回避したうえで，なお新たな根拠づけが可能であろうか。あえて言えば，「種としてのヒト生命の統一性の維持」という観点からの根拠づけしかないように思われる。仮にそうであっても，「道徳論」と一線を画するには，もう少し法的根拠づけが必要と思われる。

なお，ヒトのクローニングについては，イギリスでは処罰の提案もなかったし，HFEA 1990 も直接的な処罰規定を置いていないが，ドイツ胚保護法6条は，5年以下の自由刑または罰金刑で対応している。ここにも，ドイツの厳格な方向が看取される。アルビン・エーザーのように，謙抑的立場を採る学者ですら，「遺伝的非模造性」の侵害を処罰根拠にしてこれを肯定する[14]。しかし，他方で，アルトゥール・カウフマンのように，「そもそも将来もけっして可能とならないような行動に対して刑罰規範が創設される[15]。」，と批判してヒトのクローニングの可罰性を否定する有力な見解もあることに留意すべきである。倫理的な是非はともかく，クローニングの処罰は，現時点［1994年段階］では根拠がなお弱く，時期尚早と解される。

4 HFEA 1990 の 41 条 2 項は，前記 3 条 3 項に規定する以外の方法で，(a)無認可での胚の創出，保存もしくは使用（3条1項違反），(b)無認可での配偶子貯蔵（4条1項(a)違反），治療サービス提供の目的外での配偶子使用（4条1項(b)違反），(c)無認可での配偶子移植（4条3項違反）等の行為を処罰する（正式起訴の場合，2年以下の拘禁刑または罰金もしくは両方，略式起訴の場合，6月以下の拘禁刑または制定法上の上限を超えない罰金もしくは両方）。

これらも，『ウォーノック委員会報告書』において勧告されていたものであり，しかも，認可機関の権限を重視したイギリス独自の規制方法（「イギリスモデル」）と考えられ，日本において議論する際に参考になると思われる。これに対して，ドイツ胚保護法1条1項は，①他の女性に由来する未受精の卵細胞を女性に移植した者，②当該卵細胞が由来する女性の妊娠を惹起する以外の目的で卵細胞を人工的に受精させることを企行した者，③1人の女性に対して1月経周期内に3個以上の胚の移植を企行した者，④1月経周期内に卵管内配偶子移植によって3個以上の胚の移植を企行した者，⑤1月経周期内に1人の女性に移植されるべき数よりも多く，1人の女性の卵細胞を受精させることを企行した者，⑥胚を，ある女性の子宮内での着床の終了以前に，他の女性に移植するため，またはその胚の生命維持に役立たない目的に使用するために採取した者を，3年以下の自由刑または罰金刑に処する，という

厳しい規定である。これは，いわば妊娠目的以外の胚利用・胚研究の全面禁止である。これほどに厳しい内容の規定が国会において全面的に承認された背景には，ナチス時代の人体実験の濫用の再来に対する危惧の念があったからだと言われている。しかし，とりわけこれらの事項は憲法上保障された研究の自由と密接に関連するだけに，刑罰による一律全面禁止は妥当でないと思われる。現に，ドイツでも，このような規制によって司法依存傾向が強まり，その分，研究者の自己規制意識ないし自律意識が弱まり，逆効果なっているとの指摘がなされている (エーザー[16])。したがって，むしろ「イギリスモデル」のように，せいぜい認可制にして，著しい濫用に対してのみ刑事規制を加えるにとどめ，それ以外は行政規制で対応すれば足りると思われる。

ちなみに，イギリスの HFEA 1990 は，附則1の3条2項で，(a)不妊治療の発達促進，(b)先天的疾患の原因に関する知識増進，(c)流産の原因に関する知識増進，(d)より効果的な避妊技術の発展，(e)移植前の胚の中に遺伝子異常もしくは染色体異常があることを発見する方法の発展，という目的に照らして，その研究が機関にとって必要かつ望ましいものであれば,認可を認めている。これは，柔軟な対応であり，参考になる。もっとも，ドイツの場合でも，例えば，前記③のように，1月経周期内に移植すべき受精卵の数を3個に制限することにより，多胎妊娠を防止し，将来生じるであろう減数出産の問題を事前に回避する努力がなされている点は，評価すべきである。

5 しかし，「イギリスモデル」を採用するとしても，認可機関の実効性を担保するには，その構成員の公正さや複眼的なものの見方の必要性等，諸種の問題がつきまとう (なお，HFEA 1990 は，附則1で14箇条にわたり認可機関の適正な運用に関して規定している。)。そこで，ドイツ胚保護法と異なり，HFEA 1990 の 41 条 3 項は，虚偽情報提供罪を設け (法定刑は2項に同じ)，ある者が，(a)認可交付の目的で何らかの情報を提供し，その情報が虚偽であるか，または重要事項において誤っている場合，および(b)その情報が虚偽であるか，または重要事項において誤っていることを知っているか，もしくはうっかりとその情報を提供するか，のいずれかの場合，犯罪として処罰することにより，正

確な情報の保護を目指している。これは，『ウォーノック委員会報告書』の勧告にもなかった項目であり，『ウォーノック委員会報告書』公刊以後ますます進んだ情報化社会に対応するために考え出されたものといえよう。

さらに，同条5項は，認可機関のメンバーまたは職員である者，もしくはそうであった者による一定の情報開示を処罰する情報開示罪を設け，8項目にわたる詳細な規定を置いている（法定刑は，正式起訴の場合，2年以下の拘禁刑または罰金もしくはその併科，略式起訴の場合，6月以下の拘禁刑または制定法上の上限を超えない罰金もしくはその併科）。その複雑さは，明確性の原則に抵触するのではないかとの懸念もあるが，もし，認可機関の類のものを設置するのであれば，必要以上の複雑さを解消することを条件に，この種の刑事規制は不可避のものと思われる。

6　刑事規制を考えるうえで，残る重要な問題として，商業主義の濫用がある。HFEA 1990 の 41 条 8 項は，認可が適用される者，または名目上認可を受ける者が，指令によって権限を与えられずに，配偶子または胚の何らかの供給に関し，何らかの金銭またはその他の利益を提供したり収受する行為を処罰する（法定刑は，略式起訴で，6月以下の拘禁刑または標準等級5級以下の罰金もしくはその併科）。これは，生殖医療技術の領域における商業主義を排する目的で作られたものであり，『ウォーノック委員会報告書』も，ヒト配偶子または胚の無権限売買を犯罪とするよう勧告していたところである。これは，刑法の謙抑性を考慮した場合でも，事柄が人格に関わるだけに肯定可能なものと思われる。ドイツ胚保護法2条も，ヒト胚（体外受精卵）の譲渡行為に対して，3年以下の自由刑または罰金刑で対応している。もちろん，処罰を肯定する場合でも，「商業主義」の限界を可能なかぎり明確にしておく必要がある。

7　最後に，代理出産については，前述のように，イギリスでは HFEA 1990 に先立って，代理出産取決め法という特別刑法で対応している。それも，いわば商業主義的濫用を刑事規制する趣旨である。これに対して，ドイツ胚保護法1条1項7号は，商業主義の如何にかかわらず，自己の子を出生後第三者に永続的に引き渡す用意のある女性（代理母）に対する人工的な受精

またはその女性に対するヒト胚の移植を企行した者を処罰する（3年以下の自由刑または罰金刑）。なお，当該女性は，不可罰である（同条3項）。ドイツ胚保護法の趣旨は，ハンス=ルートヴィヒ・ギュンターが指摘するように，「母親が分離されること」を阻止する点に置かれているのである[17]。

　代理出産を法的に規制すべきかについては，われわれの研究会でも議論が白熱したが，少なくとも代理出産一般について刑罰で対応するのは過剰と思われる。せいぜい，商業主義的濫用行為が処罰の対象となるにすぎないであろう。しかし，その場合でも，「当人同士が希望し，喜んでもいる」という場合になお可罰性の根拠をどこに見いだすべきかについては，さらに検討を加える必要がある。

　8　なお，その他として，ドイツ胚保護法は，濫用的性選択（3条），専断的受精および専断的胚移植（4条），さらには人の生殖系細胞の人為的変更（5条）を処罰対象としているが，イギリスのHFEA 1990は，そこまで禁止してはいない（もっとも，専断的受精・胚移植についてはイギリスにおいても許容されているとは思われない）。ここにも，ドイツ胚保護法のより禁欲的な特徴が現れているといえよう。

　以上の比較検討から推察されるように，総じて，ドイツ胚保護法は，特別刑法であるがゆえに，あるいはその点を別としても，内容からして，厳格すぎて，むしろ実効性に乏しくなるのではないか，と思われる。かくして，（刑事）規制モデルを考えるとすれば，適正利用と濫用規制の双方を視点に取り込んでいる「イギリスモデル」の方により参照すべきものがあるように思われる。

3　日本における（刑事）規制のありかた

　1　ところで，「イギリスモデル」を参考にするにしても，医療制度の相違などを考えると，それをそのまま日本に導入するのは困難と思われる。われわれの共同研究においても，この点についてかなり議論を重ねた。そして，

その困難性は，具体的な問題になればなるほど顕在化した。そこで，以下では，当勧告内容の検討と位置づけを踏まえながら，日本における（刑事）規制のありかたについて，若干の提言を試みたいと思う。

　まず，前提問題として，生殖医療技術に対して一方で「適正利用」を考え，他方でその濫用に対して「規制」を加えるという基本的視点に立脚する以上，様々な規制レベルがありうることを念頭に置いておく必要がある。第1に，自主規制を尊重しなければならないであろう。これが実効性あるものであるかぎり，理想形態と考えられる。日本でも，現在のところ，日本産科婦人科学会の会告しかないことから，ある意味では，「自主規制レベル」にあるといえよう。しかし，自主規制が社会に対して責任を貫徹しうるほどに確固たるものであるためには，医プロフェションの強力な自律意識と責任意識があり，しかも，社会がそれに対して相当の信頼を置いているという前提がなければならないであろう。もし，それが可能であれば，ことさらに法律論を持ち出す必要もなかろうが，その母国ともいうべきイギリスやドイツですらそれが限界を超えているのであり，ましてや，日本の場合，その前提自体が疑問視されていることからすれば，一定の問題については法的規制を考えざるをえないと思われる。アメリカのように，「放任」（せいぜい個別事案に対する司法判断）という選択肢もありえようが，事態の推移は，それを許さない状況になりつつあるように思われる（当勧告前文および勧告1の〔理由〕参照）。

　2　しかし，法規制を考えるにしても，当勧告1の〔理由〕で指摘されているように，「技術の対象となる女性の健康状態と，生まれてくる子どもの福祉，さらにはこの技術によって引き起こされる社会的有害性の防止」という基本的視点を明確に認識しておく必要がある。これ抜きにしては，何のための生殖医療技術であるのか，わからなくなる。

　そこで，法規制を考えるにしても，段階的に考えるべきであろう。ドイツ胚保護法のようにストレートに刑事規制を導入することは，前述のように，問題が多い。そこで，第2に，民事規制を考える必要がある。これも，内容的には広範囲にわたりうるが，損害賠償等の事後的手段というよりも，家族

法的観点からの整備により，事前に生殖医療技術の適用範囲を限定するという方向が望ましいように思われる。当勧告も，基本的にその方向にあるといえよう。例えば，勧告2では，生殖医療技術の適正利用の範囲を，不妊に悩む夫婦（法律上の夫婦のほか，一定の証明可能な内縁の夫婦も含む。）に限定するよう勧告しているし，勧告13では父子関係の確定を5項目にわたり勧告している（なお，勧告14は，事後処理的意味合いがある。）。精子提供記録の保存義務と本人開示（勧告8）も，その一環と考えられる。

3 もちろん，民事規制にも限界があり，過度な濫用に対しては強制的な規制を考えざるをえない。その場合でも，第3に，最終手段（ultima ratio）としての刑事規制を考える前に，行政規制を考えるべきである。その際に，当勧告は，生殖医療技術の適正利用の保障および濫用を防止するため，各都道府県単位でその利用の条件を満たしているかどうかの審査を行う機関（生殖医療技術審査委員会）を設置するよう勧告し（勧告15），それとセットで規制についても考えるべきことを提唱している。それが，イギリスの認可機関のような役割を果たしうるかは定かではないが，複眼的な構成員よりなる機関によって事前に適正利用のチェックが期待できるように思われる。

では，行政規制の具体的内容はどのようなものになるであろうか。勧告5は，プライバシー保護のため，刑法134条1項の処罰対象とされている者以外（例えば，看護職［その後，保健師助産師看護師法の改正によって法律上明文で守秘義務が課されるようになった。］・審査機関の構成員等）で職務上知りえた秘密を正当な理由なく漏えいした者に対して資格停止ないし剥奪といった一定の行政制裁を課すよう勧告している。イギリスのHFEA 1990との対比からすると，多少対応が不十分ともいえるが，当面は刑事規制については刑法134条1項で対応し，それ以外の行為者については勧告5のように行政制裁で対応していく方が妥当であろう。そして，適正な情報管理がそれでは不十分と判明した時点で再度刑事規制を拡張するという方向を考えるべきであろう。

また，勧告10は，受精後14日を超えるヒト胚の保持・利用，および提供者の婚姻期間を超えた冷凍保存配偶子・胚の利用に対しても，実施者に対し

て行政制裁を課すよう勧告している。前者については，〔理由〕として次の点が挙げられている。「胚および配偶子の保存技術は冷凍保存も含めますます向上しており，無条件にその保存および使用を認めることは，多方面に混乱をもたらす。とりわけ，受精後14日頃になると，ヒト生命の基本部分である脳等が形成されるので，それ以後の保存および使用は，後に生まれてくるであろう生命体に危険をもたらすであろうし，承認しがたい実験に途を開く恐れもある。日本産科婦人科学会も会告（昭和60年3月「ヒト精子・卵子・受精卵を取り扱う研究に関する見解」日産婦誌44巻1号25頁）において，『受精卵は2週間以内に限って，これを研究に用いることができる』旨を表明している（同見解2—2）。諸外国においても，この期限を基準として考えるのが有力である。」このように，実践的・比較法的理由からしても，規制自体は妥当と解される。後者については，「凍結保存された配偶子及び胚を提供者の死後に使用すると，子供の出生時点で片親もしくは両親が存在しないという事態が生じ，また親子の確定についても法律的に混乱が生じること」が理由として挙げられている。この規制も，当勧告の基本的視点のひとつである「子どもの福祉」という観点からして妥当と解される。問題は，規制方法である。前者は，研究の自由に関係し，後者は，家族問題に関係することから，いずれも刑法が直接介入すべき領域でないように思われ，規制するとすれば，一定の行政制裁とすべきである。

　さらに，問題となるのは，余剰胚を用いた実験である。ドイツ胚保護法のように，一律に刑罰で禁止というのは，憲法23条の学問の自由との関係で問題が生じうるので妥当とは思われない。むしろ，当勧告11のように，イギリスにならって実験の可否の判断を前述の審査委員会の判断に委ね，同委員会が不妊治療目的でもない実験を排除し，違反に対しては，例えば，研究費の削減，研究資格の停止，研究成果に対するいっさいの権利剝奪等の行政制裁で対応する方が妥当であるし，効果的と思われる。

　4　このように見てくると，刑事規制の対象となる行為は，きわめて限られてくる。当勧告は，2つの行為に対して新たな刑事制裁を科すよう勧告す

るにとどめている。第1は，営利目的で生殖医療技術の斡旋もしくは斡旋類似行為を行う場合 (勧告7)，第2は，権限なく他人の胚を毀損し，処分し，もしくは売買する場合 (勧告12) である。

　前者は，生殖医療技術が人格に深く関わる問題であることに鑑み，商業主義を厳格に規制しておかないと，臓器売買類似の問題が生じる懸念が強く，刑事規制に一定の役割が期待されるように思われる。もちろん，構成要件を可能なかぎり明確化して対応しなければならないことはいうまでもない。勧告7の〔理由〕では，具体的に，精子銀行，卵子売買，代理母斡旋等を念頭に置いているが，さしあたりこのような典型的行為を中心に検討しておけば足りるであろう。ただ，必要経費，善意の謝礼，そして報酬との区別を実際上どのように行うかが，課題として残るであろう。後者は，胚の法的位置づけとも関連する。勧告10の①に示しているように，「『胚』とは，体外での受精完了時から母体への移植後着床終了時までのヒト胚のことをいう。」しかし，その〔理由〕にあるように，現行法上，「胚の法的地位」については定義が存在しない。それは，イギリスでもドイツでも同様である。その積極的定義を国家レベルで行おうとすると，価値観の厳しい対立で容易に主題がまとまらないという背景があるように思われる。しかし，少なくとも，将来的に人に発展する胚を通常の動産と同視すべきではないという点での合意は得られるものと思われる。器物損壊説[18]もあるが，維持しがたいであろう。もちろん，だからといって，勧告12の〔理由〕にもあるように，「胎児に至る以前の段階である以上，胎児と全く同等の保護を与え，これを侵害する者に堕胎と同様の処罰を加えるわけにもいかない。」したがって，堕胎罪とのバランスと胚のこうした特性を考慮したうえで，胚に独自の法益適格性を付与し，権限なく他人の胚を毀損し，処分し，もしくは売買する行為を処罰する構成要件を創設すべきものと思われる[19]。詳細については，別途考察したい。

　5　なお，勧告3では，代理母・貸し腹および卵提供の禁止，勧告9では，男女生み分けの原則的禁止を提唱しているが，それ自体の制裁を予定していない。前者については，前述のように，商業主義的濫用に対して刑事制裁を

考えておけばさしあたり十分であろうし，後者についても，行政制裁，まして刑事制裁で対応するのは過剰と思われる。また，当勧告が減数出産という難問を事前に回避するため，ドイツ胚保護法にならって，「多胎妊娠の可能性を減らすため，体外受精実施後に子宮に戻す受精卵の数は3個を超えてはならない。」(勧告9参照)，と提言しているのは，妥当と思われる。

さらに，当勧告では，勧告6（利用のための手続）において，「生殖医療技術を受けようとする者には，十分な医学情報が提供されたうえ，カウンセリングが十分に受けられるような手続を保障するなど，自由な意思決定への援助が行われることが生殖医療技術実施の要件となるよう勧告」しており，それ自体は，インフォームド・コンセントを担保するために重要な内容を有しているといえよう。これによって，一時的な衝動による決定あるいは瑕疵ある決定が防止されるであろう。しかし，当勧告は，専断的受精および専断的胚移植については，規制の提言をしていない。この点に関しては，むしろ，ドイツ胚保護法4条のように，刑事規制を加えるべきではなかろうか。とりわけ，本人の同意なしに女性に胚移植を行う者については，侵襲の重大性からしても，処罰根拠は十分あるといえよう。

4　結　語

以上の考察からも明らかなように，生殖医療技術の領域で刑法が果たす役割はきわめて限られているといえよう[20]。エーザーが述べているように，法，とりわけ刑法は，この種の問題では，「緊急制動装置」の役割を果たせば十分である[21]。したがって，むしろ，女性の健康および子どもの福祉・人権を十分配慮した法システムの整備にウェイトを置いた施策がまずは講じられるべきである。

以上，生殖医療技術の(刑事)規制モデルについて，イギリスおよびドイツとの比較法的検討と当勧告を踏まえた日本における(刑事)規制のありかたを中心として考察を加えてきたが，紙数の関係上，いまだスケッチの域を出た

ものではない。これを契機に，内外の文献を渉猟して，詳細について，さらに考察を深めていきたいと思う。

1) *Arthur Kaufmann*, Rechtsphilosophische Reflexionen über Biotechnologie und Bioethik an der Schwelle zum dritten Jahrtausend. JZ. 987. S. 838. 邦訳として，アルトゥール・カウフマン（上田健二・竹下賢訳）「バイオテクノロジーとバイオエシックスについての法哲学的考察――西暦2千年代を前にして――」同志社法学40巻4号（1988）50頁，同（上田健二監訳）『転換期の刑法哲学』（1993・成文堂）334―335頁（竹下賢訳）参照。
2) *Albin Eser*, Recht und Humangenetik―Juristische Überlegungen zum Umgang mit Menschlichem Erbgut, in Werner Schloot（Hg）, Möglichkeiten und Grenzen der Humangenetik. Mit Beiträgen aus Medizin, Biologie, Theologie, Rechtswissenschaft, Politik. (1984), S. 185. 邦訳として，アルビン・エーザー（上田健二・浅田和茂編訳）『先端医療と刑法』（1990・成文堂）185頁（甲斐克則訳）。
3) この問題の世界的な議論状況を理解するのに有益な文献として，唄孝一ほか「人工生殖の比較法的研究」比較法研究53号（1991）1頁以下，中谷瑾子「諸外国における生殖医療と法的規制」産婦人科の世界46巻5号（1993）33頁以下，*Sheila A.M. McLean* (ed.), Law Reform and Human Reproduction, 1992 参照。［最近までの世界の生殖補助医療の規制について有益な文献として，神里彩子・成澤光編『生殖補助医療――生命倫理と法・基本資料3――』（2008・信山社）がある］。
4) この一連の会告については，日産婦誌44巻8号（1992）11頁以下［および神里ほか編・前出注(2)28頁以下］参照。
5) 日本における現状分析については，白井泰子・前出注(3)比較法研究53号61頁以下，家永登・同75頁以下，服部篤美・同84頁以下参照。なお，白井泰子「新しい生殖技術に対する法律家の態度」精神保健研究39号（1993）107頁以下，同「新しい生殖技術に対する有識者の態度――態度形成に及ぼす専門性と年齢の効果――」年報医事法学9号（1994）8頁以下参照。

また，これらの問題点を包括的に論じたものとして，石井美智子「治療としてのリプロダクション――人工授精・体外受精の法的諸問題――」ジュリスト増刊総合特集『日本の医療――これから』（1986）198頁以下，同『人工生殖の法律学――生殖医療の発達と家族法』（1994・有斐閣）の随所，大谷実『いのちの法律学』（1985・筑摩書房）15頁以下，および甲斐克則「生命と刑法」竹内正・伊藤寧編『刑法と現代社会（改訂版）』（1992・嵯峨野書院）64頁以下参照。
6) 生殖医療技術をめぐる法的諸問題にかんする研究プロジェクト「生殖に関する医療的技術（生殖医療技術）の適正利用および濫用規制に関する勧告」ジュリスト1045号（1994）105頁以下［本書第6章・章末掲載］参照。このプロジェクトの研究代表者は，東海林邦彦教授（北海道大学法学部）であり，研究分担者は，以下の

とおりである（50音順，所属および肩書は当時のもの）。五十嵐清（札幌大学法学部教授），石井美智子（東京都立大学法学部助教授），浦川道太郎（早稲田大学法学部教授），甲斐克則（広島大学法学部教授），加藤久雄（慶応義塾大学法学部教授），品川信良（弘前大学名誉教授），菅野耕毅（岩手医科大学教養部教授），高井裕之（京都産業大学法学部助教授），手嶋豊（広島大学法学部助教授），野村豊弘（学習院大学法学部教授），長谷川晃（北海道大学法学部教授），丸山英二（神戸大学法学部教授），山田卓生（横浜国立大学経済学部教授），吉田敏雄（北海学園大学法学部教授）。

7) 櫟島次郎「フランスにおける生命倫理の法制化——医療分野での生命科学技術の規制のあり方——」Studies 生命・人間・社会 No. 1（1993）36頁参照。そこでは，アメリカの方式は，「Private Policy Model」と呼ばれている。もっとも，アメリカが，一律的に無規制状態というわけではない。アメリカの具体的状況については，石川稔・前出注(3)比較法研究53号7頁以下参照。さらに，アメリカ医事法研究会「ヒト生殖技術および代理母に関するモデル案」ジュリスト973号（1991）95頁以下をも参照。

8) 櫟島・前出注(7) 35頁以下参照。そこでは，フランスの方式は，「Public Policy Model」と呼ばれている。フランスの議論状況の詳細については，同文献および高橋朋子・前出注(3)比較法研究53号38頁以下参照。

9) この報告書の正式名称は，Deptement of Health & Social Security：Report of the Committee of Inpuiry into Human Fertilisation and Embryology.（1984）である。同書は，後に，Mary Warnock, A Question of Life.（1985）として Blackwell 社から出版されており，さらに，メアリー・ワーノック著（上見幸司訳）『生命操作はどこまで許されるか』（協同出版・1992）という邦訳も出されている。同報告書の内容を詳細に分析したものとして，甲斐克則「先端医療と刑事規制——イギリスの『ウォーノック委員会報告書』（1984）を素材として——」犯罪と刑罰7号（1991）135頁以下［改題のうえ本書第2章所収］参照。

10) 同法の刑事規制部分の詳細については，甲斐克則「生殖医療の規制に関するイギリスの新法について——『生殖医療と刑事規制』の一側面——」広島法学15巻3号（1992）131頁以下［改題のうえ本書第3章所収］参照。なお，三木妙子・前出注(3)比較法研究53号48頁以下，および石井美智子「人工妊娠中絶できる時期の短縮とHFEA 1990」年報医事法学7号（1992）208頁以下参照。

11) ベンダ委員会報告書は，In-vitro-Fertilisation, Genomanalyse und Gentherapie, Bericht der gemeinsamen Arbeitsgruppe des Bundesministers für Forschung und Technologie und des Bundesministers der Justiz.（J. Schweizer Verlag 1985）として公刊されている。

12) ドイツにおける立法化に至る一連の経緯については，川口浩一・葛原力三「ドイツにおける胚子保護法の成立について」奈良法学会雑誌4巻2号（1991）77頁以下参照。そこでは，同法の邦訳も行われている。われわれの共同研究の報告書『生殖医療における人格権をめぐる法的諸問題』の『資料集』にも邦訳が掲載されているので併せて参照されたい（吉田敏雄監訳）。さらに，岩志和一郎「ドイツにおける胚

保護法」年報医事法学 7 号（1992）203 頁以下，ギュンター＝ケラー編著（中義勝・山中敬一監訳）『生殖医学と人類遺伝学——刑法によって制限すべきか？』（成文堂・1991）およびエーザー・前出注(2)185 頁以下［甲斐訳］参照。［その後の文献として，岩志和一郎「生殖補助技術に対するドイツの対応」産婦人科の世界 2000 春季増刊号『Bioethics：医学の進歩と医の倫理』（2000・医学の世界社）227 頁以下および床谷文雄「ドイツ」総合研究開発機構・川井健編『生命科学の発展と法——生命倫理法試案——』（2001・有斐閣）201 頁以下を挙げておく］。

13) Vgl. *Rolf Keller/Hans-Ludwig Günther*, Embryonenschutzgesetz. Kommentar zum Embryonenschutzgesetz.（1992）, S. 239f.

14) エーザー・前出注(2)239 頁（上田健二訳）。

15) カウフマン・前出注(1)『転換期の刑法哲学』321 頁（竹下賢訳）。

16) この指摘は，われわれの共同研究の一環として，1993 年 9 月 10 日にアルビン・エーザー教授をお迎えして札幌で行われた研究会において，私の質問に対する回答の中で示されたものである。

17) ハンス-ルートヴィヒ・ギュンター「生殖医療の倫理的および法的側面」（甲斐克則訳）広島法学 17 巻 3 号（1993）356 頁参照。なお，この訳稿は，「人類遺伝学の法的制限か？」と題する論稿とともに，ハンス-ルートヴィヒ・ギュンター（日髙義博・山中敬一監訳）『トピック・ドイツ刑法』（1994・成文堂）以下［本書巻末資料］にも，若干の修正と解題を付して収録されているので，併せて参照されたい。

18) 例えば，石原明「体外受精の法的視点と課題」ジュリスト 807 号（1984）31 頁［石原明『医療と法と生命倫理』（1997・日本評論社）14—15 頁］。

19) 加藤久雄「『ヒトの生命』生成と刑法上の諸問題——『受精卵』・『初期胚』の法的保護を中心として——」福田平・大塚仁博士古稀祝賀『刑事法学の総合的検討（下）』（1993・成文堂）249 頁以下（同論文は，われわれの共同研究報告書『生殖医療における人格権をめぐる法的諸問題』77 頁以下にもほぼそのままの形で収録されている）も同旨と思われる。なお，吉田敏雄「ヒトの移植前初期胚の（法的）性格とそれに関連する若干の問題——刑事法的関心から——」共同研究報告書『生殖医療における人格権をめぐる法的諸問題』99 頁は，「初期胚は，人の主体的価値は認められず，また，胎児ほどの尊敬にも値しないが，しかしそれでも新たな立法による保護を要する。」，と説く。

20) 日本の刑法学者は，総じてこうした謙抑的態度にあるものと解される。加藤・前出注(19)のほか，中谷瑾子「生殖医学の進歩と刑事法上の諸問題」法学研究 61 巻 2 号（1988）163 頁以下［同『21 世紀につなぐ生命と法と倫理——生命の始期をめぐる諸問題——』（1999・有斐閣）165 頁以下］，町野朔「生殖医療技術と日本刑法」警察研究 56 巻 8 号（1987）27 頁以下等参照。なお，刑法学者以外では，石井・前出注(5)『人工生殖の法律学』95 頁以下，および金城清子「生殖技術と法的規則（上）（中）（下）」法律時報 66 巻 9 号（1994）12 頁以下，10 号 16 頁以下，11 号 14 頁以下により，法規制の具体的内容が呈示されている。

21) エーザー・前出注(2)207 頁（甲斐訳）参照。

〔補足〕
　最近の興味深い特集として,「特集・生殖補助医療の課題」ジュリスト 1243 号（2003）6 頁以下,「特集・生殖補助医療の規制と親子関係法」法律時報 79 巻 11 号（2007）を挙げておく。

第5章 体外受精の意義と法的諸問題

1 体外受精の意義

　受精とは，通常，母体内において精子が卵子の中に侵入し両者の核が融合して接合体を作ることをいう。ところが，婚姻カップルのうち10組に1組は不妊に悩んでいるという。不妊症としては男性不妊（無精子症，無精液症，精子死滅症等）と女性不妊（排卵障害，卵管障害，着床不全等）がある。人工授精（配偶者間人工授精＝AIHと非配偶者間人工授精＝AID）は，男性不妊克服のために早い時期に考え出されたが，体外受精は，女性不妊克服のために最近開発されたものである。1978年にイギリスで世界初の体外受精児が誕生したが，日本でも1983年に誕生して以来1996年までに27,000人の体外受精児が誕生しているという。

　体外受精（in-vitro-fertilization＝IVF）は，受精を母体外で行うものであり，精子および卵子の採取，受精のための精子と卵子の培養，受精の確認判定，そして母体への胚移植（embryo transfer＝ET）が主な内容である。成功率は1割から2割程度であるが，最近では，配偶子卵管内移植（GIFT）や顕微授精（卵の透明帯を機械的または化学的に開口する方法，囲卵腔内に直接精子を注入する方法，卵細胞質内に直接精子を注入する方法を含む。）の開発により，成功率は高くなっている。まさに「生殖革命」の時代といえる（金城清子『生殖革命と人権』（1996・中公新書）参照）。体外受精は，夫婦間で実施する場合には特段の法的問題はなく，適正な治療として一般に承認されている（日本産科婦人科学会会告「『体外受

精・胚移植」に関する見解」日産婦誌44巻8号参照)。しかし，それを超えて，「ニーズ」を根拠に可能なことは何でもやってよいのか。現在，法的・倫理的にこれが問われているのである。

2 体外受精の法的諸問題

体外受精をめぐってはいくつかの法的諸問題があるが，主たる問題として，その組合せから生じる問題がある。体外受精は，卵子と精子と母体の組合せとして，①卵子が妻，精子が夫，母体が妻，②卵子が妻，精子が提供者，母体が妻，③卵子が提供者，精子が夫，母体が妻，④卵子が提供者，精子も提供者，母体が妻，⑤卵子が妻，精子が夫，母体が第三者（ホスト・マザー），⑥卵子が提供者，精子が夫，母体が卵子提供者か第三者（サロゲート・マザー），⑦卵子が妻，精子が提供者，母体が第三者，などがある。このうち，①は一般に認められているAIHの延長的技法であって（内縁の場合も含め）問題はないし，②もAIDが最近一定の条件で日本産科婦人科学会会告で認められているように（「『非配偶者間人工授精と精子提供』に関する見解」日産婦誌49巻5号参照。ただし，条件については若干の疑問がある。甲斐克則「法的規制の必要性——刑法の立場から——」産科と婦人科65巻4号471頁［本書第6章］参照），その延長的技法と考えられるので，これもかろうじて法的に認められよう。

問題が生じるのは，③以下の場合である。③は「卵子提供（Egg Donation）」といわれるもので，最近，不妊症の夫婦が妻の妹の卵子の提供を受けて長野県のあるクリニックで体外受精を行い双子を出産したことで議論を醸成している。日本産科婦人科学会の会告ではこれを認めていないことから，実施した医師の学会除名処分問題が起きた。主たる問題点は，AIDを認めておきながら，なぜ卵子提供は認められないのか，という点にある。同じ配偶子である精子と卵子の提供にいかなる意味での差異があるのか。遺伝学上の母親と産みの母親の関係をどう考えるのか。禁止するとすれば，その根拠は何か。議論は煮詰まっていない。卵子の採取は，精子に比べると侵襲の程度や深刻

さが大きいという点のほかに、卵子が誰のものかは、つまるところ母親が誰かということと大きく関係する。卵子提供者が匿名であると否とにかかわらず、「産みの母」が遺伝学上の母親でないということは、子どもにとって重大な問題である。また、商業主義への懸念もある。これらの問題をクリアーできるか、が各方面から検討されなければならない。現段階では慎重な対応が必要である。

④は、他者の受精卵をもらって妻が妊娠し、出産後自分たちの子どもとして届け出るもので、これは、受精卵（初期胚）が配偶子の段階を超えたヒト生命体の原初形態であるだけに、法的にも認めることはできないであろう。なぜなら、遺伝学的に両親のいずれも関与していないだけに、単に「産む」という事実だけを法的に認めることができるのか、疑問である。また、商業主義にも流れやすい。そうなると、養子の先取り形態どころか、「受精卵の商品化」という、いわば人身売買の先取り形態を認めることになりかねない。

⑤と⑥は、議論が多い代理母ないし代理出産である。代理母は、「狭義の代理母」である⑤ホスト・マザー（夫婦の受精卵を第三者に移植し第三者の子宮を借りて代理出産してもらう場合）と「広義の代理母」である⑥サロゲート・マザー（(a)夫の精子を妻以外の女性に人工授精して出産してもらう場合と(b)妻以外の女性の卵子を夫の精子で体外受精させ、その受精卵を妻以外の女性に移植して代理出産してもらう場合）の２種類がある（品川信良「代理母」法学教室150号26頁参照）。⑦も、AIDを延長した代理出産の変則形といえる。⑤の場合、子どもは遺伝学的には両親の子どもであるが、⑥（とりわけ(b)）の場合、妻は遺伝学的にも生物学的にも母親とはいえず、「育ての母親」でしかないので、より問題が多い。これらは日本では一般に認められていないことから、禁止されていない外国に出かけていって実施する者もいるというが、日本でも明確に法的に禁止されているわけではない。他方、ドイツのように全面禁止する国もある。アメリカのニュージャージー州では、⑥(b)について、1986年にいわゆる「ベビーM事件」が発生した（樋口範夫「代理母訴訟判決」法学教室96号76頁以下、石井美智子『人工生殖の法律学』(1994・有斐閣) 24頁以下等参照）。代理母契約に基づいて代理出産した女

性がいったん依頼者夫妻に女児 M を引き渡したが，その後 1 週間だけ M を渡してくれと言って取り返したきり返さなかったので，M の実父が契約履行を求めて訴訟を提起したのである。1988 年 2 月 3 日，同州最高裁は，代理母契約を無効としたうえで（したがって親権者は代理母），「子どもの最善の利益」を考慮して監護権については依頼者に認めた (537 A. 2d 1227)。アメリカでは，その後も類似の事件が起きている（石井・前掲書 44 頁以下参照）。

　代理母の共通の問題点は，子どもの視点から「母親は誰か」という問題のほかに，代理母自身が長期間の妊娠で拘束を受け，しかも相手の望むように無事に出産を迎えなくてはならない点にある。妊娠中の不測の事態（流産，感染症等）にどう対応するかは，責任問題も含め難問である。さらに，商業主義介在の余地が多分にありうるのも問題である。

　体外受精のその他の問題として，体外受精卵に起因する問題がある。体外受精卵の法的保護をどうするか。その毀損・処分・売買等について現行法では対応しきれない。また，体外受精を成功させるためには複数の受精卵を母体に戻す必要があるが，その結果，多胎妊娠を生じさせ，皮肉にも多胎減数術を施さざるをえない状況も生まれる。緊急避難［刑法 37 条 1 項］の場合はともかく，それ以外のいかなる場合にいかなる根拠で正当化されうるか。予防方策としては，移植すべき受精卵の数を事前に 3 個以内に制限すべきであろう。さらに，母体に移植する受精卵を事前にチェックする着床前診断の実施についても是非について議論が起きている。優生問題も絡む難問である。その他，「人間の尊厳」に深く関わる最近のクローンをめぐる議論も，この延長の問題として位置づけることができる。単なる感情論ではなく，冷静な論理が要求される。

3　生殖医療技術の法規制

　では，以上のような体外受精をはじめとする生殖医療技術をめぐる諸問題に対して，どう対応すべきであろうか。従来は日本産科婦人科学会の自主規

制である会告に頼っていたが，これには強制力がないので，日本でもようやく法的規制の導入が説かれ始めている（例えば，筆者も参加して作成した「生殖に関する医療的技術（生殖医療技術）の適正利用および濫用規制に関する勧告」ジュリスト1045号105頁以下［本書第6章・章末資料］参照）。しかし，まだ大きな潮流になっていない。イギリス，ドイツ，フランス等ではすでに立法化がなされ，一定の法的規制が行われているが，その形態は多様である。いかなる形態でいかなる内容を法規制として取り込むべきであろうか。

　基本的枠組みを示せば，第1に，何よりも侵襲を受ける当該女性の健康状態ないし心理状態に最大の注意を払うべきである。社会的プレッシャーもありうることから，十分なカウンセリング体制の確立により真のインフォームド・コンセント獲得の条件を整備する必要がある。第2に，生殖医療が家族関係にも大きな影響を及ぼすことから，とりわけ生まれてくる子どもの福祉・人権について十分な配慮をすべきである。子どもの「出自を知る権利」の保障のほかに，分娩した者を母親とする等の家族法の整備は急務である。第3に，犯罪的なものも含め商業主義的濫用（受精卵の毀損・処分・売買等），もしくは積極的優生学［良い遺伝形質を積極的に増やす］あるいは消極的優生学［悪い遺伝形質を抑制する］の濫用等の社会的有害性にも留意し，犯罪性の強いものについては刑罰で禁止すべきである。その際，ヒト生命の始期および受精卵（初期胚）の法的地位，保護法益としての適格性も確定しておく必要がある。しかし，第4に，法規制のあり方としては，すべてを刑罰の対象とするドイツモデルよりも，自主規制で可能なものはそれを活用し，次いで民事規制（損害賠償），さらに行政規制（資格・営業停止や研究費凍結等），そして最後に刑事規制という柔軟な段階的規制方式が妥当である（甲斐克則「生殖医療技術の（刑事）規制モデルについて」広島法学18巻2号65頁以下［本書第4章］参照）。第5に，適正なものと制限ないし禁止すべき内容をチェックするための手続規定（審査委員会を含む）を整備すべきである。

　このように，生殖医療技術をめぐる諸問題は，私的次元を超えて社会的次元の問題となっているだけに，以上の点を立法化を含め学際的に検討すべき

時期にきている（なお，以上の問題を学際的観点から検討した特集である産婦人科の世界48巻7号・49巻1号，産科と婦人科65巻4号等を参照されたい）。

第6章 生殖技術と法的規制の必要性
——刑法の立場から——

> **要旨** 生殖医療は本来的には私事であり，しかも不妊に悩むカップルに恩恵をもたらすが，他方で，ひとたびその技術の濫用があると，直接当事者のみならず，次世代以降にまで，あるいは社会全体に重大な影響を及ぼすおそれがある。現在，日本では日本産科婦人科学会の会告という自主規制しかないが，代理出産等の商業主義的濫用にみられるような事態に適切に対応するためには，一定の法的枠組（刑事規制を含む）を設けるべき時期にきているように思われる。

1　はじめに

　生殖医療は本来的には私事であり，しかも不妊に悩むカップルに恩恵をもたらす反面，ひとたびその技術の濫用があると，直接当事者のみならず次世代以降あるいは社会全体に重大な影響を及ぼしうるという社会的側面をも併せ持っている。したがって，オーストラリアのヴィクトリア州を筆頭に，イギリス，ドイツ，フランスなどの諸外国が，生殖医療技術の予想される一定の濫用に対して法的枠組を設けたことの意義は大きい。日本産科婦人科学会の会告という自主規制に依拠しているだけの日本の現状においても，既成事実が積み重ねられる前に，一定の強制力をもった法的枠組を設けるべき時期に来ているのではないか。そのためには，前提として十分な「医と法の対話」が必要である。従来，日本では「医と法の対話」が必ずしも十分に行われて

こなかった嫌いがあるが，この企画を含め，近年少しずつ「対話」の兆しが見えはじめている。「対話」には相互批判が付きものであるが，建設的な批判である以上，お互いに耳を傾け，国民に納得してもらえる適正な法規制を共に考える必要がある。また，その中で国民も「対話」に参加できる途を作らなければならないであろう。以下，主として刑法学の観点から生殖医療技術に対する法的規制の枠組と必要性について論じることとする。

2　生殖医療技術に対する法的規制の基本的視点とモデル

まず，法的枠組を設ける際にいかなる基本的姿勢に立つか，が重要である。この点について，生殖医療技術を罪悪視して全面的に禁止するのは妥当でなく，筆者も参加して作成した「生殖に関する医療的技術（生殖医療技術）の適正利用および濫用規制に関する勧告」[1]（以下「勧告」〔章末に勧告文掲載〕という。）が示したように，一方で生殖医療の適正利用を保障し，他方で濫用に対しては規制を加えるという基本的姿勢で臨むべきである。そして，法的規制を加える場合，3つの重要な基本的視点を挙げることができる。第1に，何よりも侵襲を受ける当該女性の健康状態ないし心理状態に最大の関心を払うべきである。第2に，生殖医療が家族関係にも大きな影響を及ぼすことから，とりわけ生まれてくる子どもの福祉について十分な配慮をすべきである。第3に，犯罪的なものも含め，商業主義的濫用もしくは積極的優生学ないし消極的優生学の濫用等の社会的有害性にも留意すべきである。

しかし，規制にも様々なものが考えられる。現在の自主規制方式もひとつの方法である。これですべてがうまくいけば法的規制も不要であり，これこそ理想といえるかもしれない。しかし，自主規制が社会に対して責任を貫徹しうるほどに強固なものであるためには，医プロフェッションの強力な自律意識と責任意識があり，しかも社会がそれに対して相当な信頼を置いているという前提がなければならないが，先端の生殖医療技術をめぐる諸問題については，その母国ともいうべきイギリスやドイツですら自主規制の限界を超

えている。日本でも残念ながらその前提自体に疑問が出されていることからすれば、一定の問題については既存の法律との整合性を考えながら、新たに強制力を持った法的規制を考えざるをえない。適切な法律ができれば、国民・患者も救われるし、良心的な医師・医療関係者も救われるはずである。その際、既存の法律との整合性を考えつつ、まずは、家族法的観点からの整備により事前に生殖医療技術の適用範囲を限定するという方向での民事規制を考え（被害が発生すれば損害賠償の途もありうる）、次いで、一定の認可制と行政制裁を伴う行政規制を考え、そして最後に、最も厳しい刑事規制を考えるという具合に、内容に応じた段階的規制を考えるべきであろう。この分野で刑法が前面に出すぎるのは妥当でない。

では、具体的にはどのような規制モデルが妥当であろうか。「アメリカモデル」のように、基本的に当事者に任せて放任（場合によっては法廷で解決）するのは、困難な状況になりつつある。そうかといって、ドイツ胚保護法（1990年成立）のように、特別刑法を作って強力な法規制を前面に出すと、かえって司法に依存する傾向が強まり、研究者の自己規制意識ないし自律意識が弱まることにもなりかねない。したがって、「ドイツモデル」も妥当でないように思われる。そこで、イギリスの「ヒトの受精と胚研究に関する法律（HFEA, 1990年成立）のように、基本的に認可制にして、行政規制を中心に考え、著しい濫用に対してのみ刑事規制を加えるという「イギリスモデル」が参考になるように思われる。もちろん、イギリスとは医療制度が異なるので、それを参考にしつつ日本独自のシステムを考える必要がある。また、フランスでも 1994年に人体の不可侵性・不可譲性といった基本原則の下に、ヒトの生死に関する諸問題をかなり網羅的・包括的に取り込んだ、いわゆる「生命倫理三法」が成立した。それは、人権を公共的な観点から捉えるもので、「公共政策モデル」ないし「フランスモデル」と呼ぶことができる。これは理想的であり、重要な示唆を与えてくれるが、日本の立法状況を考えると、実現には相当な困難を伴うことを覚悟しなければならないであろう[2]。

3　法的規制の具体的内容

さて問題は，いかなる行為をどのように具体的に法的に規制するか，である。

1) インフォームド・コンセントの確保

まず，前提条件として，生殖医療技術を受けようとする者に対しては十分な医学情報が提供されなければならず，しかもカウンセリングが十分に受けられるような手続を保障するなど，自由な意思決定への援助が行われることを要件とすべきである（**勧告6参照**）。これは，インフォームド・コンセントを実質的に担保する重要な要件であり，これによって一時的な衝動による決定あるいは瑕疵ある（勘違い・思い過ごしの）決定が防止されるであろう。これを欠けば，少なくとも民事制裁（損害賠償）の対象になりうるであろう。

2) 非配偶者間人工授精（AID）

つぎに，具体的諸問題のうち，AIDについては見直しの時期に来ており，日本産科婦人科学会でも倫理委員会を中心に検討がなされ，最近，新たな会告が出されたところである[3]。それによれば，AIDは，「不妊の治療として行われる医療行為であり，その実施に際しては，わが国における倫理的・法的・社会的基盤を十分に配慮し，これを実施する。」とされ，①「本法以外の医療行為によっては，妊娠成立の見込みがないと判断され，しかも本法によって挙児を希望するもの」と，②「法的に婚姻している夫婦で，心身ともに妊娠・分娩・育児に耐え得る状態にあるもの」が対象とされている。内縁の夫婦までは含んでいないが，AIDの特殊性からして現段階ではやむをえないであろう。法的規制との関係では，③インフォームド・コンセントの確保とその文書の保管，被実施者夫婦および出生児のプライバシーの保護が配慮されている点は妥当である。また，⑤精子提供者のプライバシー保護（匿名性）を謳っ

ている点, 実施医師が精子提供者の記録を保存するという点も妥当であるが, 後者の期間は定められておらず,「解説」でも「長期の保存が望ましい」としか記されていない点, 子どもの「出自を知る権利」も保障されていない点は, 問題である。30年程度の期間の保存が必要ではなかろうか。これについて将来おそらくは予想される問題に対して, 少なくとも民事法的・行政法的対応はしておく必要がある。さらに, 同一人の精子提供回数の制限・チェックがないのも大きな問題である。

会告では, ④精子提供者の条件(「健康で, 感染症がなく自己の知る限り遺伝性疾患を認めず, 精液所見が正常であること」)とともに,「提供者になることに同意して登録をし, 提供の期間を一定期間内とする」(「解説」では2年以内とする)ことで制限しようとするが, 提供者が広域的に提供する場合を考えると, それ自体のチェックも難しいし, 2年間で相当数の提供をする者が出現することを否定できない。チェックは難しい面もあるが, 将来の近親婚の可能性を考慮すると, 年限のみならず回数も工夫をして1人10回以内に制限すべきである。また, 精子の冷凍保存期間も明確に規定すべきであろう。なお, 会告が⑥営利目的の精子提供および斡旋もしくは関与または類似行為を禁止しているのは妥当である。法的にも, 著しい濫用には刑事制裁を科すべきである。精子バンクも, 商業主義の温床になることが予想されるので, 禁止すべきである。

いずれにせよ, 会告では強制力がないので, 以上の点について将来的には法的整備が必要であろう。会告⑦のように, 実施施設の産科婦人科学会への登録だけでは効果は疑わしい。さらに, 生殖医療技術の適正利用の保障および濫用防止のため, 新規のものについては各都道府県単位でその利用の条件を満たしているかどうかの審査を行う機関(例えば, 生殖医療技術審査委員会のようなもの, あるいは専門の倫理委員会)を設置するのも一案ではなかろうか(**勧告15参照**)。

3）秘密漏示の禁止

これが重要であることは，多言を要しない。とりわけ後述の遺伝子診断も含め遺伝情報に関係する部分では，本人はもとより近親者にも多大な影響を及ぼしうるだけに，その不正入手や使用に対して現行刑法 134 条 1 項や母体保護法 27 条では不十分であり，新たな立法が必要ではなかろうか[4]。この点に関して，最近，ユネスコ総会が「ヒトゲノムと人権に関する世界宣言」(1997 年 11 月 11 日) の中で遺伝情報の機密の厳守を同時に盛り込んでいる点が注目される[5]。また，本人についても「知る権利」と同時に「知らないでいる権利」も保障すべきである。

4）代理出産

代理出産を営利目的で斡旋もしくは斡旋類似行為を行う者に対しては一定の刑罰 (罰金) を科す方向で検討すべきである。しかし，その場合でも，「無償の場合ならば，代理母を正当とみなすのかどうか」は，問題として残る[6]。**勧告 3** では，代理母・貸し腹および卵の提供を禁止するよう勧告しているだけで，無償の場合にいかなる意味での禁止なのか，法的制裁はあるのかどうか不明である。個人的には，法的制裁は，商業主義的なものに限定して，あとは自主規制に委ねてよいのではないか，と思う。

5）クローン

イギリスのクローン羊やアメリカのクローン猿でいま話題となっているクローンの問題については，前述のユネスコ総会宣言も示しているように，倫理的にヒトへの応用を実施してはならないとは思うが，ドイツのように「人間の尊厳」に反するとしてただちにそれを犯罪として処罰すべきかどうかは，なお慎重に検討する必要があるように思われる。当面は，学会等の自主規制に委ね，禁止するとしてもせいぜい行政規制 (資格・免許停止や研究費凍結・削減等) にとどめるべきであろう。いずれにせよ，各方面で議論をもっと詰める必要がある [後に私見は，様々な検討を経て，ヒト個体の体細胞クローン創

出の刑事規制を肯定する立場に変わる。本書第9章および第10章参照]。

6) 体外受精卵の毀損・処分・売買等

初期胚も法的に保護すべき存在である以上，権限なく他人の体外受精卵を毀損し，処分し，あるいは売買する行為，さらには女性の人権を無視して本人の承諾なく専断的に体外受精をしたり胚移植をする行為は処罰に値する，といえる。さらに，関連問題として余剰胚を用いた実験をどうするか，という難しい問題がある。これについては学問・研究の自由（憲法23条）との兼ね合いもあって議論が分かれている。ドイツやフランスでは厳しくこれを禁止しているが，**勧告11**でも原則的に禁止としたものの，一定の審査委員会の了承および正当な目的という条件付で例外も認めている。違反に対する制裁も，行政制裁にとどめるべきであろう。

7) 男女産み分け

医学的根拠のない男女産み分けも両性の本質的平等（憲法14条，24条2項）からして原則的に禁止すべきであるが，刑事制裁にはなじまず，著しい濫用に対して一定の行政制裁を考えておけば足りるであろう。

8) 体外受精と多胎減数術

第1に，生殖医療の適正利用の範囲を，内縁を含む不妊に悩む夫婦に限定すべきである。日本産科婦人科学会会告[7]より少し緩やかとはいえ，これにより事前に一定の枠がはめられるものと思われる。

第2に，体外受精の場合，多胎妊娠の可能性が高く，多胎減数術の問題が生じる可能性がかなりある。そこで，**勧告9**の第2文は，ドイツ胚保護法にならって，「体外受精実施後に子宮に戻す受精卵の数は3個を超えてはならない」，と提言していたが，日本産科婦人科学会会告でも，移植胚の数を3個以内としており[8]，適切な対応だといえる。これによってある程度多胎妊娠を防止できるであろう。

しかし，現実に多胎妊娠をして減数手術をせざるをえない場合は，どのように考えたらよいであろうか。多胎減数手術については，母体保護法2条2項（「この法律で人工妊娠中絶とは，胎児が，母体外において，生命を保続することのできない時期に，人工的に，胎児及びその附属物を母体外に排出することをいう。」）の解釈をめぐり見解が分かれている。減数手術は母体外への「排出」をともなわないから同法に照らして違反だという形式的解釈もありえようが，選別出産等の問題に抵触しないかぎりで，少なくとも刑法学上，減数手術が最終的に犯罪を構成するとはいえないように思われる。もちろん，理論構成としては，なお「中絶」にあたると解したり，母体の負担・危険を考慮した緊急避難による正当化も考えられるし，さらには女性のリプロダクティブ・ヘルス/ライツや妊娠中絶の法実務的処理（不起訴が一般的）とのバランスを考える必要もある[9]。

第3に，体外受精卵や配偶子の使用期限の制限についても考えておかなければならない。とりわけ，受精後14日を超えるヒト胚の保存・使用，および提供者の婚姻期間を超えた冷凍保存配偶子・胚の使用に対しては制限を加え，実施者に対して行政制裁を課す必要があろう。理由は，前者については，受精後14日以後の保存および使用は，後に生まれてくるであろう生命体に危険をもたらすであろうし，承認しがたい実験に途を開く恐れもあるからである。この点は，日本産科婦人科学会会告[10]は妥当である。後者については，それらを使用すると，子どもの出生時点で片親もしくは両親が存在しないという事態が生じ，また親子の確定についても法律的に混乱が生じるからである。いずれも子どもの福祉を考えると，妥当な制限ではないかと思われる。

9）家族関係

最後に，家族関係については刑法の出番はあまりなかろう。ただ，父子関係については，精子提供者の権利・義務は精子提供時点で終了すること，母子関係については，代理母や貸し腹を禁止しているにもかかわらずそれによって子どもが生まれた場合を考慮して，分娩した者を母親とすべきではあ

るまいか[11]。

4　おわりに

　以上，生殖医療と法規制をめぐる諸問題について刑法学の観点から論じてきた。最後に，ゲノム解析の応用ないし出生前診断をめぐる諸問題について若干のコメントをしておきたい。出生前診断としては胎児診断と受精卵の着床前診断があるわけだが，いずれも「生命の質」に基づく「選択的出産」に通じる部分があるだけに慎重な運用が望まれ，とりわけ着床前診断についてはまだ十分国民の理解を得ていない部分もあり，一般的な診断行為として用いるにはなお時間をかけるべきであろう[12]。フランス法でもこれを例外的に許容しているにすぎない。現段階では，実験段階のものとして，施設を限定し，倫理委員会等を通して厳格なルールのもとで慎重に行うべきだと考える。

　これに限らず，今後，新たな手法が次々と開発されることが予想される。しかし，それらが国民にとっては意味不明であったり恐怖心をかきたてられたりするものであることもありうる。したがって，きちんとルール・手続を作って，しかも国民への情報公開を行い，国民も含め幅広い議論をして社会的合意形成の努力を続ける必要があろう。さもなくば，医療不信を招きかねない。国民から医療への信頼を得ることがますます不可欠の要因となること，そして医療も法も国民のためにあることを訴え，本章を閉じたい。

1) 生殖医療技術をめぐる法的諸問題にかんする研究プロジェクト「生殖に関する医療的技術（生殖医療技術）の適正利用および濫用規制に関する勧告」ジュリスト1045号，p.108，1994（文末［章末］の勧告参照。掲載についてはジュリスト編集部より承諾をいただいた）。
2) 以上の点の詳細については，甲斐克則「生殖医療技術の（刑事）規制モデルについて」広島法学18(2)：65，1994［本書第4章］，同「生殖医療技術の法的規制の意義と問題点」産婦の世界49(1)：11，1997，櫛島次郎・他「先進諸国における生殖技術への対応」Studies No.2, 1994参照。
3) 「『非配偶者間人工授精と精子提供』に関する見解」日産婦誌49(5)：11，1997。

4) この点の詳細については，甲斐克則「遺伝情報の保護と刑法——ゲノム解析および遺伝子検査を中心とした序論的考察——」中山研一先生古稀祝賀論文集第1巻『生命と刑法』成文堂，p.49，1997。
5) 朝日新聞1997年11月13日付報道，中國新聞1997年11月13日付報道等参照。
6) 加藤尚武『応用倫理学のすすめ』p.80，丸善，金城清子『生殖革命と人権』p.147，中公新書，1996。
7) 「体外受精・胚移植に関する見解」(1983年（昭和58年）10月) 日産婦誌44(1)：20，1992。
8) 「『多胎妊娠』に関する見解」日産婦誌48(2)：11，1996。
9) この点について，中谷瑾子「多胎妊娠に対する減数（減胎）術をめぐって——法律家の立場から——」産婦の世界47⑾：67，1995［同『21世紀につなぐ生命と法と倫理——生命の始期をめぐる諸問題——』(1999・有斐閣) 219頁］，我妻堯「多胎減数術の問題点」臨婦産48：1460，1994参照。［詳細については，本書第8章参照］。
10) 「ヒト胚および卵の凍結保存と移植に関する見解」日産婦誌44(8)：24，1992。
11) 石井美智子『人工生殖の法律学』，p.94，有斐閣，1994。
12) この点の詳細については，甲斐・前出注4）および白井泰子「先端技術のクロスオーバーと新たな倫理問題——受精卵の着床前診断を中心として——」産婦の世界48(7)：41，1996参照。日本産科婦人科学会の「診療・研究に関する倫理委員会報告」(1997年5月) 日産婦誌49巻5号p.269以下も，慎重な対応を示しているが，この検討は改めて行いたい。

生殖に関する医療的技術（生殖医療技術）の適正利用および濫用規制に関する勧告（生殖医療技術をめぐる法的諸問題にかんする研究プロジェクト）

まえがき

　ヒトの生殖過程に対する・医療（的）技術を媒介とする人為的介入・操作は今日（日本での現実をこえて，世界的視野でこれをみるとき），いわば「産まない自由」にかかわるそれ，すなわち不妊手術・避妊ないし妊娠中絶（人工流産）等の形での生殖の抑制・回避から，さらにすすんで，「産む自由」にかかわるそれ，すなわち主として不妊（症？）にたいする一の医療的対応手段（ないしは治療）としての人工授精（AIH, AID）・体外受精（IVF-ET, その他のバリエーション）・代理母（および「借り腹」等のバリエーション），ひいては，「生殖の内容・質」そのものにかかわるそれ，すなわち，性の選択（男女産み分け）・数の選択（減数中絶）・「産む時期」の選択（そのための配偶子ないし受精卵の凍結・保存）・「質」の選択（さしあたり特に，障害児の妊娠・出生回避ないしそのための出生前診断）等にまでおよぶ広汎なものとなっており，しかもそれは，たんなる研究・実験の段階をはるかに越えて，臨床的応用という形でふかく現実の医療体制のなかに組み込まれつつある。配偶子・胚・胎児・新生児の組織・臓器等の（治療・実験・研究等の目的での）「利用」や，DNAないし遺伝子レベルでの介入・操作（とくに遺伝性疾患にかんする診断・カウンセリング）をめぐる諸問題も，これらの現象の一環として（も）位置づけうるであろう。そうしてまた，これらの動向が医学上の研究・応用技術・供給体制の進展におうじて今後ますます広く深く進行するであろうことは，最近の一般マス・メディアの日々の報道からも直ちに看取されうる。

　而して，これらの諸現象が，生命倫理ないし医倫理上，種々の問題点・論争点を提起してきていることは周知のとおりであるが，他方，現行実定法秩序にたいしても種々の法的諸問題を提起していることも事実であり，しかもそれは，憲法―人権論・刑事法・民事責任論・家族法・医事法学等の法学諸分野にまたがる広範囲なものである（法的問題点に関しては，現実の裁判事例が少なくとも我が国においては全くないこともあって，かならずしもひろく一般に認識されているとは言いがたいものがあるが，潜在的ないし理論的には新しくかつ本質的な問題が種々内在していることは，諸外国の論議からもうかがわれるところである）。そしてこれらの諸問題にたいしては，わが国においてもすでに，少なくとも医倫理的観点からの・学会による自主規制という形での・上記諸現象中の一定範囲のものに関して，1980年代以降，日本産科婦人科学会の「会告」というかたちでの対応

がなされてきている。この「会告」による自主規制の意義ないし問題点については、その内容ないし運用実態の批判的分析をふまえた慎重な検討がなお必要であるが、さしあたり上述の法的問題点との関連では、その規制の対象・内容・実効性等につき本質的限界を免れないようにおもわれる。(なお、各大学病院ないし若干の施設における「倫理委員会」による「規制」については、その全体についての実証的批判的検討といえるものを今日なおわれわれはもっていないが、少なくとも従来の若干の事例はあらためて法的観点からの統一的方向づけの必要性を示唆しているようにおもわれる。)いずれにせよ、少なくても法的観点からみた我が国のこの点の現状は、諸外国との対比においても、研究・臨床的応用の(「研究ないし技術の倫理」および「供給―需要の論理」に媒介された)医学ないし医療技術の独走と評してもあながち過言ではない状況にあるといってよいであろう。

　むろん、法的規制ないし準則の定立のためには、上記諸技術の利用・供給をめぐる可及的正確かつ包括的な(少なくとも臨床的応用の実態、商業的市場的制度化の現状等にかんする)情報の収集とその理論的分析、それら諸技術のもたらすであろう社会的経済的倫理的法的諸側面におけるイムパクトについてのマクロ・ミクロ両面での定量的ないし定性的分析(そのような意味での「人為的生殖医療技術をめぐるテクノロジー・アセスメント」ともいうべきもの)、それらをめぐる社会的論議・関係当事者の意識・「世論」の動向等についての情報の収集・分析、さらには、諸外国におけるこれら諸点をめぐる研究・情報の収集・検討(とくにその規制の現状・動向・問題点等についての批判的検討)等が、また上記生殖技術とその応用をめぐる解釈法学的評価にあたっては、親(それも場合によっては、遺伝的――生物学的――社会的――法的親というふうに分裂しうる)――子、供給側――媒介者等の個別関係当事者間の利益・価値・権利・責任をめぐる現実的対立状況の分析と、そのうえでの価値考量ないし現行実定法の枠組みとの関連における法的推論とその限界づけ等が、最低限の基礎的作業として要請されるであろう。いずれにせよ本問題に関しては、社会的には、医学ないし医療のあり方とのかかわり、医療資源配分問題としての側面、「女性問題」としての側面、家族問題としての側面(とくに制度としての親子・夫婦関係に与えるイムパクト)、「子供の権利・福祉」問題としての側面、倫理・宗教問題としての側面等の諸側面が複雑に関わり、また法的な諸問題の規制ないしルール化という課題の解決にあたっても、どこまでを学会等の職業的専門的自律ないし倫理委員会等の社会的規制にゆだねるべきか、国家法的介入をするとして、立法の規制がいかなる範囲・種類の問題につき妥当か、刑事法―行政法―私法間の役割分担をどうするか、等の基本問題が根底によこたわり、さらにはこれらの医療技術ないしその応用が国境を越えたかたちで存在している今日、問題は一国の国内法的

処理の枠を超えて，国際私法・国際刑法ひいてまた法的規制の国際的ハーモナイゼイションの次元にまでひろがらざるをえないものとなっている。このような意味において，本問題の法的解決にあたっては，医療関係者等の法律関係者以外の専門家の協力・参加はいうまでもなく，法学内部においても，既存の専門領域にとらわれない，そのような意味においてまさにインターディシプリナリーな研究体制が要請されているといえよう。

大略以上のような現状認識ないし問題意識をふまえてわれわれは，医療関係者をふくむ下記のメンバーによる研究プロジェクトを組織し，1992・1993両年度にわたり，文部省科学研究費・総合研究(A)（研究課題番号04301063）の研究補助を得て，鋭意上記の諸問題に取り組んできた。この間，研究分担者全体による4回にわたる研究会ないしインフォーマルな形での意見・情報の交換ないし議論をつうじて，本問題をめぐる実際的ないし理論的論点が一定程度浮彫りにされた（その成果の一端は，研究分担者の個別論文というかたちで，後掲**「勧告案」**とともに，「研究成果報告書（生殖医療における人格権をめぐる法的諸問題）」中におさめられている）。この過程でわれわれは特に，上記法的規制のための試案を作成するべくワーキング・グループを組織し，数回の特別研究会をふくめ精力的に意見交換につとめるとともに，研究分担者以外の法学者，医師ないし医学関係者，弁護士・フェミニスト的立場にたつ研究者，社会学者等，広く関係者の方々から，直接われわれの研究会で，あるいは「中間試案」のアンケートというかたちで，ひろく意見の聴取ないし交換をおこない，それを可及的に試案の作成にあたり参考とするようつとめた。この間，93年5月には神戸での日本刑法学会ワークショップでの意見交換，同9月の札幌での（たまたま来日中の）アルビン・エーザー教授（ドイツ・フライブルク，マックス・プランク研究所所長）の講演・意見交換もおこない，いずれも極めて有意義であった。これらの研究活動をふまえ，数次の修正案の作成という過程をへて，93年12月ようやく最終案の成立にこぎつけることができた。（なおこの勧告案のとりまとめにあたっては，後記研究分担者中，とくに甲斐・手嶋両氏の広島大学グループの献身的作業に負うところ大であったこと，を特記すべきであろう）。

これは，上記諸問題のすべてについての「条文」というかたちでの法律試案というかたちではなく，主要な論点についての法的ガイドラインという意味での「勧告」の各条項に「理由書」を付したものであるが，いうまでもなくこれは，あくまでも一のとりうる選択肢を，しかもその基本的方向性の提示というかたちで示したものにとどまる。最終案成立後も新聞報道等では新たな種類の問題の展開も報道されるなどしており，そのような意味をふくめて，本勧告は種々の限界を免れ難いものとおもわれる。しかしわれわれとしては（けっして

すくなくない時間と労力をこれに投入したものとして)，本勧告が一の捨て石（できうべくんば一のはたたき台）となって，こんご各界の一層の論議をひきおこし，ひいて適切な法的規制・準則の導入・確立のための第一歩となることができれば，幸いに思う次第である。また本「勧告」には英訳を同時に作成し，それをもとに，今後，問題意識を共通にする世界各国の人々とも意見交換をかさねるための基礎資料としていくつもりである。

　いずれにせよ，法律学者の任務が，単に所与の法規を解釈したり，外国の立法や学説の紹介・分析にとどまることなく，時代のかかえる現実的諸課題——医療をふくめた科学技術の・法的規制という，すぐれて現代的な課題もその一環であること，いうまでもない——に，具体的立法案の主体的提示というかたちでかかわることにもあるとすれば，本作業もささやかなその一のこころみということもできるであろう。

　なお，本研究プロジェクトの共同作業の成果としてはこれ以外にとくに，外国の法令・文献・情報等の一定範囲の収集があり，このうち法令については，その主要なものの一部につき邦訳のうえ，他の若干の資料とともに，「研究成果報告書・資料集」中に収載してある。

　なおまた，2年余りにわたる本研究プロジェクトの作業の過程においては，国内はいうまでもなく，国外についても，ここに書ききれぬほど多くの方々の，協力・教示をうけた。研究分担者を代表してここに，深い感謝の意を表するものである。

研究代表者　東海林邦彦
　　（北海道大学法学部教授，在ドイツ・フライブルク）

[**研究分担者氏名**]（五十音順，所属は当時）
五十嵐　清（札幌大学法学部教授）
石井美智子（東京都立大学法学部助教授）
浦川道太郎（早稲田大学法学部教授）
甲斐　克則（広島大学法学部教授）
加藤　久雄（慶應義塾大学法学部教授）
品川　信良（弘前大学名誉教授）
菅野　耕毅（岩手医科大学教養部教授）
高井　裕之（京都産業大学法学部助教授）
手嶋　豊（広島大学法学部助教授）
野村　豊弘（学習院大学法学部教授）

長谷川　晃（北海道大学法学部教授）
丸山　英二（神戸大学法学部教授）
山田　卓生（横浜国立大学経済学部教授）
吉田　敏雄（北海学園大学法学部教授）

前　文

　現代医療の日進月歩の急激な変化は，人類に多大の恩恵をもたらし，これまで不可能とされていた疾患の早期発見・治療・完治が期待できるようになってきている。不妊に対する様々な医学上の処置もこうした進歩により，不妊を運命として甘受せざるを得なかった時代から，生殖に関する医療的技術（以下，単に生殖医療技術という）の助けを借りることによって，その克服が可能な時代へと変化を遂げつつある。これは，それまで子どもを持つことを諦めざるを得なかった人々に光明をもたらしたという意味で喜ばしいことではあるが，しかし他面，こうした技術の進歩によって人類が未だ経験したことのない，新たな倫理的及び法的問題が惹起され，さらには実質的弊害すらも生む状況が招来されていることも，また事実である。例えば，これをビジネスの材料として，生殖医療技術の仲介を行う者が現れている。この技術が，人間の根源の営みに対して人為的に介入するものであるだけに，そこに含まれる問題の奥の深さと広さ，そしてこの問題がわれわれの後の世代に対して投げかける影響ははかりしれない，ということがここでは充分に認識されなければならない。ここには，こうした技術によって懐妊し，出産する女性に対する負担の大きさを法的にどのように評価するか，そして生まれてくる子供の人権をいかにして保障するかという重要な問題がある。従ってこの問題を考慮する際には，それがひとり日本だけの特殊一過性の問題ではなく，先進諸国において共通に問題となっている重要課題であり，各国とも速やかな法的対応を迫られている状況にある，ということをいくら強調しても，強調しすぎることはない。

　しかしながら日本では，こうした課題の重要性にも関わらず，それに対する取り組みは必ずしもこれまで本格的になされていない。それはひとつには，日本産科婦人科学会が倫理的に議論の余地の大きな生殖医療技術である代理母・卵提供に対して消極的な立場を採用していることがあり，しかも実質的弊害が表面化していないことにもよるが，そのために法的対応がなされなくてよいということにはならない。この問題は，特定の法分野だけで解決可能な問題ではなく，学際的・横断的検討が不可欠である。本プロジェクトは，かかる見地から専門を異にする法学者・医学者を中心として2年間共同研究を行ったものであり，この勧告はその成果の一部である。

ところで、生殖医療技術の法的規制を検討する際には、前提問題として、親子とは何か、家族観、婚姻の本質、などの根本理念が重要な問題であることは言うまでもないことである。しかしながらこうした家族に関する基本問題の検討と意思統一を経た後でなければ、かかる新技術の法的規制を論じることができないとすることは、以下の勧告において指摘されるように、事の性質に鑑み、遅きに失する恐れがないとしない。こうした基本問題については、個人が重きを置く価値が前面に出るために、統一した考え方に到達することが可能かどうかもはっきりしないということもいえよう。従って、本プロジェクトは、こうした根本命題に対する見解の統一を行わず、この点についての各委員の個別見解については個人の意見表明に任せ、むしろ、現行法の枠内で考えられるもののなかで、合意できた範囲での勧告を作成することとしたものである。

　今日の生殖医療技術は実に多様化しており、そのすべてをひとまとめにして扱うことは困難である。従って当面は、日本産科婦人科学会会告にみられるものを中心として考えざるをえない。しかし人工授精でも、配偶者間人工授精（Artificial Insemination by Husband、以下AIHという）については大方の承認を得ているものの、非配偶者間人工授精（Artificial Insemination by Donor、以下AIDという）については法的になお検討すべき点も多々あり、立法的解決ができるものについては、これを行うことで現在の中途半端な状況を解決すべき時期にきているといえよう。また、体外受精については、配偶者間であれば、大方の承認を得ているものの、それ以外の場合については、親子関係の確定の問題をはじめとして様々な問題があり、これについても立法的解決をすべき時であるように思われる。この他の生殖医療技術、例えば卵提供・代理母については、国民の間でなお充分に議論が尽くされている状況ではなく、かかる法律制定の過程においてその利用の是非が充分に議論される必要がある。

　生殖医療技術の問題に対する法の態度については、「医療・法・倫理」が関連する多くの問題と同じように、①放任②弊害発生の最低限の除去③全面禁止④一定の行為の積極的容認、など様々な形態が考えられる。そこで、この問題について検討するならば、まずこうした技術が実用化されつつある諸外国では、強弱の程度の差はあるとしても、何らかの形で規制を設ける方向にあることが指摘できよう。そうであるにもかかわらず、日本では、AIDによって子をもうけることが、40年来、事実として先行してしまい、いまやこれに法的な規制を設けることについて大きな困難を伴う状況ができあがっている。夫婦間以外での体外受精を求めて海外に出かける日本人がいるという報道がなされている現状と、事態の重要性に鑑みるならば、この問題を放置することによる既成事実の積み重ねでは、今後、生殖医療技術を基礎として生じてくることが不可避で

あろう諸問題，（しかもそれは AID よりもはるかに深刻かつ根源的な問題であることは容易に予想がつくものであるが），に対処しきれないことが，強く懸念されるのである。とはいえ，かかる技術が現れたのがごく最近のものであり，日本でもまだかかる技術に対する態度が決定されていると評し得る時期には来ていないように思われる。そこで本プロジェクトでは，②の弊害発生の最低限の除去という抑制的態度を現段階では妥当と考え，かかる見地から，立法者・行政当局に対して立法を行うことを勧告するものである。

　本プロジェクトは，医学関係者の開設と質疑応答を端序とし，数次にわたる勧告案作成の段階で，女性グループや社会学者・法学者・医学者等の見解を聞く機会も設定した。更に比較法的観点からドイツで胚保護法の立法作業に直接関与された学者と本勧告の原案をたたき台にして率直な意見交換を行った。不妊に悩む当事者の意見聴取の機会は，時間的・予算的制約から実施できなかったが，医学関係者等の行った先行研究から間接的にこれを取り入れることもできた部分もある。

勧告 1（法的整備の必要性）
　生殖医療技術の適正利用および濫用規制に関する法律を制定すべきことを勧告する
〔理由〕
　今日，日本でも不妊に悩む夫婦が，生殖医療技術により懐胎・出産する事例が報告されている。他方において，日本では実施されていない生殖医療技術を海外において利用する日本人が存在し，商業ベースに乗せられているとの報道もなされている。かかる現状に鑑みれば，「わが子を得たい」という願望を援助する医学的手段について，技術の対象となる女性の健康状態と，生まれてくる子供の福祉，さらにはこの技術によって引き起こされる社会的有害性の防止を配慮しつつ，予測可能な様々な濫用を防止しなければならない時期にきているように思われる。これを法的観点から眺めるならば，生殖医療技術を利用することが認められるか否か，これを認めるとした場合には，それが許される範囲及び要件・効果はどのようなものかを明確にすることで，かような技術が適正に利用され，かつ濫用を防止する方法を担保する必要があると考えられる。
　日本では，従来，生殖医療技術の実施については，日本産科婦人科学会会告による自主的倫理規制，及び大学等病院倫理委員会の倫理規則程度しか存在していない。実際にはもっぱら個別診療にあたる臨床医の良心に任されている状況である。閉鎖的であると批判されることがままある日本の医学界において，日本産科婦人科学会は，診療実績その他の情報公開が進んでいる領域であると

いえようが,大きな問題を内包している生殖医療技術の濫用防止について,個々の医師の良心に委ねているこうした現状は,最近の国内外の実態の推移を考慮すると,問題がないとはいえない。むしろ,法的レベルでの基本的ルールの確立を急がなければ,近い将来において,対応に苦慮する事態が生じる虞れが多分にあるといえよう。このことは,同じような医療技術水準にあるイギリスやドイツなどで,こうした生殖医療技術の問題を規律する法律が急ぎ制定されたという状況に照らして,看過できないことである。ドイツ・イギリスと日本とは,不妊を取り巻く社会事情が大きく異なる局面が多数存在していることは事実であろうが,しかしかかる技術の濫用への不安から,両国で法律の制定が急がれたということは,こうした生殖医療技術が世界共通の問題として把握される必要があることを物語るものである。そしてこのことは,技術の開発・利用に対して法律による規制が必要かどうか,それ自体も議論の余地はあろうが,刑罰をもって臨むべき技術濫用が存在することも事実であることをも示しているといえよう。

そこで日本でも,諸外国の立法の動向を踏まえ,かかる生殖医療技術の利用について,各界の意見を聞き,国民の間で広く充分な議論が行われることにより,生殖医療技術の適正利用および濫用規制に関する法律が制定されることを勧告する。法律の制定の過程では,その必要性・規制の程度・方法その他の問題点が広く国民の間で議論されることが望まれる。そのためには,不妊に悩む人々,不妊治療に携わる医師,フェミニスト,社会学者,複数の領域にまたがる法学者その他などの参加を募ることにより,実質的論議が充分になされることが不可欠であると考えられる。

勧告2(法律の目的)

制定される法律(以下同法という)は,不妊に悩む夫婦(法律上の夫婦のほか,一定の証明可能な内縁の夫婦も含む)に対し,生殖医療技術が適正に利用されるため,生殖医療技術の濫用を防止し,かつこれを法的に保障することを目的とするものとなるよう勧告する。その際,民法,刑法,行政法その他の既存の法律との整合性が図られるべきである。

〔理由〕

勧告1により推奨されるところの,制定されるべき法律の形態としては様々なものが考えられる。しかしながら本勧告では,ドイツに典型的にみられる,刑事規制を前面に出した立法方式(ドイツ・胚保護法)よりも,一定の範囲では生殖医療技術の適正利用を保障しつつ,著しい濫用に対して行政規制,場合によっては刑事規制を加える方式(イギリス・1990年法)の立法の方が,柔軟な対

応が可能であること，研究における学問の自由の側面も考慮に入れる必要があることから，現時点では最も望ましいと考えられる。

生殖医療技術を実施される対象者は，原則として法律上の夫婦とする。なぜなら，近時は家族の形態が様々なものになってきているのは確かであるが，しかし生まれてくる子どもにとっては，両親が揃っていることが一つの重要な条件になるであろうことを否定することはできないからであり，その存在を保証することが期待できるカップルに限定することが，なお現時点では妥当と解されるからである。日本産科婦人科学会会告が法律上の夫婦に限定していることも，参考になろう（昭和58年10月「体外受精・胚移植に関する見解」3・日産婦誌44巻1号20頁）。しかしながら他方で，諸般の事情により実質上法律上の夫婦と同等の生活を送りながら，婚姻届を出さないカップルが多数存在しており，しかも社会法領域，例えば労働者災害補償保険法第16条の2①に定める婚姻の届出をしていないが事実上婚姻関係と同様の事情にあった者など，一定の証明可能な者に対しては，法律上の夫婦と同様の保護が与えられていることも考慮に入れる必要がある。諸外国でも，法律上の夫婦のみしかかような生殖医療技術を受けることができないと限定しているわけではなく，アメリカやフランスでは独身者に対してさえも生殖医療技術の実施を認めている。そこで，本勧告においては，内縁関係にあるカップルについても，法律上の夫婦に準じる関係にある者については，その利用を認めてよいということとする。もっとも，勧告でのこうした絞りのかけ方に対しては，実効性に疑問がある，あるいは内縁保護のありようと生殖医療技術の利用とはパラレルにならないとの指摘も当研究会においてなされたことを付記する。

勧告3（許される生殖医療技術）

生殖医療技術において，代理母・貸し腹及び卵の提供は禁止されるべきことを勧告する。

非配偶者間人工授精（AID）については，実施のための手続要件の整備とともに，実施できる医療機関・医師の登録制度の検討，実施記録の保存及び開示等の要件を定める等，現行法制度の不備を早急に改めるよう勧告する。

〔理由〕

生殖医療技術が可能な行為は広範囲に及ぶが，たとえ当事者が合意していようとも，卵の提供及び代理母，貸し腹は，受療者となる女性に対して侵襲の度合いが大きすぎ，容認できないものである。AIDが適法とされるならば，その女性版である卵の提供が禁じられることは論理的に一貫しないとする意見も考えられようが，提供のために加えられる侵襲の程度・深刻さが比較にならない

ことで，この批判は乗り越えることができると思われる。代理母・貸し腹も，当事者が了解して実施する場合にはこれを認めるべきでないかとの議論もあり，アメリカでは現にかかる点を理由として放任されている州も存在するが，受療者となる女性に対して与える身体的・精神的影響は甚大なものがあり，現時点においてこれを容認する論拠は見出し難い。

　AIDについても，そこに含まれる倫理的・法的問題の重要性に鑑み，これまで行われてきたこととは別に，今後の実施については，これを見直すことを考えるべき時期にきていると考えられる。その際には，現時点では法制度上全く定められていない実施のための手続要件（実施回数の限度，提供数の限界づけ，提供の頻度等）を整備し，実施できる医療機関や医師の登録制の検討，実施記録の保存及び開示の要件など，重要な諸点を早急に整備すべきであると考えられる。当研究会においては，現状の法制度の不備が改められるまで実施を凍結すべきであるとの議論もなされたことも付記する。

勧告4（提供者の権利・義務の終了）
　生殖医療技術のために精子を提供した者の一切の権利義務は，精子が提供された時点で終了することを同法で定めるよう勧告する。
〔理由〕
　勧告3で示したように，AIDそれ自体が法的に問題を含んでいる。しかし既に日本でもAIDは広範に実施されていることからこれを直ちに放棄することを勧告するのは，現実的な対応ではない。そこで，ここでは少なくとも，AIDをめぐる紛争を未然に防止するために，かかる勧告をなすものである。受精前の精子の提供者の権利義務としては，財産権の客体としての側面と，家族法上の側面が可能性として考えられるが，精子の提供を生殖医療技術の補助として用いるのを原則とする同法の守備範囲の性格上，提供者には提供以後は一切の権利・義務は基本的には存在しないということを明瞭に定めなければ，以後種々の問題が発生する可能性が十分に予測できるので，かかる明文が必要である。

　但し，家族法上の権利義務の問題に関しては，特別養子制度が子供の福祉の観点から例外的事情がある場合に実親子関係の復活を認めている（民法第817条の10）ことに比較すると，精子提供と特別養子との違いがあるとはいえ，かような権利義務を完全に切断する立場には問題もあるという意味も考えられる。そしてその場合は，範囲を限定して提供者の義務を肯定するということも考えられなくもない。例えば出生子を養育する両親が共に死亡してしまった場合，などが考えられる。しかしその場合，限界づけをどこに設けるかは困難な問題として現れてこようし，義務を認める場合には他方で権利も考慮する必要

がありはしないかなど,混乱をきたす恐れもあることに留意すべきであり,慎重な検討がなお必要なものと考えられ,本勧告はかかる立場を採用しなかった。

勧告5(プライバシー保護)
 生殖医療技術に関し,職務上知り得た秘密を故なく漏泄した者に対しては,同法において一定の行政制裁を加えるように勧告する。
〔理由〕
 生殖医療技術は社会的関心の強い領域である反面,当事者のプライバシーに関わる部分も通常の医療以上に大きい。医師が職務上知り得た秘密を故なく漏泄した場合,現行法でも一定の対応は可能であるが(刑法第134条),生殖医療技術に関与するのは看護職・審査機関の構成員等,医師に限定されるものではなく,これらの者に関しても何らかの規制が必要である。しかしその場合に刑事制裁まで必要かどうかは議論がありうるところであり,差し当たりかような形での行政制裁で足りると思われる。

勧告6(利用のための手続)
 生殖医療技術を受けようとする者には,十分な医学的情報が提供されたうえ,カウンセリングが十分に受けられるような手続を保障するなど,自由な意思決定への援助が行われることが生殖医療技術実施の要件となるよう勧告する。
〔理由〕
 生殖医療技術が純粋な意味での医療かどうかは立場により理解に差があるが,医療機関によって実施され,母体もしくは出生子に一定程度の危険が発生することを考えれば,これを医療として取り扱うことについて異論はないであろう。そうであれば,医療行為の前提として,かかる技術を受ける受療者の有効な承諾が当該技術の施行前に得られていることが必要である。有効な承諾を行うために提供されることが必要な情報の範囲については,①合理的医師基準説②合理的患者基準説③具体的患者基準説④二重基準説,など諸説あるが,近時の傾向としてはその範囲を拡大しつつあり,ここでの具体的なモデルとしても,例えば以下のようなものを示すことで,医師と患者における情報提供のひな型を考えることが適当と思われる。
 ①生殖医療技術を実施する医療従事者は,これを受ける者に対して,当該技術の施行前に,当該技術の方法,成功率,予想される危険,代替可能な手段,及び具体的実施者の能力・経験,その他受療者が自由な意思決定を行うのに必要なすべての情報を提供しなければならないこと(例えば,①多胎妊娠の可能性が高く,それに付随する危険も伴うこと,②懐胎率は高くないこと,③生殖医療技術

による出生子への影響についての遠隔成績は出ていないこと，④使用される薬剤の副作用，⑤実施時の苦痛などが挙げられる。また，⑥かかる技術を利用することから，別の意味での様々なストレスが受療者及び配偶者にかかる可能性があること，⑦AIDの場合には法的問題が解決していない面があること，も示しておく必要がある）。

②生殖医療技術を受ける者は，前項による情報提供を受けた後に，当該治療を受けるか否かを選択し，あるいは拒否する権利を有すること。

なお，かような規定を設けることが，医師―患者間の信頼関係を悪化させるのではないかという危惧を抱かれる可能性もあるが，しかし良好な医師―患者関係が維持されている場合，かかる情報は患者に対して当然提供されているべきものであり，その意味では本勧告は，良好な医師―患者関係に対してはこれを確認する以上の意味を有するものではない。

ところで，こうした情報の伝達を受ける機会が与えられても，受療者が本当に必要なものであるのかという問題をはじめとして，自己の回りの情報を充分に評価し判断するために思考を整理することができなくては，受療者に対する情報提供の義務も実質的には画餅に過ぎなくなってしまう恐れが強い。そこで，受療者にはカウンセリングの機会を与え，問題の本質を見極めることが是非とも必要である。その場合に，カウンセリングが一定の方向付けを持ったものであってはならないこと，カウンセラーの独立性が保たれるための制度的保障が必要なことなどや，カウンセリングそれ自体の正式な位置づけなど，カウンセリング機構の充実一般についても，今後検討しなければならない問題として存在することが指摘できよう。

勧告7（商業主義の禁止）
　営利目的で生殖医療技術の斡旋もしくは斡旋類似行為を行う者に対しては，同法において一定の刑罰を科すよう勧告する。
〔理由〕
　生殖医療技術で懸念されるのは，商業主義的濫用である。とりわけ，生殖医療技術の斡旋を業とする者（精子銀行，卵の売買，代理母斡旋等）に対しては，一定の刑罰で対処すべきである。かような行為は，いわば不妊という弱みにつけこむものであり，いかなる言辞を用いるのであれ，実態は人間の営みの搾取と評価せざるをえない側面を備えており，厳しく禁止されねばならないものと考えられる。また，この種の禁止は，国内のみでは実効性が担保されない恐れが大きいので，国外の行為に対しても禁止すべきである。この場合の刑罰としては，利益の没収・追徴という不正収益を維持させないための財産刑が最も効果的であろう。

他方，生殖医療技術を利用したい者のニーズに対応するためには，勧告15にいう各都道府県単位の生殖医療技術審査委員会に情報・相談が寄せられるようなシステムを考え，商業主義が広がる可能性をできる限り抑制する手だてが講じられておくべきであろう。

勧告8（記録の本人開示）
　精子提供の記録は，適正な方法により一定の機関に保存され，出生子の請求がある場合には，閲覧に供することができるものとし，併せてその適正な開示方法，開示後のケア等についても同法で定めるよう勧告する。
〔理由〕
　本勧告は精子提供記録の本人開示についてであるが，この点については，開示・非開示両者の立場がありえよう。
　開示を原則とする立場は，まず本人のためとして，出自を知る権利は本人のアイデンティティ確保のために重要なものであって，これを保存し，望めば閲覧できるとすることは，本人にとって極めて重要な意味をもつことを理由とする（スカンジナビア諸国立法例など）。また，社会政策の見地からは，近親婚を回避するためには開示することが望ましいことを理由とする。
　これに対して，非開示を原則とする立場は，開示すると提供者が紛争に巻き込まれる恐れが生じ，提供者がいなくなることにつながること，を理由として挙げる（フランスの立法提案）。実際に，記録の開示を認めたスウェーデンにおいては，精子提供者が激減したといわれる。
　しかしながら，子どもの権利条約においては，子どもの出自を知る権利は，基本的な権利として保障されていることに注意すべきである。また，勧告4に示したように，提供者の権利義務の原則的終了の立場を基本とするのであれば，提供者へ紛争が及ぶ可能性は低く，インフォームドコンセントを中核とする医療における情報開示の近時の流れからみても，原則開示として個別に非開示理由を検討するのが望ましいのではないか。また，非開示を原則とすることは，記録の適正な保存・利用について制度的な手当を期待することが難しくなることも考えられる。医療記録の保存のあり方一般について，現状には多くの問題が含まれていることが指摘されていることがここで想起されるべきである。さらに，遺伝性の疾患に関して，親を知ることができないことによる本人の不利益の問題も，今後重大な意味を持ってくる可能性も大きいといえよう。
　そこで本勧告では，原則としてかかる記録を本人の請求があれば開示することとする。しかしこの開示にあたっては，ただ開示すればよいとするのではなく，いかなる場合にこれを開示するのか，その基準としての年齢制限，例えば

婚姻可能年齢にする方法（男 18 歳・女 16 歳：民法第 731 条）や単独で遺言ができる年齢（男女共 15 歳：民法第 961 条）にする方法などが考えられ，また開示のための手続としてのカウンセリングの必要性その他が併せて検討されるべきであろう。そのため，開示に関する検討が別途に必要であることも指摘しておきたい。なお，近親婚を避けるというためだけであれば，単に婚姻の相手方との血縁関係の有無だけの問い合わせと回答という方法も考えられる。

勧告 9（男女産み分けの原則的禁止，多胎妊娠回避のための準則等）
　男女産み分けについては，重篤な遺伝病の回避を理由とするもの以外は禁止すべきことを勧告する。この場合でも，受療者の依頼がなければ検査を実施してはならない。多胎妊娠の可能性を減らすため，体外受精実施後に子宮に戻す受精卵の数は 3 個を超えてはならないことを定めるよう勧告する。排卵誘発剤の使用など，多胎妊娠の可能性を増加させる薬剤を使用する場合には，受療者に対して十分にその危険性について説明し，同意を得ることを定めるべきことを勧告する。
〔理由〕
　生まれてくる子どもの性をコントロールすることは，男女の比率を人為的に変動させることに途を開く可能性があり，基本的に行われてはならないことと考えられる。生殖医療技術では，自然の懐胎と異なり，懐胎当初の段階から科学技術が介在する関係で，人為的操作が充分な検討がなされないまま，いわばなしくずし的に実施される可能性が存在する一方，むしろそうすることが両親にとって望ましいとされてしまうことすら考えられるので，明確に禁止することが望ましい。しかしながら，女子であれば疾患が発現しないが，男子であれば疾患が発現するという Y 染色体上にのる遺伝性疾患のうち，特に重篤なものについては，男女産み分けの技術が考慮されてよい場合もあるであろう。いうまでもなくこの問題は，「人間の選択」という問題が関連して発生する可能性があり，慎重な考慮が必要である。特に，近時の遺伝情報解析の急激な進歩は，これまで遺伝病と考えられていなかった疾患についても実は遺伝病である側面もあることが続々と明らかにされてきており，しかもその発病予測までもが可能となりつつあることを併せ考えると，これまでの議論では対処しきれない困難な問題がそこには存在していることが指摘できよう。そこで本勧告では，かかる検査が当事者の関知しないところで要求・実施されることを防止するため，受検者の要請をまず第一に要件とする。そして受検者の要請があってもこれを直ちに認めるのではなく，かかる要請を理由づける充分な医学的根拠を更に求め，これがある場合にのみその検査を認めるという方式により，可能な限り抑

制的態度を採用している。それでも今後なお更なる検討が必要であることはいうまでもない。

　生殖医療技術は，その着床率の低さから，複数の受精卵を子宮に戻すことが通常化している。しかしながら，それにより多胎妊娠の可能性が増加することは，受療者の母親にとっては様々な負担を負わせられることになり，子宮内の胎児にとっては充分な発育が得られるかどうかという問題を発生させる。仮に複数の胎児が同時に生育することが困難であるということになれば，減数堕胎の問題が発生せざるを得なくなるが，減数堕胎は，優生保護法の解釈とも関連して困難な問題を内包していることは否定できない。本勧告は優生保護法［現・母体保護法］のあり方を直接問題とするものではないが，体外受精実施後に子宮に戻す受精卵の数は 3 個を超えてはならないことを定めるよう勧告することで，かかる困難な問題が発生する可能性を事前に可能な限り減らすことが妥当と考えられる。このことは，排卵誘発剤の使用など，多胎妊娠の可能性を増加させる薬剤を使用する場合にもあてはまることであり，勧告 6 でも医師の説明義務は明らかにされているが，その重要性に鑑み，念を押すという意味から，ここに改めて特に受療者に対して充分にその危険性について説明し，同意を得ることをこの種の薬剤の使用に際して定めるべきことを勧告する。

勧告 10（胚の保護，胚および配偶子の保存・使用の制限）
　①「胚」とは，体外での受精完了時から母体への移植後着床終了時までのヒト胚のことをいう。
　②胚および配偶子の保存・使用については，同法において以下の要領で禁止されるべきであり，違反に対しては然るべき行政制裁を課すよう勧告する。
　　Ⅰ　何人も，受精後 14 日を超えるヒト胚を保存もしくは使用してはならないこと。
　　Ⅱ　冷凍保存された配偶子及び胚の使用は，提供者の婚姻期間中を超えてはならないこと。
〔理由〕
　現行法上，「胚の法的地位」については定義が存在しない。そこで人以外は物であるとしてその地位を物とみる見解も存在するが，将来的には人に発展する胚を通常の動産と同様の扱いをすることについては抵抗も存在し，その取り扱いをめぐっては困難なものがある。そこでここでは，さしあたり，「胚」を「体外での受精完了時から母体への移植後着床終了時までのヒト胚」と定義しておくことにする。それを前提としたうえで，同法における胚の法的地位を明確にすることが望ましいとはいえよう。しかしながら，諸外国の例を参照しても，

胚の法的地位についての立法上の積極的定義づけを行うことは困難なようであり，これに拘泥することはあるいは当面の問題解決を遠ざける可能性も存する。そこで本勧告では，既存の法律との整合性を図りつつ，法的地位の問題を回避することで最低限の合意に達した。

　胚および配偶子の保存技術は凍結保存も含めますます向上しており，無条件にその保存および使用を認めることは多方面に混乱をもたらす。とりわけ受精後14日頃になると，ヒト生命の基本部分である脳等が形成されるので，それ以後の保存および使用は，後に生まれてくるであろう生命体に危険をもたらすであろうし，承認しがたい実験に途を開く恐れもある。日本産科婦人科学会も会告（昭和60年3月「ヒト精子・卵子・受精卵を取り扱う研究に関する見解」日産婦誌44巻1号25頁）において，「受精卵は2週間以内に限って，これを研究に用いることができる」旨を表明している（同見解2―2）。諸外国においても，この期限を基準として考えるのが有力である。

　また，凍結保存された配偶子及び胚を提供者の死後に使用すると，子供の出生時点で片親もしくは両親が存在しないという事態が生じ，また親子の確定についても法律的に混乱が生じることが予測される。そこで，原則として，これらを提供者の婚姻期間後に使用することは禁止されるべきものと考えられる。これらの違反については，行政制裁で足りるであろう。

勧告11（禁止される胚実験）
　余剰胚を用いた実験については，原則として禁止するが，以下のような条件を満たす場合には，例外的に実施することができることを定めるよう勧告する。
　胚を実験に使用する場合には，一定の審査委員会の了承を得なければならない。審査委員会は，不妊治療目的でも胚の治療目的でもない実験を了承してはならない。
〔理由〕
　不妊治療の過程でヒト胚が余ることは予測されることであるが，ここではこうした余剰胚を実験に用いる場合の指針を示した。医学の進歩のためには，実験が不可欠であるが，人体実験も被験者に対するインフォームドコンセントが充分に行われるなどの一定の厳しい制限ないし条件が付されて始めて許されるのと同様に，ヒト胚を用いた実験にも一定の制限ないし条件が付されるべきである。
　不妊治療とは何ら関係のない，妊娠に直接的にも間接的にも関係なく，また胚それ自体の治療とも解されない研究者の興味のみからなされる実験については，その実施に制限を加えるのが妥当と考える。もちろん，この問題は，憲法

で保障された学問の自由（憲法第23条）が関係してくるので，慎重な対応が必要であり，実施の可否については医薬品の臨床試験に関するアメリカのIRB (Institutional Review Board) に類似した一定の審査委員会の判断に委ねる方向が望ましいが，審査委員会もこうした興味本意の実験に関しては例外なくこれを許可してはならないと考える。また，この禁止違反については，刑事制裁よりもむしろ然るべき行政制裁（例えば研究費の削減，あるいは研究資格の停止，研究成果に対する一切の権利剥奪等）で対応する方が，実験に対する動機づけの形成をそぐ意味で効果的であろうと考えられる。また，審査委員会の審議内容・実験後のデータ公表を義務づけること等も一定の抑止効果があることが考えられる。

勧告12（胚の毀損・処分・売買の禁止）
　権限なく他人の胚を毀損し，処分し，あるいは売買をする者に対しては，同法で一定の刑罰を科すよう勧告する。
〔理由〕
　前述のように，胚の法的地位について本勧告は積極的定義をしているわけではないが，法律的にこれを物とみるのは妥当ではないであろう。しかし，胎児に至る以前の段階である以上，胎児と全く同等の保護を与え，これを侵害する者に堕胎と同様の処罰を加えるわけにもいかない。従って，現行法上はこれは不処罰ということになる。しかし将来，人間になる存在である胚が，法的な保護を受け得ないという状況を放置することは望ましくなく，実際にも，他人の胚を権限なく毀損したり，処分したり，あるいは売買したりすることは，法秩序に反する犯罪性がそこには存在していると評価する余地はなお充分にあると考えられる。従って，かかる行為を規制するために，新たに犯罪構成要件を入念に設定した上で，刑罰で対処すべきである。なお，胚の処分権限は，勧告11にいうようなIRB類似の審査委員会の了承のもとに，本人または委員会が適当と認めた者に付与されるべきであろう。

勧告13（父子関係の確定）
　生殖医療技術による父子関係については，同法で以下のように定めるよう勧告する。
　①妻が生殖医療技術の実施に関して夫の同意を得て出産したとき，その子の父は，生殖医療技術に同意した夫とすること。但しこの同意は，生殖医療技術の実施毎に事前に書面によって行わなければならないこと。
　②妻の生殖医療技術の実施に関しては，夫は同意したものと推定する規定を

③同意が有効になされた後，これに基づいて妻が懐胎した場合は，同意を与えた夫はこれを撤回することができないこと。
　④生殖医療技術の実施に関し夫婦間に同意がある場合には，親子関係の不存在その他反対の事実の主張は，これをなすことができないこと。
　⑤生殖医療技術の受療者が事実婚の場合には，男性は認知する義務があること。
〔理由〕
　AIDについて，アメリカ統一親子法・ウォーノックレポート（イギリス）の勧告は，本提案と同様の立場を採用する。勧告4において配偶子提供者の権利義務を否定している以上，生まれてくる子供の父親を決定する必要があるが，子の出生を望むカップルの夫が父親になることが，子供の福祉の見地からも，また提供を受けるカップルの意識からも最も望ましいと考えられる。同意の有無について，実施の度に書面の同意を要することは煩さであるとの問題も考えられようが，後の紛争を予防し，かつ当事者の自覚を促す意味でも，この程度の負担は必要とされよう。
　（西）ドイツにおける嫡出性取消の判決（BCHZ87, 169＝JZ1983, 549）と同じ問題が日本でも発生する可能性があり，かかる規定は必要と思われる。また，同意の存在の推定規定は，①後段に定める方法によれば不要のようにも思われるが，これに反して生殖医療技術が実施された場合でも妻・子供を保護するための方策が考えられるべきと思われる。
　なお，生殖医療技術を受けるカップルが事実婚の場合，嫡出推定が働かないため，男性側に認知すべき義務を負わせることが必要になる。これについては，出生届の提出をもって認知届の効力があるとすることができるとする判例が参考になろう。

勧告14（母子関係の確定）
　同法の禁止にもかかわらず，代理母・貸し腹が実施された場合，それによる母子関係については，子を分娩した者は，その子の母となることを同法で明確に定めるよう勧告する。
〔理由〕
　本勧告は，代理母・貸し腹を禁止することを勧告している。しかしながら，法律がこうした代理母などに対して禁圧的態度を採用したとしても，現にかかる生殖医療技術が存在する以上，これによる出生者が一定数発生する可能性もある。かかる場合にその子供の地位の不安定を招来するのは妥当ではない。そ

こで，本勧告は，禁止に違反してこうした生殖医療技術が実施された場合にも，依頼者には何ら親としての権利が発生するものではないことを明確に示すことによって，かような技術が実施されることを防止すると共に，母親のない子が出現することを防ぎ，また分娩した者が子を奪われることのないようにするための勧告である。

　生殖医療技術を実施することにより考えられる母には，遺伝子を受け継いだ母，分娩した母，育てる母の3当事者が発生する可能性があり，これらのうちどれを母親として認定するかについてもそれぞれが根拠を有する。これについてアメリカでは判決が分かれている。遺伝子を受け継いだ母は，生物学的な見地からは最も子供に近いことは言うまでもない。しかしながらこれを直ちに母親として認定することは，分娩がなお危険な側面を有するためにその危険を負わなかった者を母親とすることにはいささか抵抗が感じられること，子宮において子を育てた功績を否定するのは妥当ではない可能性がある。また，通常分娩を依頼する遺伝子上の母親は，分娩を依頼される母に比べて経済的に恵まれていることが多いであろう蓋然性を考えると，常にこちらが母親になると判断される可能性があることも，分娩した母の保護に欠ける面があるように思われる。そこでここでは，ウォーノックレポート，世界的な趨勢などを考慮し，分娩した者を母とする立場を採用してかような者の保護をはかろうとするものである。

勧告 15（生殖医療技術審査委員会）

　生殖医療技術の適正利用の保障および濫用を防止するため，各都道府県単位でその利用の条件を満たしているかどうかの審査を行う機関（生殖医療技術審査委員会）を設置するよう勧告する。

　生殖医療技術は，かかる生殖医療技術審査委員会により，医療技術並びに組織が一定の水準に達していると認められた医療機関で，登録された医師によってのみ実施されるべきことを定めることを勧告する。

　生殖医療技術審査委員会は，生殖医療技術の実施に関して必要な情報を収集し，医療機関を監督し，記録の提出を求めることができる。

〔理由〕

　生殖医療技術の施行に関しては，当事者に完全に任せることとすると，どうしても子供が欲しいという一方の欲求の切実さに鑑みて，ややもすれば商業的な濫用に走りかねず，かかる技術の適正利用が阻害される恐れがあることは十分に予測されることである。本勧告では，生殖医療技術の実施について，しかるべき監督機関，例えば生殖医療技術審査委員会などの名称を有する機関の指

導監督がなされることが望ましいと解される。またかかる機関の構成員は，医療関係者のみならず，法律家，カウンセラー，ソーシャルワーカーなどが加わることで，広く社会的視野からその問題を検討する方途が模索されてよい。

　機関が審査する審査内容については，医療技術上の能力を施療者が備えているかどうかを中心とし，かかる能力を備えた医師についても，登録制を採用して適正な監督が行き渡ることを期待する。加えて，不要な生殖医療技術が実施されることがないように，必要と認められる諸事情を考慮して実施の可否を決することについて権限を持つ委員会を有する機関についてのみこうした医療を実施することを認めるようにすることが必要であろう。

　もっとも，かような機関が各都道府県毎に必要なほどのニーズが存在するかについては疑問の向きもあるようであり，各地区ブロック（北海道・東北・関東・中部・関西・中国・四国・九州/沖縄）程度で足りる可能性もある。

（ジュリスト　No. 1045，p105〜114，1994 より）

第7章 「未出生の人の生命」保護と刑法
―― 日本刑法学会（1998年）ワークショップから ――

1 はじめに

　前回［1997年度］に引き続き，今回［1998年度］も，「『未〔出〕生の人の生命』保護と刑法」というワークショップを開催した。このテーマは広範であり，前回は法律論議の前提として，遺伝学の専門家である京都大学の武部啓教授から，ゲノム解析・遺伝子解析，遺伝子診断，出生前診断，受精卵の着床前診断，クローニング等の問題について遺伝学的・医学的な知見を賜り，その周辺の若干の倫理的議論ないし法的議論をしたにとどまった（上田健二・刑法雑誌37巻2号102頁以下参照）。今回は，それを前提として，法律論議を深めることに主眼を置いた。この1年間だけでも，クローン技術の人間への応用が懸念され，アメリカでクローン禁止法案が出されたり（1997年6月），イギリスではヒト遺伝子を組み込んだクローン羊ポリーが誕生して衝撃を与え（1997年7月），さらに，欧州19カ国が人間へのクローン技術応用禁止の合意文書に調印する（1998年1月）等，激動した。また，この間にあってユネスコ総会が「ヒトゲノムと人権に関する世界宣言」を出している（1997年11月）。一方，国内では，日本産科婦人科学会が受精卵の着床前診断の臨床応用を認める方向に動いた（1998年6月）。このような内外の動きに対して刑法学はどう対処すべきか。その基本的方向性を探るのが，本ワークショップの狙いであった。

　なお，全体を通じて，富山大学の秋葉悦子会員に内外の動向を中心に適宜

コメントをしていただいたのをはじめ，理事会の承認を得て，この種の問題に造詣の深い唄孝一都立大学名誉教授と神戸大学の丸山英二教授にも出席していただき，貴重なご意見を賜ったことに対して，この場をお借りして感謝申し上げたい。以下，議論の模様をまとめておく。

2　論点整理と西欧の動向のコメント

　冒頭でオーガナイザーの甲斐が，当日配付の「論点整理」用レジュメに即して，議論すべき4つの論点を呈示し，前回の内容紹介と最近の生殖医療および遺伝子技術・操作の規制の動向紹介を年表資料に即して行った後，議論に入った。まず，論点の第1として，「未〔出〕生の人の生命」の法的位置づけと保護状況について議論した。項目として，(1)積極的優生政策［積極的優生学と消極的優生学］の問題性（積極的優生政策と人口政策，人種・民族問題，障害者問題，生命の平等性），(2)「未〔出〕生の人の生命」の保護法益としての位置づけと保護状況（胎児の法的地位と初期胚の法的地位，ヒト生命の始期），(3)現行（刑）法の枠組みと限界（初期胚の保護と処分・研究の自由，保護立法，堕胎罪とのバランス）を挙げておいたが，(1)の問題性を共通の前提認識として，主に(2)および(3)について議論した。

　議論の契機として，秋葉会員より，立法化が進んでいる西欧の根底にある生命観・宗教観について次のようなコメントがなされた。

　すなわち，国連の世界人権宣言の一文（ヒューマン・ファミリーのすべての構成員の固有の尊厳と平等にして譲ることのできない権利を承認することが世界における自由と正義と平和の基礎である），国連憲章，さらには古く1789年の人権宣言，これらの基礎にあるのは「人間の尊厳」という概念であり，これを具体的にどのように保護するか（宣言的なものにするか，権利を謳うだけか，ドイツのように国家の義務とするか）は，各国家に委ねられている。日本では憲法上「個人の尊厳」を謳っているが，「人間の尊厳」は基本理念に入っていないのではないか，ということが憲法学で議論されている。また，日本では脳死が国民的議論となっ

たが，西欧では「始まりの頃の生命」の実験使用をめぐり，それが「人間の尊厳」に関わる問題だという意識が共通の基盤となって，「生命の始まり」の問題が真摯に議論された。最近では，1997年のユネスコ総会「ヒトゲノムと人権に関する世界宣言」第1条が，「ヒトゲノムは，ヒューマンファミリーのすべての構成員がもともとは1つであること，および人間の生まれながらの尊厳と多様性を承認する基盤である」，と規定している。この規定の背景に，キリスト教の，1人の父である神に由来するヒューマン・ファミリー（人類家族）の思想がある。すなわち，人類は同じ父を持つ兄弟であるから，ヒトゲノムは，多様であっても，「人類の共同遺産」と言いうるのである。

また，「人間の尊厳」という概念もキリスト教の教義に由来する。人間は，神にかたどって創造された点において，本来的に「尊厳」を具えた存在であり，神の1人息子であるキリストの血と肉で贖われた点において（この「救済」の対象は，キリスト教徒だけでなく全人類に及ぶ。），キリストと同等の価値を持つ。この概念は，ローマ・カトリック教会においては，「人間の本性」や「ヒューマンファミリーの一員」としての地位などから説明されてきたが，第2ヴァチカン公会議（1962—65年）以降，「人格」という概念がより強調されるようになった。人格性は，人間が他の動物とは異なり，良心の場において，神と親しい交流を持ちうる存在である点に認められる（「内なる道徳律」に従うことに人格性を求めたカントの見解は，これとパラレルに理解しうる）。今日，人格の概念については，神学，哲学の領域においても様々な見解の相違が見られ，法律の議論もこれを反映して様々な対立を生み出しているが，受精の時点から人格を認め，すでに受精卵に人間としての生存権を保障すべきであるとするのが，ローマ・カトリック教会の公的な見解である。基本的にこの立場に立つ生命倫理学者や法律学者によると，出生前診断や人体実験（受精卵に対するものも含む）は，それが本人（出生してくる者）の利益のためではなく，他者（例えば両親）の利益や社会の利益（科学技術の進歩）のために実施されるのであれば，限定された厳格な条件の下で許されるにすぎない。

「胎児の生命か女性の自由か」という対立については，自己決定権を人格権

のひとつと見て，この権利の限界を道徳律に認める理解を前提に，女性の真の自由は胎児の生命を排除することではない，との主張がなされている。

さらに，クローン技術の人体への応用については，主として，出生した者に対して人間として十分な保護が与えられない——すなわち，人間は両親から生まれ，家族の中で養育され，社会に受け入れられ，人間らしく成長する権利を当然に有するが，現在の状況はクローン技術によって出生した者に対し，この権利を同等に保障する体制を整えていない——との理由から，反対されている。

3　胎児の法的地位とヒト胚の法的地位

以上のコメントを受けて質疑応答・議論が始まった。まず，ヴァチカンで「受精の瞬間から人間になる」との見解はいつから採られているのか，という質問が出され，生物学的基盤の変遷に伴い「入魂」時について神学上争いがあるものの 1869 年からだ，との回答がなされた。もっとも，最近の医療技術の発達に伴い，14 日以内の胚については生物学上も「まだ人間でない」とする以外，実験に使用できない，逆に生物学上人間であれば法的にも保護することになるのであり，イギリスやドイツの立法の根底にはそのような基本観念がある，という指摘もなされた。

つぎに，生命の誕生についても，脳死の問題と同様に統一的に捉えるのでなく，法的には相対的に捉えることができないか，例えば，体外受精卵ができた直後に父親が死亡して母親が出産した場合，相続についてはその子どもに相続権を認めてよいのではないか，との質問が出された。これについては，現行民法では着床後の胎児でなければ相続権は発生しないが，立法論としては公平性という観点から認める余地があるとの意見もあった。また，これを人の始まりの問題と混同することは妥当でなく，相続固有の問題として論じるべきだ，との意見も出された。

さらに，初期胚を任意の処分や毀損・売買あるいは遺伝子操作から保護す

るという場合，個々の初期胚の保護というよりは「感情」を保護しているように思えるが，何から保護しているかという点を確定しておかないと，議論が具体的に煮詰まらないのではないか，との問題提起がなされた。これに対しては，生物学的意味における「ヒト」に対する物理的損壊が出発点とされるべきであり，感情を保護対象として刑法に導入したり法律効果としての相続問題を保護対象として議論することは次元が異なる問題だ，あるいは初期胚を財物として保護するのか，それとも独自の生命体として保護するのか，を堕胎罪とのバランスを考えながら明確にすべきだ，との意見が出された。

これと関連して，受精の瞬間から法的に生命発生とみてよいのか，それとも法的にはもう少し分割が進んだ段階で生命発生とすべきか，単なる人道違反という論拠を超えた検討を要する，との問題提起もなされた。これについて，西欧では人間は物とは違うので手段とはなりえないという観念が根本にあり，妊娠中絶の運命にある生命でも手段に用いてはならないと考えられているが，法規制は万全ではないので受精の瞬間から絶対保護しなければならないということにはならないし，社会との関係でどこをどのように法律で保護すべきかをさらに検討する必要がある，との意見が出された。これに対して，体外受精卵が物でないのなら売買の対象にならないであろうが，所有の対象にもならないのか，との問題提起がなされた。器物損壊説には批判も多く出され，維持するのは困難な状況であり，かつての提唱者も新たな立法手当てを説かれた。

かくして，体外受精卵についてはヒト生命体として独自の法的地位があるという点で一定程度合意が形成されたように思われる。今後，さらに具体化することが課題である。なお，秋葉会員から，先のコメント内容は宗教論を超えて，世界人権宣言でも見られるように，世界的規模で議論しうる共通の基盤でもあることが確認された。

4 生殖医療・妊娠中絶における「女性の自己決定権」と「未出生の人の生命」保護

　休憩後，前半の補足として，唄孝一教授より，ヒトかどうかという観点とは別に，人の一部であったものという意味でその人の人格権，あるいは受精卵では2人の人格権という観点から第1の論点の(3)の問題は解消できる面もあるのではないか，との指摘がなされた。そして，第2の論点である生殖医療・妊娠中絶における「女性の自己決定権」と「未出生の人の生命」保護（内容は(1)母体保護法の問題点：妊娠中絶許容モデル（適応事由モデルか期限モデルか），(2)体外受精の許容範囲，(3)多胎減数術の法的評価）と，第3の論点である出生前診断・着床前診断・遺伝子診断の意義と刑法上の問題点（内容は(1)「女性の自己決定権」と「内なる優生思想」，(2)出生前診断と中絶，(3)着床前診断の安全性・確実性・本人の希望と優生思想，(4)ゲノム解析・遺伝子診断と「知る権利」「知らないでいる権利」）について，甲斐がポイントを説明し，議論に入った。

　まず，秋葉会員が，西欧ではこれらの問題を人体実験との関係で捉え，その生命体の利益のために行われるのであれば，治療的な介入か非治療的な介入かを考え，インフォームド・コンセントができないので非治療的な実験であれば最も厳密に保護されなければならず，必要最小限の場合だけ実験の客体にしてよいとされているし，また治療的な介入の場合でも，どれだけのリスクを伴うものか，そのバランスをとらなければならない旨のコメントをされた。次いで丸山英二教授が，出生前診断の問題について，次のような問題提起をされた。すなわち，ほとんどの場合，胎児に障害があれば妊娠中絶すると考えて出生前診断をするが，障害があると分かっても出生を選べる可能性を残しつつ，診断で胎児の状態が分かった後，親の選択肢として妊娠中絶が考えられるような検査をすることが母体保護法の枠組みの中で許されるのか。旧優生保護法では，優生思想に基づくものではあれ，本人・配偶者・血族者に遺伝病がある場合，中絶可能とされていたが，母体保護法では遺伝性

疾患に関する部分が削除された。これを素直に読めば，遺伝性疾患を理由とする中絶はできなくなったと解するほかない。「健康な子どもが欲しい」という親の希望もあるし，それをある程度満たす技術もある。アメリカでは，障害があれば妊娠中絶をすることを選択肢のひとつと考える出生前診断が行われている。日本ではそれが現実にはなされているけれども，母体保護法に変わり，胎児の障害を理由とする選択肢はなくなったのか。

　これについて，純理論的には許されないだろうが，かねてより使われている「妊娠の継続又は分娩が身体的又は経済的理由により母体の健康を著しく害するおそれのあるもの」（母体保護法14条1項1号）という条項で落とすことができるのではないか，あるいは実際上も血友病に関わるケースで母親の切実な希望があったケースもある，との意見が出された。ただ，母体の健康を著しく害さない場合にも，例えば，リプロダクティヴ・ライツなどを根拠になお現行法上正当化可能か，あるいは多胎減数術の場合は緊急避難以外の場合に現行法上どのように解釈すればよいのか（ちなみに，医学界では多胎減数術は母体保護法にいう「人工妊娠中絶」に該当しないとする。），という問題点は残る。この点を甲斐が問題提起したところ，自己決定権は必ずしも決定的とはいえず，むしろ医学的判断が重視されざるをえないであろう，との意見が出された。また，フランスでは，確かに前述の宗教的背景はあるものの，社会の変化に伴い，妊娠22〜23週までは中絶に関してかなり自由で，女性が真に自分で決定するという意味での自己決定権はかなり尊重されているが，日本では障害児を産もうにも周囲のプレッシャーがあったりして産めない場合もあり，真の自己決定権は十分確立していないので，出生前診断についてもこの点を配慮する必要がある，との貴重な意見も出された。これについて，フランスで期限モデルを採っている背景には，自己決定権の制限，つまり胎児の生命を絶ってはならないという価値判断があるのではないか，従来日本の刑法学会で議論されている意味での自己決定権ではなく，他害禁止条項を考慮した条件付きの自己決定権ではないか，との問題提起もなされた。これは自己決定権概念に再考を迫る重要な問題提起であり，私自身も，かねてより自己決定

権は重要だが万能でないと考えているだけに，共感を覚えた。

　なお，胎児の生命を奪うわけだし，男性も協力している以上，女性の自己決定「権」という観点だけで考えるのは適切でないとの意見や，西欧ではバイオエシックスの分野で現在も男性の「権利」も主張されているとの参考意見も出された。堕胎罪規定（自己堕胎罪や同意堕胎罪の存廃を含む）についても議論が及び，原則として違法としつつ，満22週未満の胎児については女性の自己決定権で違法性阻却できるとする意見も出された。ちなみに，優生保護法下での統計によれば，医療現場では母体の健康を理由とした妊娠中絶が圧倒的に多かった。

　また，出生前診断との関係で，医療現場で既成事実が先行しており，これを規制する基準をどのように設定するかは困難ではないか，との指摘もなされた。着床前診断の場合も同様の問題が起きるが，この場合にはさらに診断が早まるだけに，生命一般の価値付けがなされる懸念があり，本人の自己決定だけで正当化可能かという議論をもっと深める必要性も感じられ，臨床現場でのその一般的実施には慎重な姿勢が要求されよう。いずれの場合も，無条件に女性の自己決定権を承認すれば，「内なる優生思想」の積み重ねで，実質的には胎児条項を導入したことと等しくなるのではないか。この点に関して，丸山英二教授が，選択を奪われた場合にロングフル・バース訴訟の問題も生じかねないと指摘されたのは，重要である。難問であるが，ドイツやオランダ等と比較しても，前提条件であるカウンセリング体制ないし相談体制をもっと充実させる対策も考えておく必要があろう。さもなくば，「女性の自己決定」も，真のものとならないであろう。なお，多胎減数術については，最近の動向と議論状況の説明をしただけで，時間の関係上，十分議論できなかった。また，ゲノム解析・遺伝子診断の問題も，遺伝情報の保護や遺伝子差別という重要問題を含むが，時間の関係で割愛した。

5 クローニング

　最後に,第4の論点として,クローニングの問題点について検討した。まず,甲斐が,(1)クローニング(同一の遺伝情報を有する異なる固体を創り出すこと)技術の現状説明(体細胞羊ドリーやヒト遺伝子を組み込んだクローン羊ポリー等)をし,①人工的多胎形成(a:受精卵細胞を初期段階で分割する形態と,b:受精卵核細胞を分離して胚の全形成能細胞核と換置する形態)および②「真正」クローニング(すでに生存している人間の体細胞核を,核を除去された受精卵細胞に植え付けること)の意義が確認された。次いで,(2)人間のクローニングの刑法上の問題点,とりわけクローニングは何を侵害するのかという点について議論した。クローニングは,「人間の尊厳」,人格の個性・独自の遺伝的資質ないし遺伝的非模造性・同一性,あるいは「種としてのヒト生命の統一性」のいずれを侵害するから法規制するのか。また,生まれてくる子どもの位置づけはどうか。人間のクローニングに何かメリットはあるか。そして(3)刑事規制についてどう考えるか。

　メリット論については,(将来的には)臓器を作るというメリットがあるので刑法であまり規制すべきでない,との意見が出された。ただ,臓器を提供しうる健常体を作ることができるかは,動物段階をみても(例えば,ポリー型クローン牛の高死亡率)疑問が残るし,臓器提供のために生存するということ自体(とりわけ真正クローニングの場合)にも疑問が残る,との意見も出された。また,侵害内容として挙げられた独自性ないし遺伝的非模造性・同一性については,一卵性双生児の場合と共通するものもあるので,むしろ作り方がよくない,と考えるべきではないか,との質問も出された。この点については,ドイツでも胚保護法立法段階で意見が分かれ,遺伝的同一性を根拠に刑事規制するのは,後の生育環境の影響も考えれば妥当でないとの意見(アルトゥール・カウフマン)や刑事規制に委ねると却って自律意識が弱まり水面下で悪質な行為が行われる懸念があるとの意見(エーザー)もあった。また,「種としてのヒト生命の統一性」にいう「統一性」の中身は何か,という質問も出されたが,

これについてはキメラやハイブリッドの問題の場合のように（あるいは広く解すればクローニングでも）「他の種の遺伝子の混入を排除するという意味でのヒト生命体としての統一性」という意味だ，との回答がなされた。さらに，「生まれてくる子ども」の意味についても質問が出され，「手段として生まれてくる子ども」であってはならず，出生自体に信頼がおかれなければならない，という趣旨の回答がなされた。

その他，「クローンは悪である」という前提が先走っているが，本当にそう断言できるのか，という質問も出された。この点については，予測不明な部分もあり，いかなるレベルで「悪い」ものか，一様ではなく，「人の手段として作ることは問題だ」という以外に法的な答えは困難な議論状況であった。カトリック教義でも，「作られる人間も人間であることに変わりなく，人間の尊厳がある。人間らしく生まれてきて，人間らしく育てられ，人間らしい取扱いを受ける権利がある。ただ，現状では，クローン人間が生まれてくれば差別的取扱いを受けるだろうし，社会にも受け入れ体制ができていないし，ましてや臓器摘出のために作られるのは言語道断だ」，とのコメントも寄せられた。少なくとも体外受精児の誕生の場合とは異なる「何か」がクローン問題にはある。この点について唄教授より，クローンの場合は「性の原理」から離れている点で人工生殖の問題と異なり，「遺伝の原理」も掘り崩す恐れがある点でも異なるのではないか，との興味深い指摘もなされた。

6　おわりに

以上のように，残された課題もあるとはいえ，30名程度の参加者が最後まで途切れることなく熱心に討論に参加して下さり，密度の濃い議論が続き，予想以上の成果が得られ，当初の目標を達成できた。本ワークショップの記録が，この種の問題の今後の議論に役立てば幸いである。

〔付記〕脱稿後の 1998 年 12 月 15 日，韓国の慶熙大学付属病院産婦人科で，30 代の女性の未受精卵の核をこの女性の体細胞の核と置き換え，4 つの細胞に分裂するまで初期胚を培養するクローン実験に成功したことが，マスコミで一斉に報道された。これは，このワークショップのテーマが机上の空論ではなく，差し迫ったものであることの一端を示している。今後の動向に注目したい。

第8章　刑法的観点からみた多胎減数術[1]
――法と倫理の葛藤・ジレンマの一側面――

1　序――問題の所在

1　近年，周知のように，不妊症（とりわけ排卵障害）に悩む女性のためにhMGやhCGのような性腺刺激ホルモン＝排卵誘発剤が使用されたり，成功率を上げるために複数の体外受精卵を用いた体外受精・胚移植（IVF＝ET）が日常的に行われるようになり[2]，その結果，多胎児を妊娠するケースが増えてきた。この療法自体，採卵方法が以前よりも簡便になったとはいえ，過排卵障害ないし卵巣過剰刺激症候群を併発させたりする危険性があることのほか，希望どおりに胎児全員を無事出産できればよいが，一方で，胎児数が多いほど出産に危険や困難（母体の生命や早産・流産・貧血・中毒症等健康に対する危険性，胎児の各種障害）を伴いやすい，ともいわれている[3]。そこで，多胎児の数を減らして出産する，いわゆる多胎減数術（減胎手術あるいは減数堕胎と呼ばれることもある）が施されることがあり，日本でも1986年に長野県の根津八紘医師による実施報告[4]がなされて以来，最近までかなりの報告例がある。厚生省［現・厚生労働省］の「不妊治療の在り方に関する研究班」の調査によれば，1994年から1996年までの3年間に，少なくとも15の医療機関で，計87例実施されたということである[5]。しかし，この多胎減数術は，法的・倫理的にいくつかの難しい問題を含んでいる。

2　法律論として，現行法では刑法212条以下に堕胎罪の処罰規定がある一方で，一定の場合に妊娠中絶を合法化する母体保護法2条2項では，「人工

妊娠中絶とは，胎児が母体外において，生命を保続することのできない時期に，人工的に，胎児及びその附属物を母体外に排出することをいう。」と規定していることから，多胎減数術が一定の場合に同法にいう「人工妊娠中絶」に該当するのか，が問題となる。また，そもそも，「妊娠した以上，母体の危険や生育環境を度外視してでもすべての胎児を出産せよ」と法が命じることができるのだろうか。とりわけ「多胎妊娠の妊婦は貧血，妊娠中毒症，羊水過多症，分娩後の弛緩出血などの合併症を起こしやすい」ことが医学者から指摘されている[6]ので，法的に減数術を全面禁止することは，できないであろう。他方，人為的手段であえて妊娠したのに，今度は胎児の数が多いからという理由だけで減数するというのも，倫理的観点からは疑問が残る。とりわけ，胎児の選別・選択を無条件に認めると，積極的な優生政策に途を譲ることになりかねない。まさにこの問題は，生殖医療技術がもたらした副産物といえる。しかし，この問題は，まだ十分に議論されているわけではない。

3　本章では，以上のような法と倫理の葛藤ともいうべきこの問題のジレンマに焦点を当てて，主として刑法的観点から，まず，多胎減数術と母体保護法との関係について考察し，つぎに，いくつかの場合分けをしつつ，多胎減数術の正当化根拠とその限界について検討を加え，最後に，解決の方向性を呈示することとする[7]。

2　多胎減数術と母体保護法

1　法律論として，まず問題となるのは，母体保護法の解釈の問題である。前述のように，母体保護法2条2項は，「この法律で人工妊娠中絶とは，胎児が，母体外において，生命を保続することのできない時期に，人工的に胎児及びその附属物を母体外に排出することをいう。」と規定する。そこで，多胎減数術が母体保護法にいう「人工妊娠中絶」に該当するか，である。旧優生保護法の時代以来，一貫して，日本母性保護産婦人科医会（日母）［現・日本産婦人科医会］をはじめ，医学界では一般的にこの場合，減数の対象となる胎

児は術後に母体に吸収されるので「母体外に排出する」とはいえず，また，「生命の選択」につながることへの懸念等の理由から，多胎減数術は刑法上堕胎罪に該当する，と解されてきた。すなわち，胎児を全部母体外に排出すれば「人工妊娠中絶」に当たり，部分的に排出する場合は，それに当たらない[8]，とするのである。これは，一見すると，文言に忠実なようだが，旧優生保護法立法当初にそのようなことが想定されて作られた文言であるかは疑問である。減胎により何人かの生命が救われることが，全部出産か全部中絶かという過酷な選択肢よりも不当だとは，法的には必ずしもいえないであろう。

しかし他方，部分的ながら「排出」を肯定する医学的見解もある。日本でこの問題について早くから検討を加えてこられた我妻堯博士は，「2人以上の生命をすべて中絶するのは合法的で，いくつかの生命を犠牲にして1～3人の生命の存続を図るのは違法であるという考え方は納得がいかない」との基本的立場から，「ドイツの報告では，妊娠初期に塩化カリウムを注入した症例で，生存胎児の娩出後に胎盤を精査したところ，死亡した胎児，または付属物の痕跡を認めた」点に着眼され，現行法が母体外に排出するまでの所要時間を規定していない以上，「減数術で処置してから約32週間後の生存胎児の娩出時に，中絶胎児とその付属物が排出されるものと拡大解釈すれば」法律違反にならない[9]，と説いておられる。これは，重要な指摘である。もし，これが医学的に十分に証明され，公認されれば，法解釈論としても採用可能であろう。今後，このメカニズムについての医学的に正確な解明が待たれるところである。

2 他方，法律家の解釈はどうであろうか。現在のところ，多胎減数術を刑法214条の業務上堕胎罪で処罰すべきだという積極的見解は，見あたらない。日本の堕胎罪規定は，必ずしも母体内での胎児の殺害を要件とはしていないものの，塩化カリウムの注入により複数の胎児のうちの1胎もしくは数胎を殺害することは，一応堕胎行為の一類型とも考えられる。しかし，現行刑法の規定がそのような事態を想定して作られたものであるかは，判然としない。だからといって，妊娠中絶件数の多さや堕胎罪の運用の現状（圧倒的不

起訴による空文化）に照らして，実質解釈の立場から，「母体内で死なせること」と「排出して死なせること」は同義であるから母体保護法の「人工妊娠中絶」に当たる[10]とするのは，文言解釈としてはやや無理があるように思われる。やはり，我妻博士が指摘されるように，医学的根拠をもって，死亡した胎児または附属物が母体外に排出されるといえるのであれば，私は，母体保護法の法律解釈論としては，この見解が，「排出」の特殊類型を考慮した，ぎりぎりの妥当な解釈だと考えられる。いずれにしても，多胎減数術は，ドイツのクリストフ・ヒュルスマンが説いているように，いわば「部分的妊娠中絶 (partieller Schwangerschaftabbruch[11])」ともいうべきものといえよう。しかし，現行法は，それへの対応を明文化していない。そして，いつ，いかなる場合にそれが許されるのかを突き詰めて考えると，後述のように，法律論としては，違法性阻却ないし責任阻却のレベルまで掘り下げて検討しておく必要がある。

3　多胎減数術の正当化とその限界

1　では，多胎減数術は，いつ，いかなる場合にその実施が正当化されるのであろうか。この点をもう少し掘り下げて検討してみよう。

まず，多胎妊娠の継続あるいは出産が母体の生命・身体に危険を及ぼす場合には，緊急避難（刑法37条1項）による正当化が考えられる。これは，法的・倫理的にどのような立場を採るにせよ，認めざるをえないであろう。刑法上，緊急避難の基本的成立要件は，第1に，自己または他人の生命・身体・自由・財産に対する現在の危難があること（緊急避難状況），第2に，その危難を避けるためやむをえないでした行為であること（補充性），第3に，その行為より生じた害がその避けようとした害の程度を超えないこと（法益権衡），以上の3つであるが，胎児の数が多いほど，前述のように，母体や胎児に対する危険性は高いし，他に代替手段がないともいえるので，減数術は基本的にこれらの要件を満たす場合が多いといえよう。故意に自ら危難を招いたのだから，

この自招危難の違法性は阻却できない、と考えるべきではあるまい。法律家としてはいち早くこの問題に言及された中谷瑾子教授も、「多胎の場合、すでに報告例にある7胎とか8胎とかいった多胎妊娠では、母体も胎児も生命の危険を招くことは当然予測されるので、その危険を回避するための減数術は、極端な場合には緊急避難として」許容される[12]、と説かれる。

ただ、これは、母体保護法の解釈にこだわらなくても（つまり業務上堕胎罪の構成要件該当性を前提としても）導ける結論であるだけに、この事態に直面した当事者が冷静に判断しがたい場面も想定される（もちろん、当該ケースが緊急避難に当たるかどうかの判断自体は事後的に冷静に判断できることはいうまでもない）。例えば、双胎、品胎（3胎）の場合で「産もうと思えば産めるが、不安がある」という場合、「不安」の内容には幅がありうるので、その判断は微妙な場合もありうることを否定できない。この場合、「現在の危難」という中にどこまでの内容を盛り込むべきか、が問題となる。母体の「生命・身体」が危難に直面する場合ならば正当化できるが、例えば、出産直後の経済事情、精神的不安、育児環境への不安等もそれに含めてよいのかは、難しいところである。前述のように、減数術が母体保護法14条1項1号に該当すると解すれば、それでかなりの部分が解消できそうであるが（もっとも、経済事情は正当化事由というよりは責任阻却事由の色彩が強いと思われる）、緊急避難による解決策の場合、現行刑法の規定では、あくまで「生命、身体、自由又は財産」が危難の対象とされているので、これに見合う内容でなければならないであろう。また、危難の「現在性」を正当防衛（刑法36条1項）における「急迫性」よりも緩やかに解して、「避難の必要性」という事情に応じて危難の「現在性」を捉える見解[13]からすれば、柔軟な対応ができるかもしれない。しかし、多胎妊娠といっても、双胎から7胎ないし8胎程度までと幅があり、ア・プリオリに多胎出産が危険であるとはいえないだけに、この見解によっても、とりわけ3胎程度の場合には、個別的判断が難しい場面が予想される。

2 そこでつぎに、厳密に緊急避難に該当しなくても、なお多胎減数術が認められるのか、が問題となる。中谷教授は、「厳密な意味では緊急避難の要

件を具備したとはいえない場合でも，刑法第35条の正当行為として許容されるべきもの[14]」，とも説かれる。しかし，適法な治療行為ないし医学的処置かどうかがなお争われているだけに，刑法35条をいきなり正面に据えるのは，性急にすぎるように思われる。

　他方，胎児の生命尊重を根拠に，これを無条件に拒否する立場もありうるであろう。確かに，「自分の気に入る子どもだけ産みたいので，好きなように手当たり次第に減数する」というのでは，倫理的に問題がある。単純な自己決定だけでは，問題解決にならないように思われる。しかし，厳密に緊急避難に該当しなければ，「自ら望んで妊娠した以上，何が何でも全員産みなさい」，といえるであろうか。ここに新たなジレンマがある。このジレンマはそう簡単に解消できるものではないが，法律家としては可能なかぎりその解釈（場合によっては立法）のための理論的努力をしておく必要があるといえよう。

　3　その前提として，緊急避難の場合以外で，どのような問題が生じうるかを確認しておく必要がある。我妻堯博士らは，品胎（3胎）以上の胎児を妊娠した母親の選択肢として，次の3つを挙げられる。「(1)妊娠を継続して自然の経過に任せる。その場合には早産・未熟児が生まれて何人かの児が死亡する。或は生存しても合併症に罹患して脳性麻痺や未熟児網膜症などの後遺症を遺す，最悪の場合には全員が死亡する，母親にも合併症が起こるなどの危険を侵すことになる。その確率は多胎の数が多いほど高く双胎では安全性がかなり高いが，いずれにしてもかなり危険な賭になる。従来8胎全部が無事に生存した記録はない」。「(2)危険を冒すことを望まず，経済的にも育児の負担に耐えられないとして全胎児を中絶する。このような多胎は不妊夫婦に対する治療の結果起こることが多いので，この選択は極めて不幸だし夫婦にとっても決定は困難であろう」。「(3)危険を避けるために減数術を受けたいくつかの胎児の生存の可能性を高める。これに関してはさまざまな立場からの賛否両論がある[15]」。

　そして，この最後の選択肢こそ，問題の核心部分であり，我妻博士らは，これを次の4点にまとめておられる。a「胎児を含めてヒトの生命を絶つこ

とは，いかなる場合にも許されないとする立場では全ての妊娠中絶に反対で減数術にも当てはまる」。b「母体の生命を救う場合にのみ妊娠中絶が許されるという立場では，著しい多胎妊娠で母体合併症が起こり妊婦の生命に危険が迫ったときには減数術が許されるという考え方があり得る」。c「ある条件下では中絶が許されるという考え方に立った場合には，減数術を正当化するなんらかの理由がありそれを適応とすれば許される。その場合には母親の合併症の重症度，児が未熟児で生まれる可能性とその予後，術式の安全性（母児に対して）などを慎重に考慮して決定する必要がある」。d「最もリベラルな立場は，女性が希望すれば人工妊娠中絶を受けられる社会では，胎児減数術も自由に受けられるべきだとする考え方である。既に数人の子どもが居て経済的にそれ以上の子どもを育てることができない出来ないという理由で通常の中絶が許されるのであれば，経済的に4つ子は育てられないが1人或は2人なら育てられるという理由で減数術を行うことは許されるという主張も妥当である[16]」。

いかなる場合にも出産を強制するaの立場は，法的に維持するのは困難である。bの立場は，前述の緊急避難による解決のみで対応可能なものであり，その意味ではきわめて限定的である。したがって，それ以外の場合に多胎減数術の許容性が問題となるのは，cおよびdということになる。また，これと関連して，看護学の石井トク教授も，胎児の数あるいは異常の予測が告げられたとき，母親や家族は，「①全部（双胎・品胎）の胎児を出産する，②単胎のみ出産したい，③いずれか複数の胎児を選択し出産する，④健康児のみ出産したい，⑤男子（女子）を選択し出産するなど」のニーズをもつことを指摘しておられる[17]が，②から⑤までは，やはり上記のcおよびdと関連づけて考えることができる。ではいったい，これらの場合に，法的にどのように考えればよいであろうか。

4 上記のcの場合には，胎児適応が問題となり，胎児にどのような疾患があれば減数術が認められるかという胎児選別の難問にぶつかる。また，dの場合には，すべてを女性の自己決定に委ねてよいのかという難問にぶつか

る。しかも両者は，連動する部分がある。

　女性の自己決定権は重要であるが，どのような場合でも女性が自由に決定して減数術を行ってよいとすれば，胎児の生命権は，著しく不安定になる。この点に関して，最近，女性のリプロダクティヴ・ヘルスあるいはリプロダクティヴ・ライツという考えが強調されるようになっている。

　リプロダクティヴ・ヘルスは，1990年にWHOのFathalla博士が考案し，1994年のカイロでの「人口と開発に関する国際会議」で紹介されたもので，我妻堯博士は，これを次のようにまとめておられる。「(1)人々は子供をもつことが可能であると同時に，自分達自身の妊孕性を調節できなければならない，(2)女性は安全に妊娠・出産を経験できなければならない，(3)妊娠・出産は母児の生命・健康にとって安全でなければならない，(4)すべての男女は，望まない妊娠や病気に感染する恐れなしに性的関係をもつことができなければならない」。これを達成するのがリプロダクティヴ・ライツである[18]，と。そして，我妻博士は，「多胎の減数術は女性のreproductive rightsと，胎児のsurvival rightsとのどちらをとるかの問題であり，すべての胎児のsurvival rightsを認めて女性のreproductive rightsを犠牲にするか，一部の胎児のsurvival rightsを犠牲にするかの問題である[19]」と，明確な問題設定をしておられる。これは，法律論を展開する際に，重要な示唆を与えてくれるものと評価できる。

　法学者の中でも，中谷瑾子教授は，これを受けて，リプロダクティヴ・ヘルスとは，「人々が安全で満ち足りた性生活を営むことができ，生殖能力をもち，子どもを産むか産まないか，いつ産むか，何人産むかを決める自由をもつこと」であり，リプロダクティヴ・ライツとは，「すべてのカップルと個人が自分たちの子どもの数，出産間隔，ならびに出産する時を責任をもって自由に決定でき，そのための情報と手段を得ることができるという基本的権利，ならびに最高水準の性に関する健康およびリプロダクティヴ・ヘルスを得る権利」(差別，強制，暴力を受けることなく，生殖に関する決定を行える権利を含む[20]。)，と説明しておられる。これは，単に女性の自己決定権を保障している以上の

内容を有しているものと解される。

　以上のようなリプロダクティヴ・ヘルス/ライツの考えは，それ自体が多胎減数術のためだけに考えられた法原則・理論ではないが，この問題を考えるうえで，基本的視点として設定可能な示唆深いもののように思われる。これを法理論として洗練したものにするのが，法律家の課題といえる。

　5　しかし，その場合でも，どの胎児を減数術の対象とするのかをめぐり，基準の要否およびその内容が問われるであろう。この点を考えておかなければ，かりに後述のような多胎妊娠自体を防止する方策（例えば，母体に戻す受精卵を3個以内に制限する。）をとっても，双胎ないし品胎（3胎）の場合の問題は残るし，「優生的な選択的中絶」や「男女産み分け」を正面から認めることになりかねない。したがって，減数術の正当化にも，一定の限界があるといえよう。とはいえ，残される胎児の生存の安全性等について十分な医学的・倫理的議論がないままに法律が先行してこの基準を独断で作ることも危険であり，これは今後多方面から議論すべき課題といえる。そのうえで，場合によっては将来的に法的整備をすることも必要になるかもしれない。最後に，この点について論じてみたい。

4　解決の方向性

　1　多胎減数術について明快な解決策を呈示するのは困難ではあるが，現実にこの事態に直面する人々がいる以上，法的に放置してよいとはいえない[21]。そこで，最後に，当面の「解決」の方向性を呈示しておきたい。それは，段階的なものにならざるをえない。

　まず第1に，多胎妊娠の予防策を十全のものにすることである。1990年に成立したドイツ胚保護法（Gesetz zum Schutz von Embryonen＝Embryonenschutzgesetz）1条1項4号は，1人の女性に対して1月経周期内に3個以上の胚の移植を企行した者に対して3年以下の自由刑または罰金刑で対応している。これは，刑罰を用いてでも危険を事前に防止しようとする，予防策に重点を

置いた解決策である。私も参加した「生殖医療技術をめぐる法的諸問題にかんする研究プロジェクト」が1994年に作成した「生殖に関する医療的技術（生殖医療技術）の適正利用および濫用規制に関する勧告」[本書第6章・章末資料参照]も、勧告9（男女生み分けの原則的禁止，多胎妊娠回避のための準則等）において、「多胎妊娠の可能性を減らすため、体外受精実施後に子宮に戻す受精卵の数は3個を超えてはならないことを定めるよう勧告する。排卵誘発剤の使用など、多胎妊娠の可能性を増加させる薬剤を使用する場合には、受療者に対して十分にその危険性について説明し、同意を得ることを定めるべきことを勧告する[22]」、とした。これは、いまだ法文化されてこそいないが、日本産科婦人科学会会告「『多胎妊娠』に関する見解」(1996年)でも取り入れられた。この会告は、「特に4胎以上の妊娠において母子の予後が極めて不良であること」を考慮して作られたものであり、次のような内容である。

「近年の補助生殖医療の進歩に伴って多胎妊娠の頻度は増加した。多胎妊娠の中でも、特に4胎以上の妊娠には母子の生命リスクを高めるといった医学上の問題点が指摘されている。

本学会では多胎妊娠の防止をはかることで、この問題を根源から解決することを志向すべきであろうとの結論に達した。すなわち、体外受精・胚移植においては移植胚数による妊娠率と多胎率とを勘案して移植胚数を原則として3個以内とし、また、排卵誘発に際してはゴナドトロピン製剤の周期あたりの使用量を可能な限り減量するよう強く求めることとした[23]」。

このこと自体は、問題解決の一応の進展といえるが、「この問題を根源から解決する」ことになるかは、なお疑問である。なぜなら、これは、強制力のない会告であり、これを遵守しない学会内の医師、あるいは非会員である医師にとって、拘束力あるものとはいえないからである。また、かりに3胎以内であっても、前述のように、基本的問題は、なお残るからである。そして、減数術については、「解説」の最後で次のように述べて、結論を留保している。すなわち、「胎児減数術については適応・安全性などの医学的問題点、並びに現行法規（優生保護法〔現・母体保護法：甲斐〕、堕胎罪）との関連性、更に倫理的、

心理的問題など,その実施には解決しなければならない問題があり,理事会として検討を重ねてきたが,未だ結論が得られていない。今後,法律家,有識者などの意見も含め,広い立場からの検討が必要であると考えている[24]」,と。しかし,差し迫った状況に置かれた妊婦の苦悩に満ちた意見[25]を読むと,できるだけ早く法的な救済策を考えなければならない,と思われる。

2 そこで,第2に,かりに3胎以内でも,減数術を実施せざるをえない場合,あるいは全胎児を出産可能だが本人が実施を希望する場合はどうすればよいか。前述のように,緊急避難に該当する場合は,もちろん正当化できる。

しかし,緊急避難に該当しない場合は,前述のリプロダクティヴ・ライツを拠り所としつつ,女性が自己決定できる枠組みを示す必要がある。差し当たりの私見としては,単なる男女産み分けを根拠に多胎減数術を施すことは,憲法24条の男女平等規定からして疑問がある。また,遺伝性疾患の場合も,出生前診断の場合と同様,優生思想も絡む問題を含むだけに,単なる自己決定や好みだけを根拠にしてよいのか,疑問もある。歴史的に堕胎・妊娠中絶の問題が優生思想と結び付いたことも,つねに念頭に置いておく必要がある[26]。おそらく,出産前後の母体の身体的・精神的状態に配慮しつつ,胎児の疾患内容や程度を個別具体的に判断して,妊婦の同意,リスクとベネフィットの衡量,緊急性,および補充性を根拠とした「正当化事由の競合」としての超法規的違法性阻却事由の枠組み内で実施すべきであろう[27]。いずれにしても,より慎重な配慮が必要だといえよう。それ以外の場合は,刑法上,せいぜい責任阻却の途が残されるにとどまる。また,一般的に,同意堕胎ないし業務上堕胎が事実上処罰されていないことからして,多胎減数術を「必罰」とすることは,妥当でないように思われる。

3 第3に,混乱を招かないためにも,医学界,法学界,社会一般において合意ができている部分については,立法解決,具体的には母体保護法の一部改正で対応することも考えておくべきであろう。現時点では,それは実際上,緊急状態ないし困窮状態の場合に限定されることになろう。イギリスで

は，1990 年の HFEA 法（Human Fertilisation and Embryology Act 1990）37 条 5 項で立法解決をしているが，それは，中谷教授が指摘しておられるように，「多胎妊娠が胎児自身にダメージを与える危険を選択的減数の理由とはして」おらず，「多胎の存在全体の結果が母体に危険」な場合に認められているにすぎない点に注意する必要がある[28]。したがって，イギリスの立法自体は，前述のことと相容れるもので，現段階での立法の方向としては妥当ではないか，と考える。

5　結　語

　以上，日本では公的にあまり議論されてこなかった多胎減数術（「部分的妊娠中絶」）の問題について刑法的観点から論じてきたが，ここで注意を要するのは，法律上，とりわけ刑法上，犯罪行為の違法性が阻却される，あるいは責任が阻却されるということは，それが倫理的にもすべて許されることを意味するとはかぎらない，という点である。また，法的な事後的処理の問題としてよりも，医療現場では，体外受精や排卵誘発剤の使用に際して，そしてまた多胎減数術の実施に際して，事前・直前・事後のカウンセリング体制の整備とインフォームド・コンセントを徹底しておくことが重要であろう。それでもなお，この問題は一定程度起こり続けることが予想されるので，今後さらに議論を積み重ねていく必要があると思われる。

1) 本章は，1998 年 10 月 17—18 日に明石市の兵庫県立看護大学において開催された第 10 回日本生命倫理学会大会の第 2 日（18 日）に報告した原稿に加筆・修正を加えたものである。
2) 最近の体外受精をめぐる問題点については，甲斐克則「体外受精」法学教室 216 号（1998）2 頁以下［本書第 5 章］参照。
3) 以上の点については，我妻堯＝早乙女智子「胎児減数術の臨床的・倫理的問題について——文献的考察——」生命倫理 1 巻『生命倫理を問う』（1991）78 頁以下，我妻堯「多胎減数術の問題点」臨産婦 48 巻（1994）1460 頁以下，同「多胎妊娠の減数術——諸外国の事情——」産婦人科の世界 47 巻 11 号（1995）35 頁以下参照。我妻

博士には，文献収集に際して格別の御配慮を賜ったことに対して，この場をお借りして謝意を表したい。なお，日本産科婦人科学会も「『多胎妊娠』に関する見解」を出すにあたり，各種調査を行っている（日産婦誌 48 巻 2 号 (1996) 1112 頁）。そのうちの 1995 年の周産期委員会報告によれば，解析対象 820 例のうち双胎の 32.4%，3 胎の 80.4%，4 胎以上の 100% は，補助生殖医療によるものであり，「特に 4 胎以上の妊娠において母子の予後が極めて不良」であるという。

4) 根津八紘『減数手術の実際——その問いかけるもの——』(1998・近代文芸社) は，根津医師自身の体験に基づく書である。
5) 朝日新聞 1997 年 7 月 4 日付報道参照。実際には，もっと多いであろう（根津・前出注(4) 193 頁参照）。
6) 我妻・前出注(3)産婦人科の世界 47 巻 11 号 37 頁。
7) 生殖医療と法規制の問題については，筆者も，前出注(2)のほか，次のような研究を公表しているので，併せて参照されたい。甲斐克則「生殖医療と刑事規制——イギリスの『ウォーノック委員会報告書』(1984 年) を素材として——」犯罪と刑罰 7 号 (1991) 135 頁以下［本書第 2 章］，同「生殖医療の規制に関するイギリスの新法について——『生殖医療と刑事規制』の一側面」広島法学 15 巻 3 号 (1992) 131 頁以下［本書第 3 章］，同「生殖医療技術の（刑事）規制モデルについて」広島法学 18 巻 2 号 (1994) 65 頁以下［本書第 4 章］，同「生殖医療技術の法的規制の意義と問題点」産婦人科の世界 49 巻 1 号 (1997) 11 頁以下，同「遺伝情報の保護と刑法——ゲノム解析および遺伝子検査を中心とした序論的考察——」『中山研一先生古稀祝賀論文集第 1 巻・生命と刑法』(1997・成文堂) 49 頁以下，同「法的規制の必要性——刑法の立場から——」産科と婦人科 65 巻 5 号（特集「生殖技術と倫理——21 世紀に向けての提言——」(1998) 469 頁以下［本書第 6 章］，同「生殖医療技術と法規制——刑法からの提言——」日本受精着床学会雑誌 15 巻 (1998) 1 頁以下，同「出産する『身体』を法律はどのように支えてきたか」講座『人間と環境』第 4 巻『出産前後の環境』(吉村典子編・1999・昭和堂) 115 頁以下［本書第 1 章］。本章は，これらの研究の延長線に位置する。
8) 日母の見解（通達）については，我妻・前出注(3)生命倫理 1 巻 86-87 頁注(23)および根津・前出注(4) 54 頁以下等参照。根津・同書 149 頁以下には，多胎減数術をめぐる多数の賛否両論が記されている。なお，日母の法制検討委員会は，つい最近 (1999 年 2 月 27 日)，母体保護法の改正問題に関する見解を盛り込んだ報告の中で，多胎減数手術を認める方向を打ち出したという（朝日新聞 1999 年 2 月 28 日付報道）。今後の動向を注視したい。
9) 我妻・前出注(3)産婦人科の世界 47 巻 11 号 37-38 頁。
10) 1997 年 8 月 28 日に放映されたフジテレビ系の放送番組「不妊治療と減数手術——ある医師と 218 人の選択——」の中でコメントされた大谷實教授の見解は，これであろう。
11) *Christoph Hülsmann*, Produktion und Reduktion von Mehrlingen. Aspekte einer Folgeerscheinung medizinisch unterstützter Fortpflanzung aus strafrechtlicher

und rechtspolitischer Perspektive 1992. S. 146ff. ヒュルスマンの見解については，本章で十分に取り上げることができなかった。周知のように，統一後のドイツでは1993年に連邦憲法裁判所により堕胎罪規定（218a条）違憲判決が出され，1995年に相談体制の拡充を盛り込んだ改正が行われたりしているので，それらを踏まえて，改めてこの問題についてのドイツの議論を分析したい。

12) 中谷瑾子「多胎妊娠に対する減数（減胎）術をめぐって——法律家の立場から——」産婦人科の世界47巻11号（1995）68頁［同著『21世紀につなぐ生命と法と倫理——生命の始期をめぐる諸問題——』（1999・有斐閣）213頁］。なお，加藤久雄教授も，この問題に若干の言及をされるが，具体的な提言をされているわけではない。加藤久雄『医事刑法入門』（1996・東京法令）138-139頁［同著『ポストゲノム社会における医事刑法入門（新訂（補正）版）』（2005・東京法令）324-326頁］参照。

13) 大嶋一泰教授は，「危難の現在性」について，次のように主張される。「緊急避難では，正当防衛と異なり，何と言って法確証の必要性はなく，かつ避難者は危難を忍受することも可能なわけである。緊急権と言っても，緊急避難は専ら法益保護のために，他の法仲間に犠牲を強いる形で認められるものであるから，『危難の現在性』の認定においても，避難者の避難の必要性が重要なメルクマールとなり，危難の時間的切迫性や侵害の高度の蓋然性という危難の客観的状況だけによっては決められない。それらの危難の客観的な状況を踏まえた避難者側の避難の必要性，すなわち今直ちに避難行為に出なければ，損害の回避が不可能となるか，あるいは損害の回避が著しく困難となり，危難が消失する兆候も認められず，他の仕方による損害の回避も不可能であるという避難者側の『避難の必要性』という事情こそが，『危難の現在性』を決定する基準となるのである」（「緊急避難における危難の現在性について」森下忠先生古稀祝賀論文集『変動期の刑事法学』（上巻）（1995・成文堂）293頁）。前出・注(10)のテレビ番組では，大嶋教授は，多胎減数術について，もっぱら緊急避難の観点からコメントされていたが，詳細は明らかでないものの，おそらく理論的背景にはこのような考えがあるものと推察される。

14) 中谷・前出注(12)68頁。

15) 我妻＝早乙女・前出注(3)生命倫理1巻82-83頁。

16) 我妻＝早乙女・前出注(3)生命倫理1巻83頁。

17) 石井トク「多胎出産と倫理」早川和生編『双子の母子保健マニュアル』（1993・医学書院）256頁。ちなみに，石井教授は，日母の見解については，「本会が一応の見解というように，社会的混乱を避けるために現行の優生保護法の範囲内で解釈しようとしているところに無理がある。今，しばらくは法を越えた良識の範囲内での判断が求められよう」，と指摘される（同書261-262頁）。

18) 我妻・前出注(3)産婦人科の世界47巻11号38頁。［なお，我妻堯「減数手術をめぐる諸問題」産婦人科の世界2000春季増刊号『Bioethics：医学の進歩と医の倫理』（2000・医学の世界社）44頁以下，同『リプロダクティブヘルス』（2002・南江堂）の随所参照］。

19) 我妻・前出注(3)産婦人科の世界47巻11号38頁。
20) 中谷瑾子「我が国における不妊治療の展開と課題——不妊治療はどこまで許されるか——」産婦人科の世界49巻1号39頁。もっとも、中谷教授がこれを多胎減数術の問題に具体的にどのように適用されるのかは、なお不明確である。
21) この点に関して、我妻博士が次のように述べておられるのは、正鵠を射ている。「もちろん、減数術が最良の解決法でないことは実施結果を報告しているすべての研究者の一致した意見である。将来、検査法や技術の進歩により多胎を生じないで不妊症の確実な治療が行えるようになることが最も望ましいことで、減数術はあくまでそれが実現するまでの過程であろう。〔原文改行〕しかし現実に多胎妊娠が起こった場合には不妊治療の結果生じたいわば副作用であり、それを妊婦のために解決することも治療した医師の責任と考えられる」(我妻・前出注(3)臨産婦48巻12号1462頁)。[なお、我妻・前出注(18)187頁以下を是非とも参照されたい]。
22) ジュリスト1045号112頁参照。
23) 日産婦誌48巻2号11-12頁。なお、その「解説」においては、何故3個以内かということの根拠として、4胎以上の場合のリスクを示す周産期委員会報告要旨が示されている。それによれば、「1. 体外受精・胚移植における胎児心拍確認後の流産率は、胎児数が増ほど上昇した(初期流産:3胎1.6%、4胎10.0%、5胎15.0%)。2. 平均分娩週数は胎児数の増加に伴い低下し(3胎32.7週、4胎28.7週、5胎28.1週)、周産期死亡率も有意差はなかったが3胎以上では増加した(双胎75.0/1000、3胎75.4/1000、4胎102.9/1000、5胎125.0/1000)。3. 生存児における児の後障害は4胎以上で有意に増加した(3胎3.6%。4胎10.2%、5胎30.8%)」とされている。
24) 日産婦誌48巻2号12頁。
25) これについては、根津・前出注(4)171頁以下参照。また、前出注(10)のテレビ番組でも知ることができた。
26) この点については、石井美智子『人工生殖の法律学』(1994・有斐閣)174頁以下、甲斐・前出注(7)「『出産』する身体を法律はどのように支えてきたか」[本書第1章]参照。ちなみに、ヒュルスマンは、減数術を「最後の手段 (ultima ratio)」としてのみ承認可能としている。Vgl. *Hülsmann*, a.a.O. (Anm. 11), S. 212ff. u.S. 264.
27) この点について、前述の根津医師は、次のような「減胎手術適応基準」を呈示しておられる(前出注(4)121頁)。「1. 3胎以上に対して:母子双方の危険性を考え、減胎手術を希望した場合は無条件 2. 2胎に対して:母体にとって医学的に2胎の妊娠・分娩・育児が不可能に近い場合 ①既往子宮手術(筋腫核手術、帝王切開等)創が、双胎妊娠に堪える可能性が少ない場合 ②極端に小柄な体型、極端な肥満 ③心疾患等、双胎の妊娠・分娩・育児に関し、母体に過度の負担が加わるような疾患がある場合
　〈注〉2胎以上にも通ずることであるが、一卵性双胎が含まれる場合も考えられるので、GS(胎嚢)が異なることを必ず確認のこと。3. 基本的には2胎は残すこと。4. 医学的適応が優先すること。経済的適応のみは基本的として認めず。5. 男女

の選択をしてはならない。あくまでも，手術操作がし易く安全である位置の児に対して行なう。6．染色体異常児，奇形児に対しては原則として行なわない。今後，明確に決められなければならない中絶に関する胎児側適応の基準の下に，将来はケースバイケースで対応していくこと」。

　この基準は，1．については「無条件」でよいか若干の疑問もあるが，全体としては妥当なものではなかろうか。〔なお，「正当化事由の競合」の理論については，甲斐克則『被験者保護と刑法』(2005・成文堂) 64 頁参照〕。

28) この点については，中谷・前出注(12) 69 頁以下〔中谷『21 世紀につなぐ生命と法と倫理』217 頁〕参照。HFEA 法の構造については，甲斐・前出注(7)広島法学 15 巻 3 号 131 頁以下〔本書第 3 章〕参照。〔なお，その後，この問題を本格的に検討した伊佐智子「多胎減数術を検討する――女性の自己決定権か」西日本生命倫理研究会編『生命倫理の再生に向けて――展望と課題――』(2004・青弓社) 45 頁以下，特に 65 頁以下は，女性の自己決定権およびリプロダクティブ・ライツによる解決に疑問を呈し，予防的観点重視の立場から，「少なくとも 1 回の月経周期に一定数以上の胚移植をおこなうべきではないという行為規範に反した医師に対しては，ドイツの胚保護法のような刑事的処罰さえ科することが考慮されるべきである」(73 頁)，と説く〕。

第9章 クローン技術の応用と刑事規制

1 序──問題状況

1 「クローン技術を人に応用することは許されるか」。1997年2月，イギリスのロスリン研究所で体細胞クローン羊ドリーが誕生したニュース（誕生自体は1996年）は，各方面にショックを与え（これを「ドリー・ショック」と呼んでおこう），この問題が世界を討論に巻き込んだ[1]。しかも，同年3月にはアメリカで受精卵クローン猿が誕生した。これに対する反応は早く，イギリスではその3月にロスリン研究所に対して研究費を差し止め，5月にはWHOが「クローン技術に関する決議」を出して人への適用が容認できない旨の決議を採択し，6月にはデンバーサミット（8ヵ国首脳会議）でフランスのシラク大統領［当時］がクローン人間創出の禁止のための国内措置および国際協力の必要性を提唱してその宣言が採択され，さらにアメリカでは同月にクリントン大統領［当時］がクローン禁止法案を議会に提出した。そうこうするうちに，同年7月にイギリスの「PPLセラピューティク社」が，ヒトの遺伝子を組み込んだクローン羊ポリーを誕生させ，「動物工場」という言葉が「クローン技術はどこまで行くのか」という不安をさらに搔き立てた。同年11月のユネスコ総会では，「ヒトゲノムと人権に関する世界宣言」が採択され，人のクローンの個体生産は人間の尊厳に反する禁止すべき行為だとされた。さらに欧州評議会も，すでに13ヵ国で調印していた「人権と生物医学に関する条約」（体外受精や人の胚の取扱いを定めた一般条約で，研究目的での人の胚の産生禁止を

盛り込んだもの）に加えて，1998 年 1 月に遺伝学的に同一の人を作り出す目的のあらゆるクローン技術の使用禁止を盛り込んだ「人権及び生物医学に関する条約追加議定書」に 19 ヵ国が調印した（1999 年発効）。

2 このような動きの中で，1998 年 1 月にアメリカの科学者が「クローン人間」作りをあえて表明したり，同年 2 月に南アフリカの研究チームが「クローン人間」作りを計画したことが報道されたりもした。そして同年 12 月には，韓国の慶熙大学付属病院産婦人科で，30 代の女性の未受精卵の核をこの女性の体細胞の核と置き換え，4 つの細胞に分裂するまで初期胚を培養するクローン実験に成功した。子宮に戻すまでには至らなかったものの，この実験は，クローン技術の人への応用が十分可能であること，しかも不妊治療チームがそれを実施したことを万人に示した点で，「生殖医療技術・不妊治療はいったいどこまで行くのか」と，「ドリー・ショック」以上のショックや不安を与えた。クローン技術の人への応用が具体化しつつある現状を目の前にして，何らかの規制を望む声が出てくるのも，当然の流れといえよう。

3 日本でも，内閣総理大臣の諮問機関である「科学技術会議」，文部省の「学術審議会」，さらには厚生省［現・厚生労働省］の「厚生科学審議会」などで規制の検討が行われているが，つい最近［2000 年 3 月］，科学技術庁［当時］が「ヒトに関するクローン技術等の規制に関する法案」(仮称)の骨子をまとめた，という報道もなされた[2]。規制法案が，近いうちに国会に上程されるかもしれない［その後に成立した同法については，本書第 10 章参照］。その直前，1998 年 11 月に東京農業大学のグループが白血病患者の血液の細胞 27 個を，核を取り除いた（除核）牛の未受精卵に移植し，核を含む血液の細胞が，牛の卵子の中で性質が変わるかどうかを調べた，との報道が 1 年経った 1999 年 11 月になってなされたりもしました[3]。

以上のような目まぐるしい問題状況の中で，われわれは，クローン技術の人への応用に何らかの規制をしなければならないのではないか，という合意を得つつあるが，具体的にそれが法的・倫理的にどのような問題点を含んでいて，何故に，どのようにして，どの部分を規制すればよいのか，というこ

とを冷静かつ真摯に検討しなければならない時期に来ている。1998年5月24日の第76回日本刑法学会（於大阪市立大学）2日目のワークショップでもこの問題が取り上げられ，白熱した議論が行われた[4]。人のクローンを作ることは，何を侵害するのだろうか。逆に，刑事規制をする場合，保護法益は何か。クローン技術の人への応用は，何かメリットがあるのか。統一的な結論は出なかったが，議論が深化したことは確かである。その後，科学技術会議生命倫理委員会の「クローン小委員会」が1998年6月15日付で出した「クローン技術に関する基本的考え方について」と題する中間報告について，1999年2月26日に私もインタビューを受ける機会があり，自分なりの考えをまとめる契機となった[5]。さらに，1999年9月11日の第11回西日本生命倫理研究会（於九州大学）において，この問題について報告をし，様々な分野の専門家から貴重な意見を聞く機会を得た。その後，上記「クローン小委員会」が1999年11月17日付で，『最終報告書』「クローン技術による人個体の産生等に関する基本的考え方」（上記1998年6月15日付中間報告を一部修正したもの。以下『最終報告書』という）を公表した。

そこで本章では，さらに議論を煮詰めるべく，刑事規制を含む法的規制という観点から，まず第1に，クローン技術規制に向けた諸外国の法的対応を概観し，第2に，上記『最終報告書』を中心に日本の対応状況とその検討を行い，第3に，クローン技術の応用と（刑事）法的規制について考察することとする。

2　クローン技術規制に向けた諸外国の法的対応

1　まず，クローン技術規制に向けた諸外国の法的対応について概観しておくこととする。クローン技術の規制にも，ガイドライン等の倫理的自主規制と法的規制の方式があり，法的規制の内容も多様である。

ヨーロッパでは，「ドリー・ショック」以前に明確に法的規制を実施している国がある。ドイツである。ドイツ胚保護法は，1990年に成立し，翌年施行

された。その6条は,「クローン」という項目を設け,「(1)他の胚,胎児,ヒトと同じ遺伝情報をもつヒトの胚が生まれる事態を人為的に惹起する者は,5年以下の自由刑または罰金に処する。(2)第1項に規定する胚を女性に移植した者も,同様の刑に処する。(3)未遂も処罰される。」と規定する。これによって,ドイツでは,人のクローンは,いかなる形態であれ,犯罪として処罰されることになっている。これが,最も強力な禁止形態である。その背景には,ナチス・ドイツにおける人種政策や医学の濫用に対する反省と基本法1条1項の「人間の尊厳」という強い支柱の存在が挙げられる。また,遺伝的非模造性ないし個性の一回性の喪失により,独自の遺伝的資質が保障されなくなるという点も,禁止の根拠として挙げられている[6]。体細胞クローンの問題以前にこのような議論状況であったことから,「ドリー・ショック」のときでも,ドイツでは,それほど目新しい動きがなかったのも,当然のことであった。もっとも,刑法をこのように前面に押し立てる規制方式が妥当であるか,疑問もある。

2 これに対して,イギリスでは,ドイツよりも少し前の1990年に「ヒトの受精と胚研究に関する法律」(HFEA 1990)が成立し,翌1991年に施行されたが,その3条3項(d)は,「胚細胞の核置換」を禁止している(10年以下の自由刑または罰金もしくは両方の併科)[7]。これは,必ずしも明確に人のクローニングを禁止しているわけではない。立法当初,受精卵分割型のクローンについては念頭にあったものの,「ドリー型」の体細胞クローンは念頭になかったのではないか,と思われる。しかし,結果的にこれが「胚細胞の核置換」に該当するため,事実上人のクローニングが禁止されている,と説明されることがある[8]。ただ,曖昧な状態を放置することに懸念があることから,「ドリー・ショック」以後,イギリスでも,明確に人のクローニングを禁止しようという動きがある。

3 フランスでは,1994年に「生命倫理三法」ができたが,その際に改正された民法16条の4が,人の子孫を変える遺伝形質の作り替えを禁止しており,人のクローン創出はこれに該当するとの解釈がなされている。また,

同様に改正された刑法511条の1(「人の選別の組織化を目的とする優生学的処置を実施する行為は,20年の懲役に処する。」)や511条の18(「研究又は実験の目的で,生体外で人の胚を作る行為は,7年の禁固及び70万フランの罰金に処する。」:条文は当時のまま——甲斐)にも該当するとの解釈も採られているようである。しかし,このような曖昧な規定で人のクローニングに法的制裁を科するのは,(特に刑事制裁の場合)問題であるように思われる。おそらくフランスでも,明確な禁止規定が設けられることになるのではなかろうか。

その他,アメリカやカナダでも,法的に人のクローン創出禁止の法案が提出されたり,その検討がなされてはいるが,いまのところ立法化には至っていない。

4 いずれにせよ,欧米でこのように人のクローン創出に対してきわめて拒絶的反応が強い背景には,やはりキリスト教倫理がある。秋葉悦子助教授[現・教授]の的確な指摘によれば,ローマ・カトリック教会は,クローン技術の人体への応用は「主として,出生した者に対して十分な保護が与えられない——すなわち,人間は両親から生まれ,家族の中で養育され,社会に受け入れられ,人間らしく成長する権利を当然に有するが,現在の状況はクローン技術によって出生した者に対し,この権利を同等に保障する態勢を整えていない——との理由から」,反対とのことである[9]。とりわけ「両性に基づく出産」という枠を超える体細胞クローンは,宗教の枠を超えて人類に突きつけられた問題といえよう。

3 日本の対応状況とその検討

1 つぎに,日本の対応状況をみておこう。日本でも,「ドリー・ショック」後の1997年以降,科学技術会議(内閣総理大臣の諮問機関),学術審議会(文部省),厚生科学審議会(厚生省)などが,クローン技術の規制のあり方について検討を行っているが,前述のように,科学技術庁は,刑罰を含む法規制を打ち出している。しかし,問題は,規制根拠である。この点で注目すべき具

体的動向として，3つの動向を取り上げておきたい。その1は，科学技術会議生命倫理委員会のクローン小委員会が1999年11月17日付で出した前述の『最終報告書』であり，その2は，総理府の内閣総理大臣官房広報室が1998年9月に実施した「クローンに関する有識者アンケート調査」であり，その3は，1999年5月に科学技術庁の科学技術政策研究所第2調査研究グループが公表した「先端科学技術と法的規制〈生命科学技術の規制を中心に〉」という報告書である。

2　ここでは，上記クローン小委員会（岡田善雄委員長ほか15名）の『最終報告書』を取り上げてみよう。『最終報告書』は，クローン技術をめぐる最近の動向を整理して，クローン技術の有用性に関する評価を行っている。それによれば，a) 人以外の細胞を用いる場合，⑴クローン技術による動物個体の産生については，「ほ乳類の体細胞クローン個体の産生の成功により，優れた能力を持つ畜産動物の増産や，特定遺伝子をノックアウトした疾患モデル動物等生物学の試験研究用に有用である遺伝的に均質な医学実験用動物の増産が可能となるとともに，遺伝子組換え技術との組み合わせにより特殊なタンパク成分を含む乳汁を多量に作り出す動物等を効率的に産生することが可能となる。また，絶滅直前の希少動物の増殖等にも応用できると考えられ，産業，研究の両面において，非常に高い有用性を持つ」し，「生物学の基礎的研究の推進にとっても寄与するところは大である」，とされる。なお，⑵拒絶反応を起こしにくい臓器を持つ動物の産生は，とりわけ「人体への移植の段階については，動物中に存在する未知のウィルスあるいは病原体が人体に悪影響を及ぼす可能性が否定できず，また，移植を受ける側の拒絶反応についても十分な知見がないこと等に慎重な配慮が必要である」が，将来の可能性については引き続き十分な検討が必要である」，とされている。

これに対して，b) 人の細胞を用いる場合，⑴クローン技術によるヒト胚の作成及び人個体の産生のうち，後者については，「人間の尊厳」の観点から問題があり，「現時点では，体細胞核移植を伴うクローン個体の産生は，動物においても研究段階にとどまって」おり，「ヒトに適用した場合，正常な発生が

行われるか，細胞の寿命に関連するといわれているテロメアが短いことにより どのような影響があるかなどについて十分な知見がない。また，仮に体細胞の遺伝子の損傷が存在する場合に未知の影響がある可能性も否定できないことから，産まれてくる子供の正常な成長が保証されるだけの十分な知見が存在しない」，として，実施する有用性はないとの評価をする。また，前者については，「体細胞の提供者と遺伝子が同一であるという特性から拒絶反応のない移植医療などに利用される可能性があり，有用性が認められる余地があるが，ヒト胚の操作につながるという問題があることに加えて，現時点では，人以外の動物細胞を用いることにより必要な研究が実行可能であることから，人の細胞を用いて行うことについては，さらに慎重な検討が必要である」，とする。また，(2)単一細胞を増殖させる細胞培養は，人個体を産み出さないことから倫理的問題は生じず，「均質な研究材料の確保等の種々の科学的研究での有用性が認められ，また，今後，安全性の確認に慎重な検討が必要であるものの，細胞培養技術を用いた移植用細胞や移植用組織の作成等の医学的可能性も認められる」，として有用性があると評価する。(3)いずれの種類の細胞にもなりうる胚性幹細胞（ES細胞）の利用については，「ヒト胚性幹細胞を適切に培養して適度に分化させれば，均質な研究用材料の確保，移植治療用の細胞や組織の作成に活用できる」ことから有用性を認め，「核移植や胚移植を行わない限りは，ヒト胚や人の個体が産み出されることはないが，その作成の過程においてヒト胚又は死亡胎児組織を使用するため，ヒト胚の研究利用という観点から生命倫理上の問題が生じる」，と指摘する。なお，人と動物のキメラ個体の産生については，「人間の尊厳や安全性の面で種々の問題を生じるものであり，人以外の動物により必要な研究が十分実行可能であることから有用性はない」，とする。(4)胚移植を伴う移植用クローン臓器の作成については，「人間の尊厳の問題と深い関連を生じざるを得ない状況にあり，敢えて実施するだけの有用性はない」，とする。

　以上のような最終報告書の態度は，中間報告以来一貫して，事態を冷静に分析して，議論の出発点を正確に捉えようとするもので，それ自体は評価で

きる。問題は, 第3章のクローン技術の人個体産生等への適用に対する「規制」についてである。まず規制の根拠として, 中間報告は「人間の尊厳の侵害」と「安全性」(高頻度で障害児が生まれたり, 成長過程で障害が発生する可能性)の2つを根拠に据えていたが,『最終報告書』も, これを根拠にしている。「安全性」は, 決定的論拠となりうるであろう。中間報告では,「安全性」の内容が必ずしも明確でなかったが,『最終報告書』は, テロメア仮説を意識して,「テロメアの短縮により寿命が通常の受精による個体と違いがあるか等について十分な知見がない」点を重視している。これは, 妥当な指摘である。しかし,「人間の尊厳」は, そのままでは問題を含む。確かに,「人間の尊厳」は, キリスト教倫理を基礎に置く欧米ではしばしば引き合いに出される有力な論拠である。しかし, 後述のように,「人間の尊厳」の理解は多様であり, マジックワードとして安易に使われることにもなりかねない。この点を配慮してか,『最終報告書』は, 中間報告をほぼ継受して, 1)「動植物の育種と同様, クローン技術の特色である予見可能性を用いて, 特定の目的達成のために, 特定の性質を持った人を意図的に作り出そうとすること(人間の育種)や, また, 人間を特定の目的の達成のための手段, 道具とみなすこと(人間の手段化・道具化)に道を開くものであること」, 2)「人クローン個体に固有の問題として, 既に存在する特定の個人の遺伝子が複製された人を産生することにより, 体細胞の提供者とは別人格を有するにもかかわらず常にその人との関係が意識され, 実際に生まれてきた子供や体細胞の提供者に対する人権の侵害が現実化・明白化すること」, 以上の2点は, 個人の尊重という憲法上の理念に著しく反する, と説く。さらに, 3)「遺伝的性質が予め決定されている無性生殖であり, 受精という男女両性の関わり合いの中, 子供の遺伝子が偶然的に定められるという人間の命の創造に関する基本認識から著しく逸脱するものであり(人間の生殖に関する基本認識からの大きな逸脱), かつ, 親子関係等の家族秩序の混乱が予想されること」, も挙げている。

3 以上の具体化の努力は理解できるが, 後述のように, なお問題もある。いずれにせよ,『最終報告書』は, 以上の根拠からクローン技術の人個体の産

生への適用の規制を提唱する。そして，規制しても，研究の自由の不当な制限にならず（正当な理由がある場合については別途検討），国際的協調のなかでバランスのとれた規制を模索すべきことを提唱する。規制対象としては，人クローン胚の人又は動物の母体への胚移植と，人の細胞の核を人以外の動物の除核未受精卵に移植し成長させることが挙げられている。さらに，母体への人クローン胚の移植を伴う移植用臓器の作成も，現時点では「人間の尊厳」および「安全性」の両面から問題があるとして，規制対象にされるべきだとする。注目すべきは，禁止対象をあくまで「人クローン個体を意図的に産生しようとする行為」に限定している点であり，「万一禁止に反して人クローン個体が産生された場合には，生まれてきた子供は個人として尊重されることは当然」と明言している点である。

確かに，生まれてくる子どもに罪はないので，保護せざるをえず，規制するとすれば，このような行為を想定するほかないであろう。重要なのは，規制の形態である。中間報告は，「少なくとも，国によるガイドライン設定以上の公的な規制を行うことが適切」だとしつつ，すべての規制をガイドラインで行うか，クローン技術を用いた人個体の産生の禁止については法律で規制し，それ以外をガイドラインで規制するか，結論を留保していた。すなわち，「この両者の間には，規制の強制力，規制の柔軟性等の面で違いがある他，いずれの方法が日本の社会にとって適切なものであるかは，体外受精等の他の生殖医療技術が法律により規制されていないこととのバランスの問題や，科学者や医師に対する国民の信頼感の問題にも関係することから，社会各般の考え方を的確に把握した上で，最終的に判断すべきである」，としていたのである。その後，各方面の関係者に対して意見聴取が行われたり，1998年9月実施の総理府内閣総理大臣官房広報室「クローンに関する有識者アンケート」でも 2,114 名中 71.2% が法規制を支持しているのを踏まえ，『最終報告書』は，「人クローン個体の産生は，人間の尊厳や安全性の問題が現実化・明白化し，その弊害の大きさから全面的に禁止されるべきであるが，ガイドラインによる規制では医師や研究者のコミュニティーに属さないアウトサイダーに

対しての効力が十分ではなく，これらを含むあらゆる者に対して有効な法律により強制力を伴った形で網羅的に規制を行うことが妥当であるとの意見が大勢を占めた」として，3年から5年後の見直しを条件に，「人クローン個体の産生は法律により禁止することが妥当」，と結論づけた。そして，クローン技術の人への適用の規制のうち，人クローン個体の産生の禁止以外の部分についても規制の枠組みの整備を提唱し，人クローン胚の研究については，罰則を伴う法律による規制よりも柔軟な規制の方が適している，としている。

その他，人個体を産み出さない細胞培養および組織培養については，正当にも，特段の規制理由はないし，人以外の動物への適用については，「動物の保護及び管理に関する法律」で対応すべきだ，としている。なお，関連問題として，キメラ個体やハイブリッド個体の産生は，「人間の尊厳」および「安全性」，そして弊害の大きさからしても，全面的禁止を説く。

4 以上のように，全体として『最終報告書』は，内容的に中間報告以上に説得力をもってまとめられているといえよう。すべてをガイドライン方式で規制するのも一案であるが，実効性を確保するには，一定程度の法的規制を考えておく必要がある。その場合でも，生殖医療全体の法規制の枠組みの中でこの問題も捉えるべきであろう[10]。しかし，所轄官庁の相違からくるのか，今回は残念ながら厚生省との歩調が必ずしも同一ではない。その点は措くとしても，昨今の状況変化を踏まえれば，クローン問題について一定の法規制を目指す『最終報告書』の立場は，基本的に妥当である。科学技術庁の前記調査グループも，法的規制を念頭に置いている。しかし，なお不十分な部分もある。つぎに，それを補足しながら，（刑事）法的規制について考察してみよう。

4　クローン技術の（刑事）法的規制

1 問題は，具体的にどのような（刑事）法的規制をいかなる根拠で行うか，である。いわゆる「クローン人間」創出禁止の論法を4点に明快に整理

して論じているのは、前記「クローン小委員会」のメンバーでもある哲学者の加藤尚武教授である。加藤教授によれば、1) 安全性論法 (他者危害原則)、2) シャフル論法 (トランプのゲームで1回ごとにカードをシャフルして、ふたたび配分のし直しをするのと同じように、普通の生殖では世代を重ねる度毎にカードをシャフルして、多様性を維持している)、3) 人間の道具化・手段化禁止論法 (特定の人と遺伝的形質を同一にする人間を作り出すことは、人を専ら特定の目的のために作り利用することになるので、このような人間の道具化・手段化を禁止する)、4) 個体性侵害論法 (人為的に特定の人と遺伝的形質が同一な人を作り出す人クローン個体の産生は、産生された人クローン個体と、複製元の特定の個人双方の尊厳を侵害するから禁止する)、以上が禁止論法として考えられる[11]。加藤教授は、このうち、クローン人間では元本人間とDNA・身体・脳・人格が同一であるとする個体性侵害論の誤謬を入念に批判される。すなわち、「核移植でクローンが作られる場合、原型とまったく年齢の違うクローンが個体性を侵害するということは考えられない。また原型クローンがすでに死亡している場合も個体性の侵害が起こっているとは考えられない」。「『一卵性多胎の出生は双方の尊厳を侵害しないが、人為的な人クローン個体の出生は双方の尊厳を侵害する』というのは、『自然発火の火災は被害をもたらさないが、放火による火災は被害をもたらす』と述べているようなものである[12]」、と。また、個体性侵害論者が、識別可能な場合でも個体性が侵害されると主張している点の矛盾を指摘しつつ、「個体性侵害論者は、個体性とはなにか、どういう事態で個体性が侵害されるといいうるのかを明示すべきだ」、と指摘され、結局、クローン人間を禁止する正しい理由は、第1に「安全性」であり、第2に「シャフル理論」であり、第3に「医療の正当性」である、と説かれる。

2 確かに、加藤教授が指摘されるように、個体性侵害論は、それ自体で禁止の根拠とするには弱い。この論理は、クローン問題を個人的・私的領域で捉えるものであり、これだと、体細胞クローンで是非とも子供が欲しいという単なる個人的願望を抑制する原理になりえない。クローン問題は、通常の体外受精等の生殖医療技術の範疇を超越した問題性を含むものであり、自

己決定原理の適用外領域の問題として考えるべきであろう。

　では，いかなる規制根拠が妥当であろうか。とりわけ刑事規制の根拠としては，何が侵害ないし危険にさらされるかという点を重視しなければならない。まず第1に，安全性（危険性）を考慮すべきである。何に対するどのような安全か。とりわけ体細胞クローンの場合，前述のいわゆる「テロメア仮説」によれば，生まれてくる子どもが生命体として細胞分裂の作用を司るテロメラーゼ（テロメア伸長酵素）がすでに減少している可能性もあるといわれており，そうだとすれば，出発点において人の生命体として大きなリスクを伴っている可能性が高くなる。この場合，刑法は，このような事態を放置できないであろう。前記『最終報告書』や加藤教授が「安全性」に固執しているのは，その意味で正当というべきである。動物段階でも，生存率・死亡率に関するデータはなお不十分である。

　第2に，子どもの福祉を真摯に考えなければならない。人間は，「自分がどこから来たのか」，その出自に大きな関心を払う存在であり，それはアイデンティティー確認に大きなウェイトを占める。キリスト教倫理では，「人間は両親から生まれ，家族の中で養育され，社会に受け入れられ，人間らしく成長する権利を当然に有するが，現在の状況はクローン技術によって出生した者に対し，この権利を同等に保障する態勢を整えていない[13]」との認識を示しているが，少なくとも両性・両親から生まれてくるという基本観念は，キリスト教倫理を超えて一般的に妥当するものといえよう。また，その前提を崩す「性なき出生」となる体細胞型クローン人間の創出は，遺伝の原理をも掘り崩し[14]，生まれてくる子どもに大きなトラウマをもたらすのではなかろうか。出生への両性関与は，子どもの福祉にとって重要な要素といえるのではなかろうか。もちろん，『最終報告書』が指摘するように，「万一禁止に反して人クローン個体が産生された場合には，生まれてきた子どもは個人として尊重されることは当然である」。

　第3に，女性の人権も重要な根拠になる。近年，リプロダクティヴ・ライツが強調されているが[15]，それを尊重するとしても，「性なき出生」までも認

めることは,それを逸脱するように思われる。体外受精等の生殖医療技術は,あくまで両性による生殖の直接的補助だからこそ不妊治療として許容されるのであって,体細胞クローン人間の創出は,それを超越する単なる「手段・道具化としての出産介助」となる。加藤教授が挙げておられる「医療の正当性」という視点は,このことと同義ではなかろうか。いずれにしても,この場合,女性の持つ出産機能が人格的側面から切断されたものとなるように思われる。

第4に,「人間の尊厳」はどうであろうか。これについての理解は多様である。これを漠然と捉えれば,内実のない単なるマジックワードになってしまう懸念がある。また,これを「人格の尊厳」と同視すると,加藤教授が指摘されるように[16],DNAが同一であるということが身体の同一性,さらには人格の同一性に直結するのではない,との批判に耐えられない。本来,「人間の尊厳」という概念も,単なる抽象的概念ではないはずであり,人間存在に必然的に備わった実体を有するはずのものである。その基礎づけと具現化が望まれる[17]。おそらく,いままで取り上げてきた3つの内容は,具体的に「人間の尊厳」と関係するものといえる。ただ,加藤教授がカントの命題,すなわち「汝の人格の中にも他のすべての人格の中にもある人間性を,汝がいつも同時に目的として用い,決して単に手段としてのみ用いない,というふうに行為せよ[18]」という命題をも規制根拠として退けているのは,疑問である。確かに,カントは,手段として他者を用いることすべてを否定しているわけではないが,「手段としてのみ用いる」ことは否定しているのである。「両性の関与なき出生」となる体細胞クローン人間の創出は,個人の自己決定権の枠組みを超越したものであり,人間存在の根元的自然法則である「両性関与による出生」に抵触する,まさに手段そのものにほかならないように思われる。上述の子どもの福祉や女性の人権も,これと連動して理解されるべきである。

もっとも,以上の論拠だと,初期胚分割型のクローン人間創出の規制根拠として弱いことは否めない。遺伝的非模造性は,多胎児のケースを考えると,

直接的根拠とはなりにくい。あえて設定すれば，社会感情ということになろうが，それだけでは根拠となりえないであろう。また，加藤教授が挙げておられるシャフル理論は，生命倫理レベルあるいは家族法レベルでは十分に理解可能な根拠であるが，クローン人間創出行為に対する刑事制裁の直接的根拠となりうるかは，なお十分な検討を要するのではなかろうか。

3 さて，かりに法規制をするにしても，規制対象は，人個体の産生に限定すべきであろう。前記『最終報告書』が形態をいくつかに分類しているのは，クローンに関するすべての研究を全面禁止せず，「研究の自由」との兼ね合いに留意し，人類の福祉に役立つものについては研究の推移を見守るという妥当な姿勢といえ，少なくとも人個体に結び付かないものについては，規制すべきではあるまい。また，規制方法も，ガイドラインに委ねた方がよいものと法的規制で対応すべきものとを分け，法的規制をする場合も，「民事規制→行政規制→刑事規制」という具合に，段階的規制が望ましい。

まず，民事規制としては，関係するいっさいの契約を無効にするなり，一方的に行われた場合には損害賠償責任を重くするなり，あるいは家族法上ないし戸籍法上の処理を工夫することが考えられる。つぎに，行政規制としては，研究費を凍結するなり，営業停止ないし免許剝奪処分にすることが考えられる。最後に，刑事制裁ということになるが，日本の刑法学では，必ずしも議論が煮詰まっていない。刑事規制は不要かつ有害であるとして，家族法的解決を提唱する見解[19]もあるが，積極説も見られる。例えば，大谷實教授は，「人間は個性を有するところに本質があり，同一の遺伝子を持っている個体を多数の女性に産ませるということは，人間の個性を人工的に喪失させるという意味で個人の尊厳を侵害することにつながるから，犯罪として処罰することも不可能ではない[20]」，と説かれる。しかし，「個人の尊厳」と「人間の尊厳」の区別が十分でないため，個人の希望があった場合のことを考えると，問題が残る。また，「種としてのヒト遺伝子を有する，特定の個人に固有の遺伝的形質の操作を身体への侵害の一種」と捉え，あるいは「人類の遺伝子の多様性の保持」という人類の共通の利益の侵害という観点から処罰を説く見

解[21]もある。これは，前述のシャフル理論に呼応するものと考えられるが，処罰根拠としてはなお検討を要する。かくして，いずれも論拠はなお弱く，具体的規制内容の点でも煮詰まっていない。

　刑事規制をするとすれば，上述のような安全性，子どもの福祉，女性の人権，そして「人間の尊厳」を根拠に据えて，構成要件の明確化を図るべく体細胞クローン人間の創出行為を処罰するしかないであろう。その際，クローン技術提供者および斡旋者を処罰するにとどめ，出産主体たる女性は不可罰とすべきである。さもなくば，生まれてしまった子どもは，犯罪主体から生まれてくるという不幸を生涯負い続けることになるだろうからである。また，流動的部分もあるので，法規制の性格としては，永続的な一律禁止法というよりは，5年程度実施して調整しつつ適宜改正を加える柔軟な方向が妥当である。

5　結　語

　以上，クローン技術の応用とその（刑事）法的規制について若干の検討を加えてきたが，紙数の関係でまだ論じ足りない部分がある[22]。法案が具体化されることも予想されるので，その検討も含め，いずれまたこの問題について論じることにしたい。いずれにせよ，他の先端医療の問題[23]と同様，技術内容や規制内容について十分な情報公開をしつつ，公開討論会や公聴会を頻繁に開いて，より適切な法規制を模索すべきである。

1) この点については，米本昌平『クローン羊の衝撃』（1997・岩波書店）21頁参照。なお，クローン技術研究会『クローン技術』（1998・日本経済新聞社）11頁以下も参照。さらに，マーサ・C・ナスバウム＝キャス・R・サンスタイン編（中村桂子＝渡会圭子訳）『クローン，是か非か』（1999・産業図書）も争点を明確にしており，有益である。
2) 朝日新聞2000年3月7日付朝刊報道参照。ただし，具体的内容は，まだ公表されていない。
3) 朝日新聞1999年11月9日付朝刊報道参照。

4) 私は当日オーガナイザーを担当したが、立場上自説を十分に述べることはできなかった。ワークショップの記録として、甲斐克則「『未生の人の生命』保護と刑法」刑法雑誌38巻3号（1999）144頁以下［「『未出生の人の生命』保護と刑法――日本刑法学会（1998年）ワークショップの記録から――」と改題して、本書第7章に所収］参照。私見は、刑事規制については、時期尚早論であったが（甲斐克則「生殖医療技術の（刑事）規制モデルについて」広島法学18巻2号（1994）71頁）、体細胞クローン技術の出現は、これに修正を迫ることとなった。
5) 甲斐克則「クローン技術の応用と法的規制」『Bioethics：医学の進歩と医の倫理』（2000・医学の世界社）175頁以下は、「中間報告」を素材としたものであり、本章は、その続編である。なお、議論の前提として、クローンを産生する方法として、受精後発生初期（胚）の細胞を使う方法と成体の細胞を使う方法があることを確認しておく必要がある。この点について、科学技術庁「クローンって何？」5頁（なお、この小冊子の内容については、科学技術庁のホームページ《http://www.sta.go.jp/life/life/klon98/index.html》に掲載されている）および入谷明「クローン技術発展の背景とその応用」前出『Bioethics：医学の進歩と医の倫理』95頁以下参照。
6) Vgl. *Albin Eser*, Recht and Human genetik—Juristische Überlegugen zum Umgang mit Menschlichen Erbgut, in Werner Schloot（Hg.）, Möglichkeiten and Grenzen der Humangenetik. Mit Beiträgen aus Medizin, Biologie, Theologie, Rechtswissenschaft, Politik. (1984), S. 197. 邦訳として、アルビン・エーザー（上田健二＝浅田和茂編訳）『先端医療と刑法』（1990・成文堂）200頁（甲斐克則訳）。なお、同書239頁（上田健二訳）も参照。Vgl. *Rolf Keller/Hans-Ludwig Günter/P. Kaiser*, Embryonenschutzgesetz. Kommentar zum Embryonenschutz. (1992), S. 239ff. さらに、ケルスティン・グレナー「人の全形成能的細胞に介入することによるクローニング、ハイブリッドおよびキメラ形成」ギュンター／ケラー編著（中義勝＝山中敬一監訳）『生殖医学と人類遺伝学――刑法によって制限すべきか？』（1991・成文堂）特に327頁以下（川口浩一訳）参照。
7) この点については、甲斐克則「生殖医療の規制に関するイギリスの新法について――『生殖医療と刑事規制』の一側面」広島法学15巻3号（1992）131頁以下、特に134頁［本書第3章］参照。もともと1984年の『ウォーノック委員会報告書』自体が明確にクローニング処罰を勧告してはいなかった。この点については、甲斐克則「生殖医療と刑事規制――イギリスの『ウォーノック委員会報告書』（1984年）を素材として――」犯罪と刑罰7号（1991）156頁［本書第2章］参照。
8) この点については、川口浩一「クローニングについての法的問題点――『人のクローニングの処罰は不要である』というテーゼの論証――」奈良法学会雑誌10巻1号（1997）33頁参照。なお、津崎貴之「刑法から見たクローン技術について」東京都立大学法学会雑誌38巻2号（1997）366頁以下参照。
9) 甲斐・前出注(4)146頁の秋葉悦子助教授の発言参照。
10) この点は、すでに橳島次郎「人クローン禁止立法提言の問題点」科学811号（2000）巻頭言が指摘しているところである。

11) 加藤尚武「クローン人間禁止理由の法哲学的吟味」生命倫理9巻1号（1999）12頁。
12) 加藤・前出注(11)12-13頁。
13) 甲斐・前出注(4)146頁および150頁における秋葉助教授の発言［本書第7章所収］参照。
14) この点については，甲斐・前出注(4)刑法雑誌38巻3号150頁における唄孝一教授の発言［本書第7章所収］参照。
15) リード・ボーランド著，アニカ・ラーマン編（房野桂訳）『リプロダクティヴ・ライツの推進』（1997・明石書店）18頁以下参照。
16) 加藤尚武『脳死・クローン・遺伝子治療』（1999・PHP新書）108頁以下。
17) 「人間の尊厳」について根本的に考察したものとして，ホセ・ヨンパルト『人間の尊厳と国家の権力』（1990・成文堂），同「再び，『個人の尊重』と『人間の尊厳』は同じか」法の理論19（2000）103頁以下，金澤文雄「生命の尊重と自己決定権─『法的評論空白領域の理論』に関して─」ホセ・ヨンパルト教授古稀祝賀『人間の尊厳と現代法理論』（2000・成文堂）91頁以下，水波朗「人間の尊厳と基本的人権㈠㈡」同書229頁以下，法の理論20号（2000）　頁以下［同『自然法と洞見知──トマス主義法哲学・国法学遺稿集──』（2005・創文社）567頁以下所収］等参照。［なお，法の理論26『特集：人間の尊厳と生命倫理』（2007）およびホセ・ヨンパルト・秋葉悦子『人間の尊厳と生命倫理・生命法』（2006・成文堂）も参照されたい］。
18) カント（野田又夫訳）「人倫の形而上学の基礎づけ」『世界の名著32・カント』（1972・中央公論社）274頁。
19) 川口・前出注(8)37-38頁。
20) 大谷實『いのちの法律学［第3版］』（1999・悠々社）100頁。
21) 津崎・前出注(8)381-382頁。加藤久雄教授も，「『ヒト』の遺伝子を使って人工的に『ヒト』まがいの新たな『生命』を創り出そうという行為が生命倫理に反するという認識が人類固有の倫理観として承認されているならば，その倫理観の保持こそが『人類』という『種』の保存の根元であり人類にとっては不可侵の利益であろう」，と説かれ（『改訂版・医事刑法入門』（1999・東京法令）123-124頁），キメラやハイブリッドと同様の根拠で刑罰による禁止の方向を目指していると思われる。なるほど，キメラやハイブリッドについてはこの根拠が妥当するとしても，クローン人間については「『ヒト』まがいの新たな『生命』」と位置づけてよいか，断定できず，現段階では両者を分けて考えるべきではあるまいか。なお，石井美智子『人工生殖の法律学──生殖医療の発達と家族法』（1994・有斐閣）95頁も処罰を肯定するが，根拠は明示されていない。
22) とりわけ欧米の議論については，十分に取り上げることができなかった。この問題について興味深い生命倫理関係の文献として，*James M. Humber & Robert F. Almeder* (Ed.), HUMAN CLONING, 1998 (Humana Press) と Leon R. Kass & James Q. Wilson, The ETHICS of HUMAN CLONING, 1998 (The AEI Press) がある。

23) 生殖医療の法規制については，石井・前出注(21)のほか，甲斐克則「生殖医療技術の法的規制の意義と問題点」産婦人科の世界49巻1号（1997）11頁以下，同「法的規制の必要性――刑法の立場から」産科と婦人科65巻5号（1998）469頁以下［本書第6章所収］，中谷瑾子『21世紀につなぐ生命と法と倫理――生命の始期をめぐる諸問題――』（1999・有斐閣）等参照。

〔付記〕 本稿は平成11年度科学研究費補助金基盤研究C一般（課題番号11620062）・研究課題名「医事刑法の総合的研究」による研究成果の一部である。

第10章 ヒト・クローン技術等規制法について

1 はじめに

　1997年2月にイギリスのロスリン研究所で体細胞クローン羊ドリーが誕生したという報道がなされ（誕生自体は1996年であった），いわゆる「ドリー・ショック」が起きて以来，国内外でクローン技術の人への応用が懸念され，それを法的に規制しようという動きが広がった。すでに禁止立法で解決されている国もあるが，日本でも，1998年1月より科学技術会議生命倫理委員会にクローン小委員会が設置されて規制の検討を加え，1999年11月に最終報告書『クローン技術による人個体の産生等に関する基本的考え方』において，クローン技術の人への応用に対する法規制を打ち出していた[1]。それを受けて，政府により国会に法案が提出されていたが，2000年11月30日，「ヒトに関するクローン技術等の規制に関する法律」（以下「ヒト・クローン技術等規制法」または「本法」という。）が成立し，2001年6月より施行されることになった。生命の発生に関わる技術的操作に対する国による法的歯止めの先駆的法律が，日本でも誕生したことになる。

　本法は，20箇条，附則4箇条から成り，附帯決議7項目が附されているが，生命倫理や医事法の観点からのみならず，刑事罰を伴うものであることから，刑法的観点からも重要な内容を含んでいる。そこで，本章では，クローン技術等規制法の概要を紹介しつつ，その意義・射程範囲，そしてその問題点ないし今後の課題について考えてみたい。

2　ヒト・クローン技術等規制法の目的・意義・構造

1）目的

　ヒト・クローン技術等規制法の目的は，「ヒト又は動物の胚又は生殖細胞を操作する技術のうちクローン技術ほか一定の技術（以下「クローン技術等」という。）が，その用いられ方のいかんによっては特定の人と同一の遺伝子構造を有する人（以下「人クローン個体」という。）若しくは人と動物のいずれであるかが明らかでない個体（以下「交雑個体」という。）を作り出し，又はこれらに類する個体の人為による生成をもたらすおそれがあり，これにより人の尊厳の保持，人の生命及び身体の安全の確保並びに社会秩序の維持（以下「人の尊厳の保持等」という。）に重大な影響を与える可能性があることにかんがみ，クローン技術等のうちクローン技術又は特定融合・集合技術により作成される胚を人又は動物の胎内に移植することを禁止するとともに，クローン技術等による胚の作成，譲受及び輸入を規制し，その他当該胚の適正な取扱いを確保するための措置を講ずることにより，人クローン個体及び交雑個体の生成の防止並びにこれらに類する個体の人為による生成の規制を図り，もって社会及び国民生活と調和のとれた科学技術の発展を期すること」にある（1条）。

　これは，法案提出理由にも書かれている内容をさらに敷衍したものであるが，ここで注意しておくべきことは，本法は，人クローン個体の生成のほか，交雑個体（キメラおよびハイブリッド）作成も禁止の対象にしている点である。そのため，目的規定だけでも長くなっているし，専門用語も多い。しかし，何よりも，「人の尊厳」（これが「人間の尊厳」と同義かどうかは検討を要する）を根拠として明文化したことは重要である。

2）意義

　前述のように，本法は，人の出生への人為的操作に対する法的規制として先駆となるものであり，しかも刑事規制をかなり含んでいる点で，規制に向

けた国家の積極的態度が如実に表れたものといえる。この問題は，生命操作において技術的に一線を超える力を持ってしまった人類に対して突きつけられた共通の避けて通れない問題となってしまった。確かに，本法が「社会及び国民生活と調和のとれた科学技術の発展」を基本的視座に据えている点は，妥当である。しかし，同時に，憲法上の研究の自由との兼ね合いを含む問題もあり，何より，本法で保護しようとするものは，「人の尊厳」，「人の生命及び身体の安全」，「社会秩序の維持」であるが，その内実を深化させ，刑事規制がその中でどのような役割を果たそうとしているのかも冷静に考えつつ，保護法益や行為形態をはじめとする内容を明確化する必要がある。

本法の保護法益に関していえば，従来の個人法益の枠を超越したものと考えるべきであり，むしろ「人間の尊厳」を根底に据えた「種としてのヒト生命の統一性」とでもいうべき新たな社会的法益として考えるべきである。したがって，個人の自己決定とは本質的に馴染まない領域と考えるべきであり，当該女性が体細胞ヒト・クローン個体やキメラないしハイブリッドを望んでも，正当化はできないというべきである。本法が「人の尊厳」という表現を取り入れ，かつ附帯決議の六が，「生命科学分野における研究は，医療等においては高い有用性が認められるものの，人間の尊厳の保持及び社会秩序の維持等に重大な影響を与える危険性も併せ持つことにかんがみ，その研究が，倫理的に，また，慎重に行われるよう十分な措置を講ずること。」と述べているのは，この脈絡で理解すべきである。

また，体細胞ヒト・クローン個体作成の刑事規制根拠については，すでに別途検討したように，安全性（裏返しとしての危険性），子どもの福祉，女性の人権，そして「人間の尊厳」，以上の点に求めるほかないであろう[2]。そして，安全性/危険性[3]という障害がクリアーされても，「人間の尊厳」をめぐる議論は，そう簡単にはクリアーできないであろう。

3）条文の構造

さて，本法20箇条の条文の構造は，1条の前記目的規定を受けて，2条に

専門用語24個についての詳細な定義規定が置かれ，3条には中心ともいえる禁止規定（後述）が置かれている。以下は，それを遵守させるための諸規定であり，文部科学大臣による特定胚取扱い指針策定義務規定（4条）に続き，指針遵守義務規定（5条），特定胚作成・譲受・輸入の届出（6条），計画変更命令等（7条），実施制限（8条），偶然の事由による特定胚の生成の届出（9条），記録（10条），特定胚の譲渡等の届出（11条），特定胚の取扱いに対する措置命令（12条）が規定されている。また，個人情報保護規定が13条にある。さらに，手続規定として，文部科学大臣による報告徴収（14条），職員による立入検査（15条）が規定されている。最後に，一定の行為に対する罰則規定（16条-20条）がある（詳細は後述）。

　以上の構造からもわかるように，本法は，3条の禁止規定を別とすれば，監督行政庁への届出義務とその一定の違反行為に対して刑罰を科すという点で，行政監督官庁の権限に重きを置いた行政刑法の性格を有する。煩雑な部分もあるが，事柄の性質上，やむをえないであろう（ちなみに，同法律案要綱に掲載されている図1-4（後掲）が理解の助けとなるので参照されたい）。

　なお，本法で「胚」とは，「一の細胞（生殖細胞を除く。）又は細胞群であって，そのまま人又は動物の胎内において発生の過程を経ることにより一の個体に成長する可能性のあるもののうち，胎盤の形成を開始する前のものをいう」（2条1号）。

3　ヒト・クローン技術等規制法の射程範囲

1）禁止行為規定の射程範囲

　具体的に重要となるのは，本法の射程範囲である。とりわけ本法の中心となるのは，まず，3条の禁止規定である。3条は，「何人も，人クローン胚，ヒト動物交雑胚，人性融合胚又はヒト性集合胚を人又は動物の胎内に移植してはならない。」と規定する。そして，その違反行為に対しては，10年以下の懲役若しくは1,000万円以下の罰金（併科される場合あり）が予定されている（16

条)。懲役刑にせよ，罰金刑にせよ，かなり重い刑罰といえる。国会でも重罰化の要求があったと聞く。それだけに，本条の射程範囲を明確にしておく必要がある。

禁止対象行為を具体的にみると，移植禁止対象胚は，人クローン胚，ヒト動物交雑胚，ヒト性融合胚，ヒト性集合胚である。人クローン胚とは，「ヒトの体細胞であって核を有するものがヒト除核卵と融合することにより生ずる胚（当該胚が一回分割されることにより順次生ずるそれぞれの胚を含む。）」である（2条10号）。ヒト動物交雑胚とは，「ヒトの生殖細胞と動物の生殖細胞とを受精させることにより生ずる胚」，およびこの胚又はこの胚の「胚性細胞であって核を有するものがヒト除核卵又は動物除核卵と融合することにより生ずる胚」である（2条13号）。ヒト性融合胚とは，「ヒトの体細胞，一の細胞であるヒト受精胚，ヒト胚分割胚，ヒト胚核移植胚若しくは人クローン胚又はヒト受精胚，ヒト，分割胚，ヒト胚核移植胚，人クローン胚若しくはヒト集合胚の胚性細胞であって核を有するものが動物除核卵と融合することにより生ずる胚」，およびそこに掲げられた一の細胞であるこれらの胚又は「胚の胚性細胞であって核を有するものがヒト除核卵と融合することにより生ずる胚」である（2条14号）。ヒト性集合胚とは，「次のいずれかに掲げる胚であって，ヒト集合胚，動物胚又は動物性集合胚に該当しないもの（当該胚が1回以上分割されることにより順次生ずるそれぞれの胚を含む。）をいう」。「イ　二以上の胚が集合して一体となった胚（当該胚と体細胞又は胚性細胞とが集合して一体となった胚を含む。）」，「ロ　一の胚と体細胞又は胚性細胞とが集合して一体となった胚」，「ハ　イ又はロに掲げる胚の胚性細胞であって核を有するものがヒト除核卵又は動物除核卵と融合することにより生ずる胚」である（2条15号）。

類似の紛らわしい用語をこのように厳密に定義して使い分けているところに，立法技術の苦悩が看取されるが，これはやむをえないことといえよう。要は，犯罪行為性であるが，これらの胚を母胎内に移植する行為があれば既遂である。着床ないし妊娠は要件ではない。したがって，本罪は，抽象的危険犯たる企行犯であるといえる。法文からも明らかなように，故意犯のみを

処罰の対象としている。おそらく、この種の行為を行う者は、内容を熟知して行うであろうことが予測されるので、故意犯処罰のみで足りるであろう。また、本条は、当該女性を行為主体から除外していると解されるが、これは適切な対応といえる。

2）指針策定義務規定および遵守規定の射程範囲

つぎに、本法は、行政監督官庁にかなりの権限を賦与しているのが特徴であるが、そのことから、まず、4条の文部科学大臣による特定胚取扱い指針策定義務規定を挙げておく必要がある。すなわち、「文部科学大臣は、ヒト胚分割胚、ヒト胚核移植胚、人クローン胚、ヒト集合胚、ヒト動物交雑胚、ヒト性融合胚、ヒト性集合胚、動物性融合胚又は動物性集合胚 (以下「特定胚」という。) が、人又は動物の胎内に移植された場合に人クローン個体若しくは交雑個体又は人の尊厳の保持等に与える影響がこれらに準ずる個体となるおそれがあることにかんがみ、特定胚の作成、譲受又は輸入及びこれらの行為後の取扱い (以下「特定胚の取扱い」という。) の適正を確保するため、生命現象の解明に関する科学的知見を勘案し、特定胚の取扱いに関する指針 (以下「指針」という。) を定めなければならない。」(4条1項)。そして、指針で定めるべき事項としては、①「特定胚の作成に必要な胚又は細胞の提供者の同意が得られていることその他の許容される特定胚の作成の要件に関する事項」、②このほかに「許容される特定胚の取扱いの要件に関する事項」、③その他「特定胚の取扱いに関して配慮すべき手続その他の事項」が挙げられている (4条2項)。

これらの指針は現段階ではまだ完成していないが、おそらく、実際の運用に際して、各研究機関等が倫理委員会において審査を受ける内容となるであろうことからすれば、研究の自由との関係も含め、慎重な配慮が要求される。当該行為が譲受や輸入にまで及ぶことからすれば、とりわけ適正手続の整備が望まれる［その後、2001年に文部科学省「特定胚の取扱いに関する指針」(平成13年12月5日文部科学省告示第173号) が定められた］。そこで、附帯決議の第一として、次の4要件が指針に盛り込まれることが要求されている。「ア

法第三条に掲げる胚以外の特定胚についても，人又は動物の胎内に移植された場合に人の尊厳の保持等に与える影響が人クローン個体若しくは交雑個体に準ずるものとなるおそれがあるかぎり，人又は動物の胎内への移植を行わないこと」。「イ　特定胚を取り扱うことができる場合としては，事前に十分な動物実験その他の実験手段を用いた研究が実施されており，かつ，特定胚を用いる必要性・妥当性が認められる研究に限ること」。「ウ　特定胚の材料となるヒト受精胚，ヒトの生殖細胞の提供者の同意は，研究目的と利用方法等についての十分な説明を受けた上での理解に基づく自由な意思決定によるものでなければならないこと。特に卵子提供については，女性の身体的・心理的負担に配慮し，提供者に不安を生じさせないよう十分に措置を講ずること」。「エ　特定胚及びその材料となるヒト受精胚，ヒトの生殖細胞の授受は無償で行うこと」。これらは，いずれも妥当な要求といえる。なお，この指針の遵守義務（5条）に違反しても，処罰は予定されていない点に留意する必要がある。

3）その他の規定の射程範囲

　その他の規定のうち，罰則と関係する規定の射程範囲をみておこう。特定胚の作成，譲受又は輸入の届出義務規定（6条1項，2項）に違反した場合，計画変更命令（7条1項）に違反した場合，特定胚の取扱いに対する措置命令（12条）に違反した場合には，いずれも1年以下の懲役又は100万円以下の罰金に処せられ（17条），実施制限規定（8条）に違反した場合には，6月以下の懲役又は50万円以下の罰金に処せられる（18条）。これらは，真正不作為犯の内実としては，本法の目的実現のために不可欠な規定であろう。

　これに対して，偶然の事由により特定胚が生じた場合の届出義務規定（9条）に違反した場合，記録義務規定（10条）に違反した場合，特定胚の譲渡等の届出義務規定（11条）に違反した場合，および報告徴収義務規定（14条）に違反した場合にまで刑罰を科すのは，50万円以下の罰金（19条）とはいえ，細かすぎるように思われる。然るべき行政処分で足りるのではないだろうか。

興味深いのは，15条の立入検査規定である。すなわち，同条1項は，「文部科学大臣は，この法律の施行に必要な限度において，その職員に，第六条第一項若しくは第九条の規定による届出をした者の事務所若しくは研究施設に立ち入り，その者の書類その他必要な物件を検査させ，又は関係者に質問させることができる。」と規定し，同条2項は，「前項の規定により職員が事務所又は研究施設に立ち入るときは，その身分を示す証明書を携帯し，かつ，関係者の請求があるときは，これを提示しなければならない。」と規定する。これは，行政法上の立入検査であって，「犯罪捜査のために認められたものと解してはならない」(同条3項)とされるが，相当な強制権限である。「立入り若しくは検査を拒み，妨げ，若しくは忌避し，又は質問に対して陳述せず，若しくは虚偽の陳述をした者」は，50万円以下の罰金に処せられる(19条6号)。これは，ある意味では，研究が国家の強力な監視下に置かれることを意味する。

なお，上記の犯罪行為を「法人の代表者又は法人若しくは人の代理人，使用人その他の従業者」が業務に関し行った場合は，両罰規定が予定されている(20条)。法人については，16条はともかく，それ以外の場合に罰金額が低いように思われる。

4) 個人情報の保護

最後に，個人情報の保護について触れておきたい。13条は，「第六条第一項又は第九条の規定による届出をした者は，その届出に係る特定胚の作成に用いられた胚又は細胞の提供者の個人情報(個人に関する情報であって，当該情報に含まれる氏名，生年月日その他の記述等により特定の個人を識別することができるもの(他の情報と照合することにより，特定の個人を識別することができることとなるものを含む。)をいう。以下この条において同じ。)の漏えいの防止その他の個人情報の適切な管理のために必要な措置を講ずるよう努めなければならない。」としか規定していない。つまり，努力規定に止まっているのである。しかし，これで十分であろうか。刑法134条1項との関係からすると，医師等の医療関係

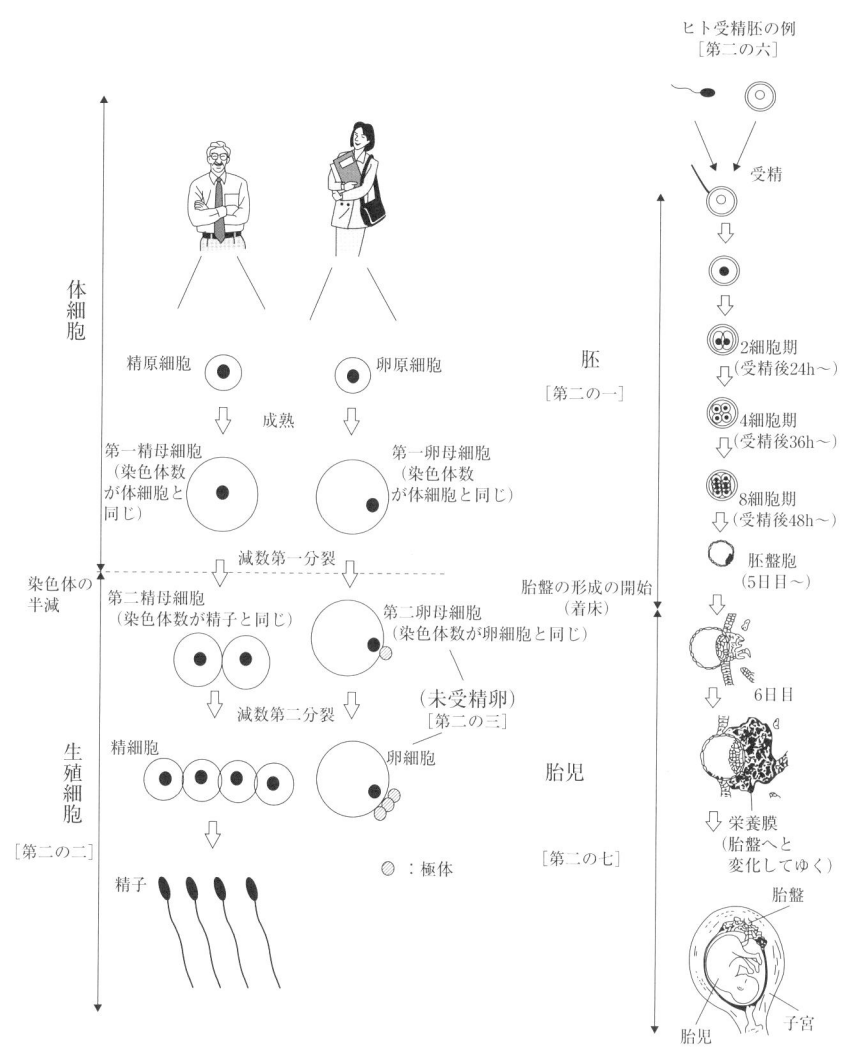

図1 「生殖細胞の形成から胚,胎児への成長」について

者のみならず,生物学等の研究者や施設の事務関係者も対象になりうることから,刑法134条1項よりも処罰が広くなるので罰則導入が懸念されたのであろうが,場合によっては個人を超えた遺伝情報にも関わるので[4],やはり

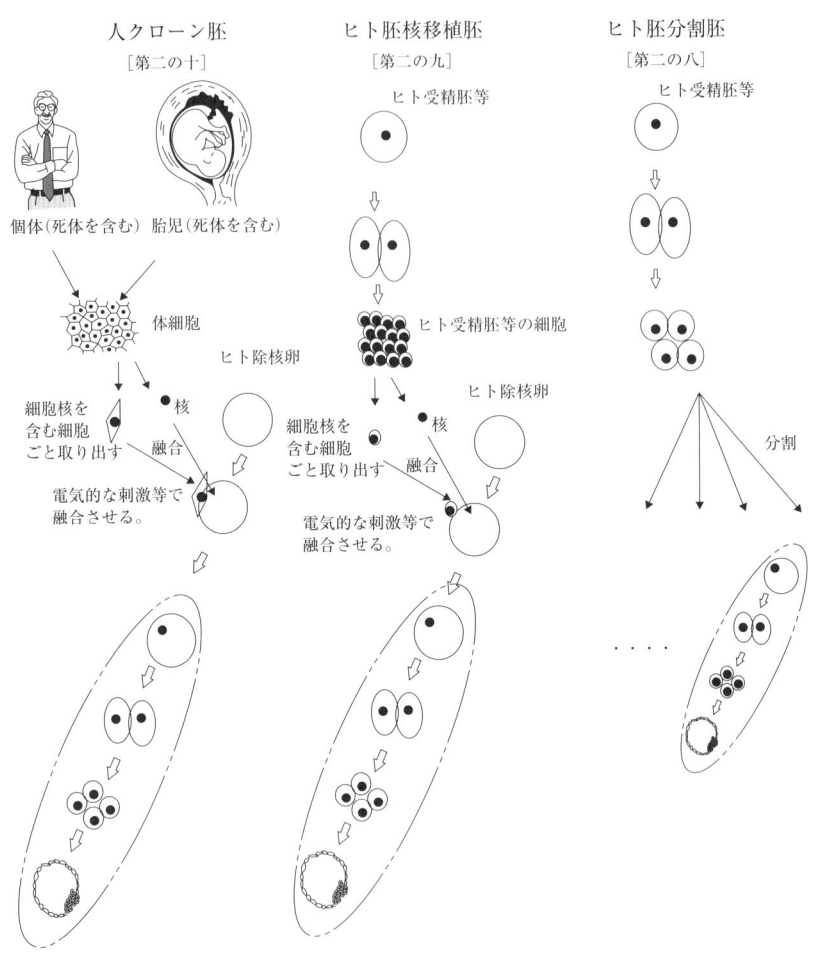

210　第10章　ヒト・クローン技術等規制法について

図 2　「ヒトの要素のみからなる特定胚」について

処罰規定を置いて保護すべきではないかと思われる。

4　おわりに——今後の課題

　以上，ヒト・クローン技術等規制法の概略を紹介しつつ，その意義と射程

4 おわりに

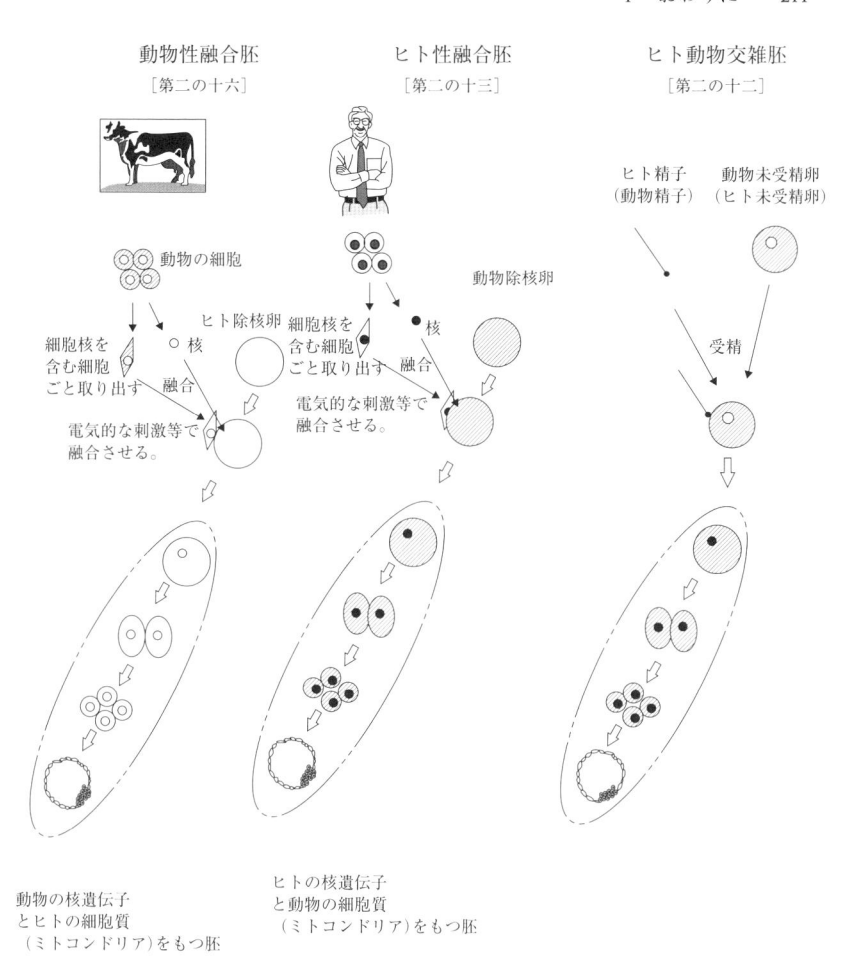

動物性融合胚　　　　ヒト性融合胚　　　　ヒト動物交雑胚
[第二の十六]　　　　[第二の十三]　　　　[第二の十二]

図 3 「細胞内にヒトの要素と動物の要素が混在する特定胚について」

範囲ないし問題点を指摘してきた。前述のように，本法は，近いうちに策定されるであろう指針［前出「特定胚の取扱いに関する指針」（平成 13 年 12 月 5 日）参照］に委ねられた部分もあり，その際，附帯決議の第二にあるように，「指針の策定，変更に当たっては，国民の意見を十分聴取すること」が確認されていので，多方面からの意見が出されることを期待したい。しかも，事柄

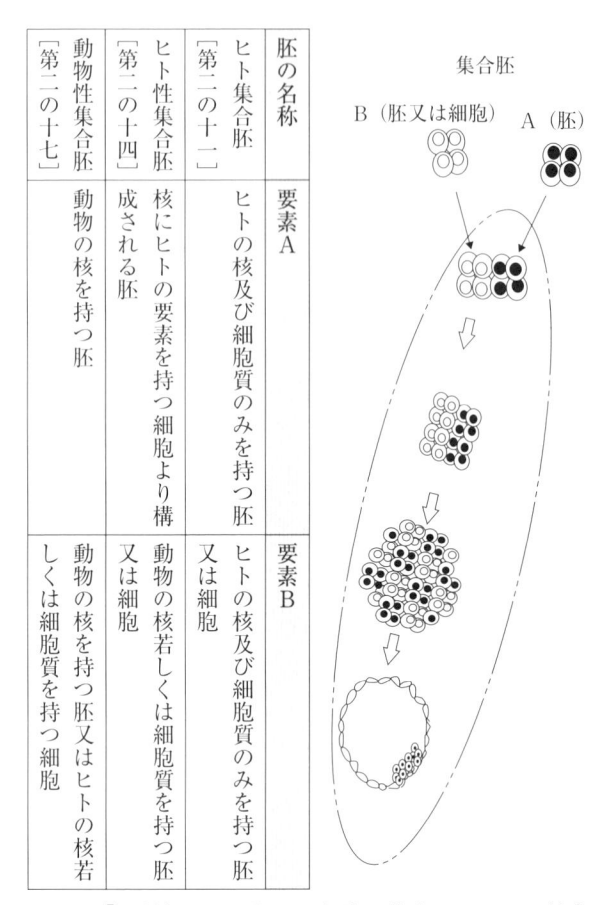

胚の名称	要素A	要素B
ヒト集合胚 [第二の十二]	ヒトの核及び細胞質のみを持つ胚	ヒトの核及び細胞質のみを持つ胚又は細胞
ヒト性集合胚 [第二の十四]	核にヒトの要素を持つ細胞より構成される胚	動物の核若しくは細胞質を持つ胚又は細胞
動物性集合胚 [第二の十七]	動物の核を持つ胚	動物の核若しくは細胞質を持つ胚又はヒトの核若しくは細胞質を持つ細胞

図 4 「二種類以上の胚又は細胞が集合して一つの特定胚となる場合」について

の性質上，附則 2 条にもあるように，「政府は，この法律の施行後三年以内に，ヒト受精胚の人の生命の萌芽(ほうが)としての取扱いの在り方に関する総合科学技術会議等における検討の結果を踏まえ，この法律の施行の状況，クローン技術等を取り巻く状況の変化を勘案し，この法律の規定に検討を加え，その結果に基づいて必要な措置を講ずる」ことが予定されている．これに対応すべく，今後の技術展開の推移も見守っていく必要がある．また，2000 年 12 月 28 日

付で出された厚生科学審議会先端医療技術評価部会・生殖補助医療技術に関する専門委員会の『精子・卵子・胚の提供等による生殖補助医療のあり方についての報告書』が生殖補助医療に関する3年以内の法整備を提言しているので，本法との関係も含め，その動向も併せて注視していく必要がある。とりわけ，ヒト胚の法的地位[5]についての議論をもっと深化させる必要がある。

1) 以上の経緯については，甲斐克則「クローン技術の応用と法的規制」『Bioethics：医学の進歩と医の倫理』(2000・医学の世界社) 175頁以下，同「クローン技術の応用と（刑事）法的規制」現代刑事法2巻6号 (2000) 26頁以下［本書第9章］参照。
2) この点の詳細については，甲斐・前掲註(1)現代刑事法2巻6号33頁以下参照。なお，加藤尚武「クローン人間禁止理由の法哲学的吟味」生命倫理9巻1号 (1999) 12頁参照。
3) 危険性／安全性との関係では，最近，農水省畜産試験場で国内初の体細胞クローンヤギが生後16日目で死亡したが，肝臓や肺，腎臓などに，本来ないはずの骨髄系の造血細胞が異常に増えていたことがわかったこと，また，すでに200頭近く誕生している体細胞クローン牛でも，死産や誕生直後に死ぬ例が約4割を占め，免疫系や肝組織などの異常が多いことがわかってきたことが報道されている。朝日新聞2000年12月23日付朝刊報道参照。この事実は，クローン問題を考えるうえで重要である。
4) この点の詳細については，甲斐克則「遺伝情報の保護と刑法──ゲノム解析および遺伝子検査を中心とした序論的考察──」『中山研一先生古稀祝賀論文集第一巻・生命と刑法』(1997) 49頁以下参照。
5) この問題については，金澤文雄「人の胚の道徳的および法的地位」岡山商科大学法学論叢3号 (1995) 1頁以下参照。

〔補足〕
　その後に出された本法関連の重要文献として，以下のものがある。
　町野朔「ヒトに関するクローン技術等の規制に関する法律──日本初の生命倫理法」法学教室247号 (2001) 86頁以下
　大洞龍真「ヒトに関するクローン技術等の規制に関する法律について」ジュリスト1197号 (2001) 44頁以下
　菱山豊「クローン技術規制法と生命倫理問題への対処について」Law & Technology 13号 (2001) 45頁以下
　葛原力三「クローン技術規制法第三条の処罰根拠と不処罰根拠」関西大学法学論集52巻3号 (2002) 1頁以下
　長井長信「人クローン個体産生罪について」『文田文昭先生古稀祝賀論文集』(2002・青林書院) 443頁以下

秋葉悦子「ヒトクローニングの処罰根拠＝クローン主体の尊厳と人権の侵害」理想671号（2003・理想社）170頁以下
石川友佳子「生殖医療技術をめぐる刑事規制㈠（二・完）」法学70巻6号（2007）18頁以下，71巻1号（2007）128頁以下

【資料】ヒトに関するクローン技術等の規制に関する法律

(平成 12 年法律第 146 号)

(目的)
第一条　この法律は、ヒト又は動物の胚又は生殖細胞を操作する技術のうちクローン技術ほか一定の技術(以下「クローン技術等」という。)が、その用いられ方のいかんによっては特定の人と同一の遺伝子構造を有する人(以下「人クローン個体」という。)若しくは人と動物のいずれであるかが明らかでない個体(以下「交雑個体」という。)を作り出し、又はこれらに類する個体の人為による生成をもたらすおそれがあり、これにより人の尊厳の保持、人の生命及び身体の安全の確保並びに社会秩序の維持(以下「人の尊厳の保持等」という。)に重大な影響を与える可能性があることにかんがみ、クローン技術等のうちクローン技術又は特定融合・集合技術により作成される胚を人又は動物の胎内に移植することを禁止するとともに、クローン技術等による胚の作成、譲受及び輸入を規制し、その他当該胚の適正な取扱いを確保するための措置を講ずることにより、人クローン個体及び交雑個体の生成の防止並びにこれらに類する個体の人為による生成の規制を図り、もって社会及び国民生活と調和のとれた科学技術の発展を期することを目的とする。

(定義)
第二条　この法律において、次の各号に掲げる用語の意義は、それぞれ当該各号に定めるところによる。
　一　胚　一の細胞(生殖細胞を除く。)又は細胞群であって、そのまま人又は動物の胎内において発生の過程を経ることにより一の個体に成長する可能性のあるもののうち、胎盤の形成を開始する前のものをいう。
　二　生殖細胞　精子(生殖細胞及びその染色体の数が精子の染色体の数に等しい精母細胞を含む。以下同じ。)及び未受精卵をいう。
　三　未受精卵　未受精の卵細胞及び卵母細胞(その染色体の数が卵細胞の染色体の数に等しいものに限る。)をいう
　四　体細胞　哺乳類に属する種の個体(死体を含む。)若しくは胎児(死胎を含む。)から採取された細胞(生殖細胞を除く。)又は当該細胞の分裂により生ずる細胞であって、胚又は胚を構成する細胞でないものをいう。
　五　胚性細胞　胚から採取された細胞又は当該細胞の分裂により生ずる細胞であって、胚でないものをいう。
　六　ヒト受精胚　ヒトの精子とヒトの未受精卵との受精により生ずる胚(当

該胚が一回以上分割されることにより順次生ずるそれぞれの胚であって，ヒト胚分割胚でないものを含む。）をいう。
七　胎児　人又は動物の胎内にある細胞群であって，そのまま胎内において発生の過程を経ることにより一の個体に成長する可能性のあるもののうち，胎盤の形成の開始以後のものをいい，胎盤その他のその附属物を含むものとする。
八　ヒト胚分割胚　ヒト受精胚又はヒト胚核移植胚が人の胎外において分割されることにより生ずる胚をいう。
九　ヒト胚核移植胚　一の細胞であるヒト受精胚若しくはヒト胚分割胚又はヒト受精胚，ヒト胚分割胚若しくはヒト集合胚の胚性細胞であって核を有するものがヒト除核卵と融合することにより生ずる胚をいう。
十　人クローン胚　ヒトの体細胞であって核を有するものがヒト除核卵と融合することにより生ずる胚（当該胚が一回以上分割されることにより順次生ずるそれぞれの胚を含む。）をいう。
十一　クローン技術　人クローン胚を作成する技術をいう。
十二　ヒト集合胚　次のいずれかに掲げる胚（当該胚が一回以上分割されることにより順次生ずるそれぞれの胚を含む。）をいう。
　イ　二以上のヒト受精胚，ヒト胚分割胚，ヒト胚核移植胚又はクローン胚が集合して一体となった胚（当該胚とヒトの体細胞又はヒト受精胚，ヒト胚分割胚，ヒト胚核移植胚若しくは人クローン胚の胚性細胞とが集合して一体となった胚を含む。）
　ロ　一のヒト受精胚，ヒト胚分割胚，ヒト胚核移植胚又はクローン胚とヒトの体細胞又はヒト受精胚，ヒト胚分割胚，ヒト胚核移植胚若しくは人クローン胚の胚性細胞とが集合して一体となった胚
十三　ヒト動物交雑胚　次のいずれかに掲げる胚（当該胚が一回以上分割されることにより順次生ずるそれぞれの胚を含む。）をいう。
　イ　ヒトの生殖細胞と動物の生殖細胞とを受精させることにより生ずる胚
　ロ　一の細胞であるイに掲げる胚又はイに掲げる胚の胚性細胞であって核を有するものがヒト除核卵又は動物除核卵と融合することにより生ずる胚
十四　ヒト性融合胚　次のいずれかに掲げる胚（当該胚が一回以上分割されることにより順次生ずるそれぞれの胚を含む。）をいう。
　イ　ヒトの体細胞，一の細胞であるヒト受精胚，ヒト胚分割胚，ヒト胚核移植胚若しくは人クローン胚又はヒト受精胚，ヒト胚分割胚，ヒト胚核移植胚，人クローン胚若しくはヒト集合胚の胚性細胞であって核を有す

るものが動物除核卵と融合することにより生ずる胚
　　ロ　一の細胞であるイに掲げる胚又はイに掲げる胚の胚性細胞であって核を有するものがヒト除・核卵と融合することにより生ずる胚
十五　ヒト性集合胚　次のいずれかに掲げる胚であって，ヒト集合胚，動物胚又は動物性集合胚に該当しないもの（当該胚が一回以上分割されることにより順次生ずるそれぞれの胚を含む。）をいう。
　　イ　二以上の胚が集合して一体となった胚（当該胚と体細胞又は胚性細胞とが集合して一体となった胚を含む。）
　　ロ　一の胚と体細胞又は胚性細胞とが集合して一体となった胚
　　ハ　イ又はロに掲げる胚の胚性細胞であって核を有するものがヒト除核卵又は動物除核卵と融合することにより生ずる胚
十六　特定融合・集合技術　ヒト動物交雑胚，ヒト性融合胚及びヒト性集合胚を作成する技術をいう。
十七　動物　哺乳綱に属する種の個体（ヒトを除く。）をいう。
十八　動物胚　次のいずれかに掲げる胚（当該胚が一回以上分割されることにより順次生ずるそれぞれの胚を含む。）をいう。
　　イ　動物の精子と動物の未受精卵との受精により生ずる胚
　　ロ　動物の体細胞，一の細胞であるイに掲げる胚又はイに掲げる胚の胚性細胞であって核を有するものが動物除核卵と融合することにより生ずる胚
　　ハ　二以上のイ又はロに掲げる胚が集合して一体となった胚（当該胚と動物の体細胞又はイ若しくはロに掲げる胚の胚性細胞とが集合して一体となった胚を含む。）
　　ニ　一のイ又はロに掲げる胚と動物の体細胞又はイ若しくはロに掲げる胚の胚性細胞とが集合して一体となった胚
十九　動物性融合胚　次のいずれかに掲げる胚（当該胚が一回以上分割されることにより順次生ずるそれぞれの胚を含む。）をいう。
　　イ　動物の体細胞，一の細胞である動物胚又は動物胚の胚性細胞であって核を有するものがヒト除核卵と融合することにより生ずる胚
　　ロ　一の細胞であるイに掲げる胚又はイに掲げる胚の胚性細胞であって核を有するものが動物除核卵と融合することにより生ずる胚
二十　動物性集合胚　次のいずれかに掲げる胚（当該胚が一回以上分割されることにより順次生ずるそれぞれの胚を含む。）をいう。
　　イ　二以上の動物性融合胚が集合して一体となった胚（当該胚と体細胞又は胚性細胞とが集合して一体となった胚を含む。）

ロ　一以上の動物性融合胚と一以上の動物胚又は体細胞若しくは胚性細胞とが集合して一体となった胚
　　ハ　一以上の動物胚とヒトの体細胞又はヒト受精胚，ヒト胚分割胚，ヒト胚核移植胚，人クローン胚，ヒト集合胚，ヒト動物交雑胚，ヒト性融合胚，ヒト性集合胚若しくは動物性融合胚の胚性細胞とが集合して一体となった胚（当該胚と動物の体細胞又は動物胚の胚性細胞とが集合して一体となった胚を含む。）
　　ニ　イからハまでに掲げる胚の胚性細胞であって核を有するものがヒト除核卵又は動物除核卵と融合することにより生ずる胚
　二十一　融合　受精以外の方法により複数の細胞が合体して一の細胞を生ずることをいい，一の細胞の核が他の除核された細胞に移植されることを含む。
　二十二　除核　細胞から核を取り除き，又は細胞の核を破壊することをいう。
　二十三　ヒト除核卵　ヒトの未受精卵又は一の細胞であるヒト受精胚若しくはヒト胚分割胚であって，除核されたものをいう。
　二十四　動物除核卵　動物の未受精卵又は一の細胞である動物胚であって，除核されたものをいう。
2　次の表の上欄に掲げる規定の適用については，同表の中欄に掲げる胚又は細胞は，当該規定中の同表の下欄に掲げる胚又は細胞に含まれるものとする。

	上　欄	中　欄	下　欄
一	前項第八号	ヒト胚分割胚	ヒト受精胚
二	前項第九号	ヒト胚核移植胚	ヒト受精胚
三	前項第十号	一の細胞である人クローン胚又は人クローン胚の胚性細胞	ヒトの体細胞
四	前項第十二号イ及びロ	ヒト集合胚の胚性細胞	人クローン胚の胚性細胞
五	前項第十三号ロ	ヒト動物交雑胚	イに掲げる胚
六	前項第十四号イ	ヒト性融合胚	人クローン胚
七	前項第十四号ロ	ヒト性融合胚	イに掲げる胚
八	前項第十八号ロ	動物胚	イに掲げる胚
九	前項第十八号ハ及びニ	動物胚の胚性細胞	イに掲げる胚の胚性細胞
十	前項第十九号イ	動物性融合胚	動物胚

上　欄	中　欄	下　欄
十一	前項第十九号ロ	動物性融合胚	イに掲げる胚
十二	前項第二十号ハ	動物性集合胚の胚性細胞	動物胚の胚性細胞
十三	前項第二十三号	ヒト胚核移植胚又は人クローン胚	ヒト受精胚
十四	前項第二十四号	ヒト動物交雑胚、ヒト性融合胚又は動物性融合胚	動物胚

（禁止行為）

第三条　何人も、人クローン胚、ヒト動物交雑胚、ヒト性融合胚又はヒト性集合胚を人又は動物の胎内に移植してはならない。

（指針）

第四条　文部科学大臣は、ヒト胚分割胚、ヒト胚核移植胚、人クローン胚、ヒト集合胚、ヒト動物交雑胚、ヒト性融合胚、ヒト性集合胚、動物性融合胚又は動物性集合胚（以下「特定胚」という。）が、人又は動物の胎内に移植された場合に人クローン個体若しくは交雑個体又は人の尊厳の保持等に与える影響がこれらに準ずる個体となるおそれがあることにかんがみ、特定胚の作成、譲受又は輸入及びこれらの行為後の取扱い（以下「特定胚の取扱い」という。）の適正を確保するため、生命現象の解明に関する科学的知見を勘案し、特定胚の取扱いに関する指針（以下「指針」という。）を定めなければならない。

2　指針においては、次に掲げる事項について定めるものとする。
　一　特定胚の作成に必要な胚又は細胞の提供者の同意が得られていることその他の許容される特定胚の作成の要件に関する事項
　二　前号に掲げるもののほか、許容される特定胚の取扱いの要件に関する事項
　三　前二号に掲げるもののほか、特定胚の取扱いに関して配慮すべき手続その他の事項

3　文部科学大臣は、指針を定め、又はこれを変更しようとするときは、あらかじめ、関係行政機関の長に協議するとともに、総合科学技術会議の意見を聴かなければならない。

4　文部科学大臣は、指針を定め、又はこれを変更したときは、遅滞なく、これを公表しなければならない。

（遵守義務）

第五条　特定胚の取扱いは、指針に従って行わなければならない。

（特定胚の作成，譲受又は輸入の届出）
第六条　特定胚を作成し，譲り受け，又は輸入しようとする者は，文部科学省令で定めるところにより，次に掲げる事項を文部科学大臣に届け出なければならない。
　一　氏名又は名称及び住所並びに法人にあっては，その代表者の氏名
　二　作成し，譲り受け，又は輸入しようとする胚の種類
　三　作成，譲受又は輸入の目的及び作成の場合にあっては，その方法
　四　作成，譲受又は輸入の予定日
　五　作成，譲受又は輸入後の取扱いの方法
　六　前各号に掲げるもののほか，文部科学省令で定める事項
２　前項の規定による届出をした者は，その届出に係る事項を変更しようとするときは，文部科学省令で定めるところにより，文部科学大臣に届け出なければならない。

（計画変更命令等）
第七条　文部科学大臣は，前条第一項又は第二項の規定による届出があった場合において，その届出に係る特定胚の取扱いが指針に適合しないと認めるときは，その届出を受理した日から六十日以内に限り，その届出をした者に対し，当該特定胚の取扱いの方法に関する計画の変更又は廃止その他必要な措置をとるべきことを命ずることができる。
２　文部科学大臣は，前条第一項又は第二項の規定による届出に係る事項の内容が相当であると認めるときは，前項に規定する期間を短縮することができる。この場合において，文部科学大臣は，その届出をした者に対し，遅滞なく，当該短縮後の期間を通知しなければならない。

（実施の制限）
第八条　第六条第一項又は第二項の規定による届出をした者は，その届出が受理された日から六十日（前条第二項後段の規定による通知があったときは，その通知に係る期間）を経過した後でなければ，それぞれ，その届出に係る特定胚を作成し，譲り受け，若しくは輸入し，又はその届出に係る事項を変更してはならない。

（偶然の事由による特定胚の生成の届出）
第九条　第六条第一項の規定による届出をした者は，偶然の事由によりその届出に係る特定胚から別の特定胚が生じたときは，文部科学省令で定めるところにより，速やかに，次に掲げる事項を文部科学大臣に届け出なければならない。ただし，当該生じた特定胚を直ちに廃棄する場合は，この限りでない。
　一　氏名又は名称及び住所並びに法人にあっては，その代表者の氏名

二　生じた胚の種類
　三　生成の期日
　四　前三号に掲げるもののほか，文部科学省令で定める事項
（記録）
第十条　第六条第一項又は前条の規定による届出をした者は，文部科学省令で定めるところにより，その届出に係る特定胚について，次に掲げる事項に関する記録を作成しなければならない。
　一　作成し，譲り受け，又は輸入した胚の種類
　二　作成，譲受又は輸入の期日
　三　作成，譲受又は輸入後の取扱いの経過
　四　前三号に掲げるもののほか，文部科学省令で定める事項
2　前項の記録は，文部科学省令で定めるところにより，保存しなければならない。
（特定胚の譲渡等の届出）
第十一条　第六条第一項又は第九条の規定による届出をした者は，その届出に係る特定胚を譲り渡し，輸出し，滅失し，又は廃棄したときは，文部科学省令で定めるところにより，遅滞なく，次に掲げる事項を文部科学大臣に届け出なければならない。
　一　氏名又は名称及び住所並びに法人にあっては，その代表者の氏名
　二　譲り渡し，輸出し，滅失し，又は廃棄した胚の種類
　三　譲渡，輸出，滅失又は廃棄の期日及び滅失又は廃棄の場合にあっては，その態様
　四　前三号に掲げるもののほか，文部科学省令で定める事項
（特定胚の取扱いに対する措置命令）
第十二条　文部科学大臣は，第六条第一項又は第九条の規定による届出をした者の特定胚の取扱いが指針に適合しないものであると認めるときは，その届出をした者に対し，特定胚の取扱いの中止又はその方法の改善その他必要な措置をとるべきことを命ずることができる。
（個人情報の保護）
第十三条　第六条第一項又は第九条の規定による届出をした者は，その届出に係る特定胚の作成に用いられた胚又は細胞の提供者の個人情報（個人に関する情報であって，当該情報に含まれる氏名，生年月日その他の記述等により特定の個人を識別することができるもの（他の情報と照合することにより，特定の個人を識別することができることとなるものを含む。）をいう。以下この条において同じ。）の漏えいの防止その他の個人情報の適切な管理のために必要な措置を講ずる

よう努めなければならない。
　（報告徴収）
第十四条　文部科学大臣は，この法律の施行に必要な限度において，第六条第一項又は第九条の規定による届出をした者に対し，その届出に係る特定胚の取扱いの状況その他必要な事項について報告を求めることができる。
　（立入検査）
第十五条　文部科学大臣は，この法律の施行に必要な限度において，その職員に，第六条第一項若しくは第九条の規定による届出をした者の事務所若しくは研究施設に立ち入り，その者の書類その他必要な物件を検査させ，又は関係者に質問させることができる。
2　前項の規定により職員が事務所又は研究施設に立ち入るときは，その身分を示す証明書を携帯し，かつ，関係者の請求があるときは，これを提示しなければならない。
3　第一項の規定による権限は，犯罪捜査のために認められたものと解してはならない。
　（罰則）
第十六条　第三条の規定に違反した者は，十年以下の懲役若しくは千万円以下の罰金に処し，又はこれを併科する。
第十七条　次の各号のいずれかに該当する者は，一年以下の懲役又は百万円以下の罰金に処する。
　一　第六条第一項の規定による届出をせず，又は虚偽の届出をして特定胚を作成し，譲り受け，又は輸入した者
　二　第六条第二項の規定による届出をせず，又は虚偽の届出をして同項に規定する事項を変更した者
　三　第七条第一項の規定による命令に違反した者
　四　第十二条の規定による命令に違反した者
第十八条　第八条の規定に違反した者は，六月以下の懲役又は五十万円以下の罰金に処する。
第十九条　次の各号のいずれかに該当する者は，五十万円以下の罰金にする。
　一　第九条の規定による届出をせず，又は虚偽の届出をした者
　二　第十条第一項の規定による記録を作成せず，又は虚偽の記録を作成した者
　三　第十条第二項の規定に違反した者
　四　第十一条の規定による届出をせず，又は虚偽の届出をした者
　五　第十四条の規定による報告をせず，又は虚偽の報告をした者

六　第十五条第一項の規定による立入り若しくは検査を拒み，妨げ，若しくは忌避し，又は質問に対して陳述せず，若しくは虚偽の陳述をした者

第二十条　法人の代表者又は法人若しくは人の代理人，使用人その他の従業者が，その法人又は人の業務に関し，第十六条から前条までの違反行為をしたときは，行為者を罰するほか，その法人又は人に対しても，各本条の罰金刑を科する。

　　　附　則

（施行期日）

第一条　この法律は，公布の日から起算して六月を経過した日から施行する。ただし，次の各号に掲げる規定は，当該各号に定める日から施行する。

一　第四条第三項及び附則第三条の規定　公布の日

二　第四条第一項，第二項及び第四項，第五条から第十五条まで，第十七条から第十九条まで並びに第二十条（第十七条から第十九条までに係る部分に限る。）の規定　公布の日から起算して一年を超えない範囲内において政令で定める日

（検討）

第二条　政府は，この律の施行後三年以内に，ヒト受精胚の人の生命の萌芽としての取扱いの在り方に関する総合科学技術会議等における検討の結果を踏まえ，この法律の施行の状況，クローン技術等を取り巻く状況の変化等を勘案し，この法律の規定に検討を加え，その結果に基づいて必要な措置を講ずるものとする。

（経過措置）

第三条　第四条第三項の規定の適用については，公布の日から内閣法の一部を改正する法律（平成十一年法律第八十八号）の施行の日（平成十三年一月六日）の前日までの間は，同項中「文部科学大臣」とあるのは「内閣総理大臣」と，「総合科学技術会議」とあるのは「科学技術会議」とする。

（組織的な犯罪の処罰及び犯罪収益の規制等に関する法律の一部改正）

第四条　組織的な犯罪の処罰及び犯罪収益の規制等に関する法律（平成十一年法律第百三十六号）の一部を次のように改正する。

　　別表に次の一号を加える。

　　　六十一　ヒトに関するクローン技術等の規制に関する法律（平成十二年法律第百四十六号）第十六条（人クローン胚等の人又は動物の胎内への移植）の罪

第11章 ヒト受精胚・ES細胞・ヒト細胞の取扱いと刑法
―― 生命倫理の動向を考慮しつつ ――

1 序――問題状況

1 20世紀の刑法学および法哲学の碩学アルトゥール・カウフマン（*Arthur Kaufmann*）は，バイオテクノロジーの発達に伴う技術と倫理の関係，すなわち可能（Können）と許容（Dürfen）の関係について，次のように述べたことがある。「人間にはなしうることならすべてなすことが許されるかという問いかけは，古くからのものである。人間に許される以上のことがますます，すでになしうるものとなってきていて，この事情がまさに人間存在を基礎づけている。しかし，バイオテクノロジーの領域での画期的な発達のことを考え合わせると，可能と許容への問いかけが新たに提起されているのである」[1]。この言葉は，次々と進展するこの領域で，規範が現実に追いつかず，あるいは規範が現実に追いついたかと思えばすぐに新たな現実によって引き離されるという事態が続いている現実を目の当たりにすると，まさに本質を衝いた倫理的および法的問題設定を含んでいると言える。とりわけヒト胚性幹細胞（以下「ES細胞」という。）の発見（1998年11月）とその後の応用の試み，さらにはクローン技術のヒトへの応用の問題に直面している今日，ますますもって，この問いが重みを持つ。それは，人間存在そのものへの問いかけである。「人間はどこから来て，どこへ行くのか」。

2 クローン技術のヒトへの応用の問題については，日本でも，2000年11月30日に「ヒトに関するクローン技術等の規制に関する法律」（以下「ヒト・

クローン技術等規制法」という。）が成立し[2]，2001年6月より施行されている。この法律が成立するまで，専門家の間で一定程度の議論があったとはいえ，必ずしも幅広い意見を集約したり議論を深化させて結論に到達したわけではなかった[3]。いわゆる先進国の中で結論について合意が得られた規制項目であっただけに，取り急ぎ立法化したというのが実態であった。

　他方，ヒト受精胚の取扱い一般については，なお変遷途上にある。生殖補助医療との関係では，2000年12月28日に厚生科学審議会先端医療技術評価部会の生殖補助医療技術に関する専門委員会（中谷瑾子委員長）が『精子・卵子・胚の提供等による生殖補助医療のあり方についての報告書』[4]を公表し，それを受けて，現在［2003年時点］，立法化をも射程に入れた作業が進んでいる。また，生殖補助医療を超えた領域については，1998年12月に，科学技術会議生命倫理委員会の下に「ヒト胚研究小委員会」が設置され，いわゆるミレニアム・ガイドラインの一環として，2000年3月に「ヒト胚性幹細胞を中心としたヒト胚研究に関する基本的考え方」という報告書（以下『ヒト胚研究報告書』という。）をまとめ，それを受けて，2001年9月に「ヒトES細胞の樹立及び使用に関する指針」（平成13年文部科学省告示第155条。以下「ES指針」という。）が公表された[5]。さらに，ヒトゲノム・遺伝子解析の領域についても，2001年3月29日に文部科学省・厚生労働省・経済産業省の3省共通指針である「ヒトゲノム・遺伝子解析研究に関する倫理指針」が公表された[6]。

　3　このような状況下で，倫理学・哲学ないし生命倫理学等の他の研究分野に比較すると，刑法学者の問題関心は，一部を除き，必ずしも鮮明でないように思われる[7]。「『ヒトゲノム計画』で得られる情報を元に，『クローン技術』と『ES細胞技術』を組み合わせると，人間の細胞と遺伝子に関わる現象やメカニズムが一層明らかになり，再生あるいはコピーにいたる技術に直結してくる可能性が強い。それらの技術は，私たちの健康や生活の質を変えるのはもちろん，生命体としての人間の在り方まで変える力を持っている」[8]，という。そうだとすれば，一定の場合に刑法が関与せざるをえないであろう。刑法の謙抑性を自覚しつつ，この種の問題に絶えず目配りしておくことも，

刑法学の使命である。もちろん，ここでそのすべてを論じることはできない。そこで，本章では，ヒト受精胚の法的地位を論じた後，ES細胞・ヒト細胞の取扱いをめぐる生命倫理と刑法上の問題点について論じることにする。

2　ヒト受精胚の法的地位と濫用に対する刑事規制

1）ヒト受精胚の法的地位

　まず，前提問題として，ヒト受精胚の法的地位について論じておこう。とはいえ，これ自体，日本ではそれほど議論が煮詰まっているわけではない[9]。「人」か「物」か，あるいはそれ以外の範疇のものか，その法的位置づけが問われているのである。敢えて分類すれば，次のようになる。

　第1は，ヒト受精胚をモノ（物）として位置づける見解である[10]。この説によれば，現行法上，体外受精卵＝ヒト受精胚の毀損については，財産罪たる器物損壊罪（刑法261条）を適用することになる。しかし，将来「人」になる萌芽である存在を財物と同視するのは，多くの学者が疑問視している。立法が現実に追いつかない以上，ヒト受精胚を無保護な状態にしておくよりも財産として保護した方がよいという考えもありうるが[11]，本質が異なるものを財物として扱うのは無理である。

　第2は，ヒト受精胚をヒト（人）として位置づけ，しかも人格権を認める見解である。すなわち，受精段階から人格権が始まるとする立場であり，日本ではそれほど強烈に主張されているわけではなく，ドイツの刑法学者，特にロルフ・ケラーなどが説いている見解である[12]。周知のように，ドイツ憲法には，「人間の尊厳」条項（1条），「生命・身体・自由の不可侵性」条項（2条2項），さらには平等条項（3条）がある。生命の平等性という観点からすると，ヒト受精胚という段階から，胎児，そして出生後の人間，という具合に生命に段階を付して保護に差異を設けるのは憲法上の平等条項違反となる（堕胎罪規定に関する連邦憲法裁判所の1975年判決および1993年判決の論理）。人格権を有する生命は受精の瞬間から始まるのであり，体外受精卵といえども例外では

なく，そこには一貫して連続性があるというわけである。確かに，生命の連続性は，これを認めざるをえないであろう。しかし，日本では，胎児に対してでさえ人格権がまだ十分確立していない状況にあり，ましてやそれより以前の受精胚（しかも体外受精胚）に法的「人格権」を認めるのは，論理的にも無理なように思われる。

そこで第3は，ヒト受精胚をまさに「ヒト」として位置づけ，人格権に準じるような扱いができるのではないかとする立場である[13]。これは，微妙な表現ではあるが，生きている人間には人格権があるということは認めるとしても，その前段階の胎児でさえ日本では，せいぜい相続（民法886条1項）や損害賠償請求権（民法721条）について人格権が認められているにすぎないので，正面から人格権を認めるわけにはいかない。しかし，胎児も近々人になるし，ヒト受精胚も，うまく着床すれば人になるという潜在的な生命体である。したがって，人格に近いものを認めないと，「モノ」との区別がつかなくなる。かくして，人格権に準じるような扱いが必要だというわけである。例えば，死体であっても，死んだ後にすぐに「モノ（物）」と一緒になるかというと，そうではないことが引き合いに出される。すなわち，死体損壊罪の規定（刑法190条）が器物損壊罪とは別個独立して規定されているのと同様に，生まれる前の胎児の段階あるいは着床・妊娠以前のヒト受精胚の段階でも，それに似たような関係を認めることができるのではないか，というわけである。ただし，現行法では無理があるので，立法化が要請されることになる。これは，傾聴に値する見解である。しかし，「準人格権」が単に「要保護性」を意味するものにすぎないのであれば，不十分であり，その内実をより具体的に示す必要がある。

これに対して，第4は，「人格権」を安易に振り回すことに警鐘を鳴らしてこれを厳密に捉え，ヒト受精胚を「ヒト」として位置づけ，要保護性を認めるが，これに人格権を認めない見解である[14]。1984年のイギリスのウォーノック委員会レポートも，基本的にはこれに近い[15]。確かに，既出生の生命たる人間について考えられた人格権を安易に持ち出すのは，議論に混乱を来

すがゆえに，この見解も傾聴に値する。しかし，要保護性の根拠が，「ヒトの初期胚は，移植され，順調に成長すると，『人』となるという意味での潜在的『人』として，畏敬の念の対象となる人の生命を象徴する価値を有する」[16]，というだけでは，要保護性の根拠は弱いと思われる。

最後に，第5は，近年，生命倫理の領域で改めて注目されている「人間の尊厳」を根拠に据えてヒト受精胚を保護しようとする見解である[17]。この見解は，狭義の権利主体の有無にとらわれがちな閉塞した議論状況を打破する可能性を秘め，かつ問題の本質に迫る点で，基本的に妥当な方向を示していると思われる。しかし，「初期胚の破壊に対しては，むしろ堕胎罪を適用する可能性が探られるべきである」，あるいは「体外受精は原則として，そこで成長し，やがて誕生するために母胎内に戻されるべき存在であるから，その義務を負う者がこれを不当に怠る時は，不作為による堕胎罪の成立を認める余地がある」[18]，とするのは，解釈論としては無理があるように思われる。

以上の考察から明らかなように，通説が形成されているわけではないが，ヒト受精胚が「モノ（物）」とは異なるもの，むしろ「ヒト」として保護すべきであるという点では，大方の合意があるように思われる。しかし，さらに掘り下げて，基本的には，要保護性の根底に「人間の尊厳」を据えて考える必要がある[19]。もちろん，「人間の尊厳」も，存在論的に本質において共通点があると同時に，段階に応じた存在の多様性もありうると考えられる。したがって，ヒト受精胚それ自体に内在する「人間の尊厳」の内実を明らかにする必要がある。それは，一言で言えば，人間が単なる道具としてのみ用いられてはならない（カントの命題），ということにほかならない。

2) 刑事規制の対象

かくして，(刑事)法規制を考える場合でも，第1に，単純な毀損・滅失・隠匿行為は，根底には胚それ自体の「人間の尊厳」保持に対する侵害というものがありつつ，実際上はヒト受精胚に対する「両親」の支配権ないし育成権を害するというがゆえに違法であり，刑事規制を伴う立法化が要請される。

第 2 に，コマーシャリズムの典型ともいうべき売買行為・斡旋行為は，人身売買の先取りといった内容であり，「人間の尊厳」に抵触するがゆえに刑事規制の対象になりうる。第 3 に，体細胞・ヒト・クローンの創出やキメラ・ハイブリッドの形成といった人為的操作は，すでに前者についてはヒト・クローン技術等規制法が成立しているように，まさに「人間の尊厳」と不可分の「種としてのヒト生命体の統一性」という新たな社会的法益の侵害として捉えるべきである。したがって，この場合，自己決定権の枠を超える問題として考えるべきである。第 4 に，当該女性の了解を得ずに勝手にヒト受精胚を移植してしまったという専断的胚移植は，女性の人格権の侵害として当然に刑事規制の対象となりうる[20]。

以上のほかに，敢えて第 5 に挙げておくべきは，認可手続違反の罪である。これは，どういう立法形態を採るかによって変わってくるが，私は，かねてより，基本的にイギリスのような認可制に基づく柔軟な規制モデルが妥当と考えている[21]。刑事規制は控え目でなければならないが，著しい手続違反については，刑事規制を行うべきである。総合研究開発機構（NIRA）が，2001 年に出した「生命倫理法試案」では，生命倫理委員会を置いて，研究利用を含めてその認可を得て行うべきことを提唱しているが[22]，これは妥当な方式と言える。厳格な特別刑法というスタイルを採ったドイツ胚保護法も，とりわけ後述の研究の自由との兼ね合いから，改正を迫られている[23]。

しかし，いずれの場合も規制は故意犯に限定すべきである。なぜなら，これらの場合では，予見可能性の認定が困難という事情のほか，例えば，胎児傷害でさえ，学説上否定的な見解が強い中で，その前段階のヒト受精胚に対して過失で損傷を与えて，生まれてから損傷を持った場合に刑法で処罰するというのは，過剰な対応と思われるからである。

3）研究の自由との兼合い

他方，研究の自由（憲法 23 条）との兼合いの問題がある。上記「ヒト胚研究小委員会」『ヒト胚研究報告書』の「ヒト胚の研究利用に関する基本的考え方」

は，基本理念として，「ヒト胚は，ヒトの他の細胞や組織とは異なり，いったん子宮に着床すれば成長して人になりうるという意味で，人の生命の萌芽として尊重されるべきものである」，と述べ，「ヒト胚研究の内容は，人の生命の萌芽たるヒト胚を用いることについて，生命科学上の必要性と妥当性が認められるものでなければならないこと。また，人間の尊厳を侵すような研究は行わないこと」を前提条件に挙げる。そして，「人の生命の萌芽としての意味を持つヒト胚を，人の誕生という本来の目的とは異なる研究目的に利用し，滅失する行為は，倫理的な面から極めて慎重に行う必要がある。ヒト胚の研究利用は一切行われるべきでないという見解もあるが，ヒト胚性幹細胞の樹立のように，医療や科学技術の進展に極めて重要な成果を産み出すことが想定されることも事実である」，として，「ヒトの生命の萌芽として尊重されるべきという要請を考慮した上で，医療や科学技術の進展に重要な成果を産み出すため研究の実施が必要とされる場合には，不妊治療のために作られた体外受精卵であり廃棄されることの決定したヒト胚（余剰胚）を適切な規制の枠組みの下で研究利用することが，一定の範囲で許容され得ると考えられる」，という基本的スタンスを採る。しかも，「その際，研究者が，ヒト胚研究の倫理的・社会的な影響を考慮して，厳格かつ誠実に研究を行うという責任を果たすため，特に以下の遵守事項に従って研究が行われることが必要である」，とする。

 1）研究材料として使用するために，新たに受精によりヒト胚を作成しないこと。

 2）研究目的で提供されるヒト胚は，提供者により廃棄する旨の意思決定が既に別途，明確になされていること。

 3）生命の萌芽たるヒト胚を用いる科学的な必要性と妥当性が認められること。

 4）ヒト胚の提供に際しては，提供者が事前に研究目的と利用方法等の十分な説明を受けて理解した上で，自由な意思決定により提供に同意していること。

5）ヒト胚の提供と授受は，すべて無償で行われること。

6）ヒト胚の提供に際しては，提供者の個人情報が厳重に保護されること。

7）ヒト胚を扱う研究計画の科学的・倫理的妥当性については，第三者的な立場を含めて，研究実施機関において十分な検討が行われるとともに，国または研究実施機関外の組織による確認を受けること。

8）ヒト胚研究の科学的・倫理的妥当性の確認状況，実施状況，成果等が公開されること。

研究をいっさい禁止することができない以上，一般論としては，これらの条件が具備されれば，当該研究を少なくとも法的に禁止することは困難であるように思われる。また，何よりも堕胎罪の実効性もあまり確保されていない（反面としての人工妊娠中絶が多い）という現実も直視する必要がある[24]。ヒト受精胚の保護と胎児の生命保護とのバランスを考えながら議論を展開する必要がある。

3 ES細胞・ヒト細胞の取扱いをめぐる生命倫理と刑法上の問題点

1 では，ES細胞の取扱いについては，どのように考えればよいであろうか。ES細胞（Embryonic Stem Cell：胚性幹細胞）とは，「ヒト胚から採取された細胞又は当該細胞の分裂により生ずる細胞であって，胚でないもののうち，多能性を有し，かつ，自己複製能力を維持しているもの又はそれに類する能力を有することが推定されるものをいう」（「ES指針」1条4号）。このES細胞の法的位置づけは，それ自体で個体となることができない点で，受精胚とは異なる（したがって，ヒト細胞の取扱いの問題を必然的に含む）だけに，難解である。しかも，体外受精卵を作った後に胚盤胞まで培養し，さらにそこから内部細胞塊を取り出して「死滅」させ，内部細胞塊を特殊な条件で培養してES細胞を作り，実験的に使用するだけに，法と倫理の葛藤・ジレンマが生じる。

上記『ヒト胚研究報告書』の「ヒト胚の研究利用に関する基本的考え方」

は,「ES 細胞の樹立は,人の生命の萌芽としてのヒト胚を用いるという点から慎重に行われなくてはならない」との立場から,以下に示すような,厳格な枠組みの下であれば樹立を認めることができるとしている(「ES 指針」も,これを受けて整備されている)。

すなわち,「樹立された ES 細胞を使用する研究においては,現在のところ核移植や他の胚との結合等を行わなければ個体発生にはつながることはなく,人の生命の誕生に関する倫理的問題を生じさせることはないが,ES 細胞の由来するところに鑑み,慎重な配慮が必要である。すなわち,ES 細胞が濫用されれば,いたずらにヒト胚の滅失を助長することにつながりかねず,樹立に際しての慎重な配慮を無にする結果となり得る可能性がある。また,あらゆる細胞に分化できる性質を持っていることから,倫理上の問題を惹起する可能性がある。このため,その使用についても,一定の枠組みを整備することが必要である」,と。また,「他方,ヒト胚性幹細胞を扱う研究の規制の形態については,研究活動は,研究者の自由な発想を重視して本来自由に行われるべきであることを考慮する必要がある」,とも言う。研究の自由にウエイトを置いた考えである。この「研究は,その樹立の過程でヒト胚という人の生命の萌芽を扱うという倫理的な問題があるものの,ヒト胚自体は現在のところ法的な権利主体とまではいえないこと,ヒト胚性幹細胞それ自体は個体の産生につながることはなく,その樹立及び使用に際して重大な弊害が生じるとはいえないことから,罰則を伴った法律による規制が不可欠なものではない。また,ヒト胚性幹細胞の研究は,まだ端緒についたばかりであり実績もほとんどない分野であることから技術的な進展に適時に対応していくことが必要であり,研究者の自主性や倫理観を尊重した柔軟な規制の形態を考慮することが望ましい」。

展開が著しい領域で厳格な刑事規制の介入が適切でない点を認めるとしても,この種の研究が無制限というわけにはいかないであろう。「研究者の倫理」の内実を問題とすべきである。『ヒト胚研究報告書』は,ヒト ES 細胞の樹立の要件として,以下のような要件充足を呈示する。

1）ヒトES細胞の樹立に用いることが可能なヒト胚として、「不妊治療に際して生じ、やむを得ず廃棄されるいわゆる余剰胚に限定されるべきである」とし、「当初からヒトES細胞を樹立するための目的をもって、精子と卵子を受精させてヒト胚を作成することは、新たに生命の萌芽を作成し滅失するという行為を行うものであり、認めるべきではない」、という具合に線引きをする。「余剰胚」という位置づけ自体に抵抗を感じるが、結論は妥当である。また、こうも言う。すなわち、「患者の体細胞の核を除核卵に移植し、患者と遺伝子が同一のクローン胚を作成し、そこからES細胞を樹立することにより、拒絶反応のない細胞や組織の移植医療を行うことも将来の可能性としては想定される。しかし、ヒトクローン胚の作成は、生命の萌芽を研究のために作成するという観点、さらに、母胎への移植を行えば、禁止されるべき人クローン個体の産生につながり得るものであり、その許容性については、慎重に判断されるべきである。現時点では、余剰胚から樹立されたES細胞を利用した研究の実績が蓄積されるのを待って、その医療への応用の可能性について評価した上で、その是非について再検討がなされるべきであり、ヒトクローン胚からのヒトES細胞の樹立は行わないものとすべきである」、と。

この歯止めは重要である。ヒトクローン胚創出とES細胞の樹立をつなぎ合わせることを認めれば、もはや無限の人体利用・生命操作に途を開くことになる。これは生命体の道具化であり、「人間の尊厳」を侵すものと思われる。

2）ヒトES細胞の樹立にヒト胚を使用する際の留意点として、『ヒト胚研究報告書』は、「ヒト胚の研究利用が適切に行われ、樹立機関が用いるヒト胚の数を可能な限り抑止し、提供されたヒト胚の漫然とした保管、他の目的への流用、譲渡を防止するため、樹立に用いられるヒト胚については、以下の条件が満たされるべきである」、とする（「ES指針」もこれを受けている）。

①凍結期間を除き、受精後14日以内のヒト胚を使用すること。

②使用されるヒト胚は、インフォームド・コンセントや第三者的な立場からの確認が適切に行われる十分な時間を確保するために、凍結保存胚であること。

③交通費等の必要経費を除き，ヒト胚の提供の対価が無償であること。
④樹立に必要と認められる数以上のヒト胚の提供を受けないこと。
⑤提供されたヒト胚は，遅滞なく樹立に使用すること。樹立機関における保管は，樹立計画に必要な範囲内に限ること。
⑥ヒト胚の提供者（ドナー）からのインフォームド・コンセントが適切に取得され，その内容に則って使用されること。
⑦提供機関から適切な手続きを経て提供されるヒト胚であること。

これらの条件は，現時点では少なくとも不可欠の条件と考えられる。

2 ヒトES細胞を使用する研究の目的は，限定される必要がある。『ヒト胚研究報告書』は，ES細胞は「医療の応用への期待が高く，そう遠くない将来に実際に人への適用を伴う臨床研究が行われることも想定される。しかし，臨床研究は，医療行為の安全性という別の観点からの検討が必要であり，現行の一般的な臨床研究の基準や別途検討されるES細胞の臨床研究の基準を満たしたものであることが必要である。したがって，ES細胞の利用として臨床研究は想定されるものであるが，ES細胞の臨床利用に関する基準が定められるまでは，人個体へのヒトES細胞及びその分化した細胞，組織等の導入による臨床研究は認めないこととするべきである」，と限定し，これを受けて，「ES指針」2条2項も，「ヒトES細胞の樹立及び使用は，当分の間，基礎的研究に限るものとする。なお，ヒトES細胞及びこれに由来する細胞を人体に適用する臨床研究その他医療機関及びその関連分野における使用は，別に基準が定められるまでの間は，これを行わないものとする」，と規定する。

むしろ，ここで重要なのは，禁止事項である。『ヒト胚研究報告書』は，「1) ヒトES細胞から，除核卵への核移植などにより個体を発生させる研究，2) 着床前のヒト胚へのヒトES細胞の導入，3) ヒトの胎児へのヒトES細胞の導入，4) ヒトES細胞を導入した着床前の動物胚からの個体産生」を禁止事項として挙げている。そして，「2)〜4) におけるヒトES細胞の導入の禁止については，ヒトES細胞を分化等させて得られた細胞，組織等の導入まで

含めるものではないが，そのような研究に当たっても必ず，個別審査によりその妥当性が判断されるべきである。なお，2) については，どのような細胞を導入する場合でもヒトとヒトのキメラ胚の作成として禁止される」，と説明する。これら 4 項目は，「ES 指針」27 条に採用されている。すなわち，

1 ）ヒト ES 細胞を利用して作成した胚の人又は動物の胎内への移植その他の方法によりヒト ES 細胞から個体を生成すること。

2 ）ヒト胚へヒト ES 細胞を導入すること。

3 ）ヒトの胎児へヒト ES 細胞を導入すること。

4 ）ヒト ES 細胞から生殖細胞を作成すること。

現在は指針段階であるが，これらは，いずれ法規制のレベルまで（場合によっては刑事規制のレベルまで）格上げされてよい内容である。

3 その他，ヒト胚の提供者のプライバシーの保護や透明性の確保（ES 細胞の樹立過程の公開）等，課題は多い。国内でも研究に向けた具体的動きがあるし，規制の厳しいドイツでもヒト ES 細胞の輸入を認めるなど，外国でも動きが加速している[25]。

4　結　語

この種の問題では，ある程度の寛容性が必要である一方（アルトゥール・カウフマンが説く「寛容性の原理」），それは専門家の責任に裏打ちされたものでなければならない[26]。事実を冷静に見極めつつ，生命倫理上の問題に耳を傾け，濫用の懸念を払拭するルール作りを行う作業は，法律家に今後も課され続けるであろう。医事法の大家アルビン・エーザーが説く「中庸の途」[27]も，その脈絡で理解する必要がある。難しい世紀の到来である。さらなる議論の深化が望まれる。

1 ）アルトゥール・カウフマン（上田健二監訳）『転換期の刑法哲学［第 2 版］』（1999・成文堂）296 頁［竹下賢訳］。

2) 本法については，甲斐克則「ヒト・クローン技術等規制法について」現代刑事法 3 巻 4 号（2001）87 頁以下［本書第 10 章］，同「ヒト・クローン技術等規制法」年報医事法学 16（2001）86 頁以下，町野朔「ヒトに関するクローン技術等の規制に関する法律」法学教室 247 号（2001）86 頁以下等参照。
3) 本法成立までの議論の経緯と問題の本質については，甲斐克則「クローン技術の応用と（刑事）法的規制」現代刑事法 2 巻 6 号（2000）26 頁以下［本書第 9 章］参照。なお，甲斐克則「クローン技術の応用と法的規制」『Bioethics：医学の進歩と医の倫理』（2000：医学の世界社）175 頁以下参照。
4) この『報告書』は，各委員のコメントも含めて，ジュリスト 1204 号（2001）96 頁以下に掲載されている。この問題に関する中谷博士個人の見解については，中谷瑾子『21 世紀につなぐ生命と法と倫理——生命の始期をめぐる諸問題——』（1999・有斐閣）参照。
5) この詳細については，石井美智子「特定胚・ES 細胞指針——ヒト胚を用いる医学・医療研究に対する規制の観点から——」年報医事法学 17 号（2002）94 頁以下および磯部哲「特定胚・ES 細胞をめぐる諸規制のあり方——行政法の立場から——」同誌 105 頁以下参照。
6) この指針については，ホームページ http://www2ncc.go.jp/elsi/index.htm. 参照。また，この指針の意義と問題点については，白井泰士「個人の遺伝情報の特性と遺伝子解析ガイドライン」年報医事法学 17 号（2002）75 頁以下および佐藤恵子「遺伝子解析研究のガイドラインの問題点——研究の規則策定という観点から——」同誌 80 頁以下，さらには法律時報 73 巻 10 号（2001）の特集「ゲノム応用時代の技術と法」所収の各論稿参照。なお，丸山英二「クローン，ES 細胞，遺伝子研究に関する生命倫理」法律時報 72 巻 7 号（2000）1 頁以下，同「ヒトゲノム・遺伝子解析研究に関する最近の政府指針」ジュリスト 1193 号（2001）49 頁以下をも参照。［なお，佐藤恵子「近年の生命倫理指針の動向と問題点」刑法雑誌 44 巻 1 号（2004）65 頁以下参照］。
7) この中にあって，甲斐・前出注(3)のほか，甲斐克則「遺伝情報の保護と刑法——ゲノム解析および遺伝子検査を中心とした序論的考察——」『中山研一先生古稀祝賀論文集 第 1 巻・生命と刑法』（1997・成文堂）49 頁以下，辰井聡子「生命科学技術の展開と刑事的規制」前出注(6)法律時報 73 巻 10 号 22 頁以下および秋葉悦子「『ヒト胚』の法的地位と尊厳——生命科学技術に関するわが国の規制をめぐって——」長島隆・盛永審一郎編『生殖医学と生命倫理』（2001・太陽出版）124 頁以下は，この問題に正面から取り組むものである。［なお，町野朔「遺伝子治療，ヒト・クローン技術，日本法——『生命倫理と法』の日本的展開——」齋藤誠二先生古稀記念『刑事法学の現実と展開』（2003・信山社）485 頁以下，浅田和茂「生命科学・遺伝子研究の法的問題点」『激動期の刑事法学』（2003・信山社）437 頁以下，辰井聡子「生命発生の周辺をめぐる生命倫理と刑事規制」刑法雑誌 44 巻 1 号（2004）82 頁以下参照］。
8) 大朏博善『ES 細胞——万能細胞への夢と禁忌——』（2000・文春新書）「まえが

き」5頁。
9) 日本刑法学会ワークショップでも，近年，「『未生の人の生命』保護と刑法」という題目で，1997年（上田健二・刑法雑誌37巻2号（1998）102頁以下参照）と1998年（甲斐克則・刑法雑誌38巻3号（1999）144頁以下［本書第7章］参照），そして「生命操作と刑事規制」という題目で2002年に議論をした（城下裕二・刑法雑誌42巻3号（2003）118頁以下参照）。なお，本章の前半部分（2まで）は，2002年4月10日に行われた内閣府の総合科学技術会議「生命倫理専門調査会」（第15回）での有識者ヒヤリングで報告した内容「ヒト受精胚の取扱いと刑法」を元にしている。
10) 石原明「体外受精の法的視点と課題」ジュリスト807号（1984）31頁［同『医療と法と生命倫理』（1997・日本評論社）14-15頁］。もっとも，現在でも石原教授がこの説を維持されているかは，定かでない。
11) この点については，佐伯仁志・道垣内弘人『刑法と民法の対話』（2001・有斐閣）312-316頁参照。ただし，対談の性格上，対談者が論理的に十分検証しているわけではないので，両者の見解の位置づけは留保しておく。
12) *Rol Keller*, Beginn und Stufungen des strafrechtlichen Lebensschutzes, in Hans-Ludwig Günther und Rolf Keller（hrsg.），Fortpflanzungsmedizin und Humangenetik──Strafrechtliche Schranken?, 2. Aufl. 1991, S. 115 u. S. 117f. なお，初版の訳として，ギュンター＝ケラー編著（中義勝・山中敬一監訳）『生殖医学と人類遺伝学──刑法によって制限すべきか？──』（1991・成文堂）125頁および127-128頁［葛原力三訳］参照。
13) 金澤文雄「人の胚の道徳的および法的地位」岡山商科大学法学論叢3号（1995）1頁以下。
14) 憲法学者の見解として，高井裕之「生殖医療問題の憲法的分析」平成5年度科学研究費補助金・総合（A）研究成果報告書『生殖医療における人格権をめぐる法的諸問題』代表・東海林邦彦（1994）61頁，刑法学者の見解として，吉田敏樹「ヒトの移植前初期胚の（法的）性格とそれに関連する若干の問題──刑事法の問題関心から──」同報告書99頁。また，胎児に関してではあるが，中山茂樹「胎児は憲法上の権利を持つのか──『関係性』をめぐる生命倫理と憲法学──」法の理論19（2000）36頁以下，特に41頁以下。
15) この点については，甲斐克則「生殖医療と刑事規制──イギリスの『ウォーノック委員会報告書』（1984年）を素材として──」犯罪と刑罰7号（1991）154頁［本書第2章］参照。
16) 吉田・前出注(14)99頁。
17) 秋葉・前出注(7)。なお，生命倫理の観点からのものとして，山本達「ヒトゲノム解析・遺伝子医療での人間の尊厳という問題」理想668号（2002），蔵田伸雄「尊厳という価値について──人間と胚と胎児の価値──」同誌51頁以下，尾崎恭一「ヒト胚研究と人間の尊厳──ヒト胚の尊厳性について──」同誌60頁以下，盛永審一郎「『人間の尊厳』と『生命の尊厳』──『ドイツ胚保護法』をてがかりに──」同誌82頁以下，アンジェロ・セラ（秋葉悦子訳）「ヒト胚・処分可能な『細胞の塊』

か,『ヒト』か?」同誌94頁以下参照。[なお,秋葉悦子訳著『ヴァチカン・アカデミーの生命倫理——ヒト胚の尊厳をめぐって——』(2005・知泉書館),ホセ・ヨンパルト・秋葉悦子『人間の尊厳と生命倫理・生命法』(2006・成文堂)114頁以下,教皇庁生命アカデミー(秋葉悦子訳)『着床前の段階のヒト胚——科学的側面と生命倫理学的考察——』(2008・カトリック中央協議会)参照]。

18) 秋葉・前出注(7)134-135頁。なお,加藤久雄「『ヒトの生命』生成と刑法上の諸問題——『受精卵』・『初期胚』の法的保護を中心として——」福田平・大塚仁博士古稀祝賀『刑事法学の総合的検討(上)』(1993・有斐閣)266-267頁も,「人間の尊厳」に依拠しないものの,「移植途中での『受精卵』への傷害または致死行為は,傷害罪(204条),業務上過失致死傷罪(211条),生きている『受精卵』を故意に放置し死に至らしめた場合には,業務上堕胎罪(214条)や保護責任者遺棄致死罪(218条),さらに,精子と卵子を提供した者の同意……の際に,何がしかの対価の授受があった場合には,人身売買罪(226条2項)などを適用する方向で対応する方が妥当であるし,筋が通っている」,と説かれるが(同『医事刑法入門[改訂版]』(1999・東京法令)176頁も同様),やはり解釈論としては無理があるように思われる。

19) もちろん,「人間の尊厳」自体,完成されたものではなく,なお検討を要する点がある。この点について,クルツ・バイエルツ「人間尊厳の理念——問題とパラドックス——」L. ジープほか (L. ジープ・山内廣隆・松井富美男編・監訳)『ドイツ応用倫理学の現在』(2002・ナカニシヤ出版)150頁以下[吉田浩幸訳]参照。

20) 甲斐克則「生殖医療技術の(刑事)規制モデルについて」広島法学18巻2号(1994)65頁以下[本書第4章],同「生殖医療技術の法的規制の意義と問題点」産婦人科の世界 Vol.49, No.1 (1997) 11頁以下参照。

21) 甲斐・前出注⑳掲載の文献参照。

22) 総合研究開発機構・川井健編『生命科学の発展と法——生命倫理法試案——』(2001・有斐閣)9頁以下参照。

23) この点については,アルビン・エーザー(甲斐克則訳)「比較法の観点からみたバイオテクノロジーの進歩の法的諸問題——ドイツ胚保護法をめぐる改正論議——」現代刑事法3巻12号(2001)62頁以下[本書巻末資料]参照。

24) この点については,アルビン・エーザー=ハンス-G・コッホ(甲斐克則・松尾智子訳)「人工妊娠中絶の国際的比較(上)(下)——所見・洞察・提言——」ジュリスト1220号(2002)68頁以下,1221号(2002)134頁以下参照。なお,「余剰胚」の扱いに関して,朝日新聞が調査したところ,全国の347施設を対象としたアンケートに対して,237施設から回答があり,年間5,000個の余剰胚の処理に困っているという報告がなされている(朝日新聞2001年10月24日付報道)。この実態も念頭に置く必要がある。

25) Vgl. *Nationaler Ethikrat*, Stellungnahme zum Import menschlicher embryonaler Stammzellen. 2001.

26) カウフマン「法哲学的視点から見た寛容の理念」・前出注(1)361頁以下[上田健二訳]参照。また,科学者の責任について,ハンス・ヨナス(加藤尚武監訳)『責任と

いう原理——科学技術文明のための倫理学の試み——』(2000・東信堂) 参照。
27) Vgl. *Albin Eser*, Auf der Suche nach dem mittleren Weg：Zwischen Fundamentalismus und Beliebigkeit, in Festschrift für Rita Sussmuth, 2002, S. 117ff.

第12章　イギリスにおけるヒト胚研究の規制の動向

1　序

　イギリスにおいては，近年，生命の発生の周辺の問題をめぐる生命倫理と法について新たな動きがある。周知のように，生殖補助医療の分野で1978年に世界初の体外受精児を誕生させたイギリスでは，1984年に『ウォーノック委員会報告書』[1]が出され，社会的コンセンサスを探って一定の場合には立法で対処すべきだとの勧告をした。その基本的スタンスは，「明確な世論のコンセンサスがない領域に法律があまりに早く広汎に介入することは実際上危険である」，という点にあった。逆に，世論のコンセンサスがあるものに対する立法的対応は迅速でもあった。その1例として，1985年には即座に「代理出産取決め禁止法（Surrogacy Arrangements Act, 1985）」が成立し，商業主義的な代理出産取決めの禁止が特別刑法という形でなされた。そして，1990年には，世界に先駆けて生殖補助医療の規制法である「ヒトの受精と胚研究に関する法律（Human Fertilisation and Embryology Act 1990）」[2]（以下「HFEA1990」という）が成立し，その運用を担う認可機関であるHuman Fertilisation and Embryology Authority（以下「HFEA」という）が設置された。この認可機関を通して生殖補助医療が適正利用されるようコントロールするというイギリス独自の行政刑法型の規制スタイルは，日本でも大いに参考にすべきである[3]。しかも，若干の訴訟はあるものの，この認可機関は，公正かつ公平に機能し信頼を得ているという[4]。

しかし、その後の生命科学の発展は、HFEA1990では対応しきれない事態を招いている。体細胞を用いたクローン技術の開発や幹細胞を用いた研究等が続々登場したのである。イギリスでは、それに対応すべく、近年新たな規制の動きがある。そこで、本章では、イギリスにおけるクローン技術等の規制をめぐる新たな動向を紹介し、若干の検討を加えておくことにする[5]。

2　HFEA 1990 の改正と英国高等法院判決

1　1996年にイギリスでクローン羊ドリーが誕生し（報告されたのは1997年）、各方面にショックを与えた。ヒト個体の産出を目指した体細胞クローン技術に対する規制が議論される一方で、その後、ヒト幹細胞を用いた研究をめぐる議論も起きた。

まず、2000年には、保健省主席医務官主宰の独立専門諮問機関（1999年設立）の報告書「幹細胞研究——責任ある医学発展」[6]が出され、HFEA1990ではこれらの問題に対応しきれないとしてその改正を勧告した。これを受けて、2001年1月に、「ヒトの受精と胚研究（研究目的）の規制に関する法律 (Human Fertilisation and Embryology (Research Purposes) Regulations 2001)」が成立した。これにより、HFEA1990が一部改正され、研究のための認可が与えれる追加条件として、①胚の発達に関する知見の増大 (increasing knowledge about the development of embryo)、②重病に関する知見の増大 (increasing knowledge about serious disiese)、③重病の治療法の開発に関して適用されるような知見を可能にすること (enabling any such knowledge to be applied in developing treatments for serious disease) が認められた。

2　他方、体細胞クローンのヒトへの応用に関して、イギリスでは、事実上HFEA1990で禁止されているという解釈も有力であったが、2001年11月28日には、細胞核置換によって作られた胚に関してプロライフ同盟 (Pro-Life Alliance) によって提起されていた確認訴訟で、英国高等法院は、細胞核置換によって作られた胚はHFEA1990における胚の定義に含まれない、という

判決を下した[7]。これによって、体細胞クローンにより作られたヒト胚の利用の禁止が明文で求められるようになった。

3 かくして、国内外の規制動向に配慮しつつ、2001年に、「ヒト生殖クローニング法（Human Reproductive Cloning Act 2001）」が成立した。本法は、わずか2箇条の簡潔な法律である。中心は第1条であり、第1項では、「受精以外の方法で作られたヒト胚を女性に移植した者は、犯罪（offence）として処罰される」、と規定し、第2項では、その刑を10年以下の拘禁刑または罰金もしくは両方の併科とする旨が規定されている。

本法により、受精以外の方法（主として核置換による体細胞クローン技術）で作られたヒト胚を女性に移植する行為は、明確に刑罰で禁止されることになった。これは、罪刑法定主義からすると、妥当な立法である。しかし、それと前後して登場したヒト・クローン胚の利用については、規制外に置かれたままであり、新たな議論が起きることとなる。

3 ヒト・クローン胚および幹細胞の利用と規制をめぐる議論動向

1 さて、ヒト・クローン胚の利用に関して調査していた英国上院委員会は、2002年2月13日、それをまとめて公表した。『幹細胞研究の実証的研究に関する英国上院委員会報告書（The House of Lords Select Committee Report on Stem Cell Research）』（以下『上院報告書』という）[8]が、それである。

『上院報告書』は、第1章「序」を受けて、第2章「幹細胞」、第3章「ES細胞および体性幹細胞の潜在的利益」、第4章「初期胚の地位」、第5章「細胞核置換とクローニング」、第6章「幹細胞研究の商業的利益」、第7章「国際的次元」、第8章「立法と規制」、そして「結論の要約と勧告」から成る。巻末には「付録」6点が添付されている。

前述のように、イギリスにおけるヒト胚の研究規制は、HFEA1990によって行われているが、この立法は、第1次的には、体外受精の実施とこの手段

によって行われる胚の創出，利用，貯蔵および処分を規制するために制定されたものである。認可機関であるHFEAも，ヒト胚研究のために，厳格な条件の下で認可を発する権限を賦与されている。この認可機関はかなり機能し，信頼も得ているが，しかし，その後の新たな問題に対応できない。『上院報告書』は，それを補う手立て（立法を含む）を提言する。長い報告書であり，ここでは，第1章「序」において示された本報告書の背景やその骨子，および「結論の要約と勧告」のうち，27の勧告の部分だけを詳細に紹介し，若干の検討を加えるにとどめる。

2 まず，第1章「序」において示された本報告書の背景やその骨子を示しておこう。

前述のように，ヒト胚に関する研究の規制は，HFEA 1990によって行われている。この立法は，第1次的には，体外受精（IVF）およびこの手段によって行われる胚の創出，利用，貯蔵および処分という実践を規制するために制定されたものである（1. 1）。そして，同法によって設立された認可・監視機関がHFEAであり，これは，ヒト胚研究のために，厳格な条件の下で認可を発する権限を賦与されている。同法は，概ね前述のウォーノック委員会の勧告を実践したものであった（1. 2）。重要なのは，同法の下では，14日以上（または早い段階で「原始線条（primitive streak）」が発現した場合）の胚に関する研究が禁止されている点である。HFEAによって発せられた認可の下での例外を除き，研究は実施できないのである。そして，『上院報告書』の表現を借りれば，同法の附則2条の下で，「そのような認可は，『申請された胚の利用がその研究の目的のために必要であることを認可機関が確信しなければ』，認可されないし，そして，『以下の目的または規制の中に特別に規定されているようなその他の目的に照らして認可機関にとり必要であるか望まれると思われなければ，いかなる活動も認可することができない。

(a) 不妊治療の進歩を増大させること，
(b) 先天性疾患の原因に関する知識を増大させること，
(c) 流産の原因に関する知識を増大させること，

3 ヒト・クローン胚および幹細胞の利用と規制をめぐる議論動向　　245

　(d) 避妊のためのより効果的な技術を開発すること，
　(e) 移植前の胚の遺伝子または染色体の異常を見つける方法を開発すること』」(1. 3)。

　同法は，ここで言う「その他の目的」を「胚の創出および発育，または疾患，または応用可能なものに関する知識を増大させる」研究のプロジェクトに限定する (1. 4)。ここで注目すべきは，認可申請には，2つのテストを充足する必要があるとする点である。「第1に，胚の利用は，胚の利用がその研究の目的に照らして必要であり，かつその目的が動物に関する作業のようなその他の手段によっては達成されえないというものであり，第2に，——第1テストが充足された場合にのみ——その研究が特殊な目的のひとつに照らして必要であるか望まれるというものである」(1. 5)。

　ここで，『上院報告書』は，同法が可決されて以来，当初予測されなかった多数の重要な発展があったことを考慮し，とりわけ最も重要なものは，1996年の羊のドリーの（細胞核置換（cell nuclear replacement—CNR）による）クローニングであった点を確認し，「それは，同様の技術が赤ちゃんを創出することになるかもしれないという広い関心事となった。同時に，ドリーのクローニングは，治療を開発するためにCNRを用いる可能性への関心を高めた」，と指摘する (1. 6)。『上院報告書』によれば，「これらの発達に起因する諸問題は，ヒト・クローニングに関する公的審議を引き受けているHFEAおよびHuman Genetics Advisory Commission（HGAC）によって1998年に共同で調査された。その報告書は，とりわけ，HFEAが研究のための認可を発することのできる2つのさらなる目的を規制の中に明記することを保健大臣が考慮すべきである，と勧告した。すなわち，ミトコンドリアの疾患のための治療の発展と疾患に罹患したまたは損傷を受けた組織または臓器のための治療という目的が，それである」(1. 7)。この報告書に続いて，1999年9月に，いわゆるドナルドソン・グループによる研究が始まる。すなわち，政府は，「ヒト胚を利用する新たな研究領域の予測される利益，リスクおよび代替手段の評価を行うため，そしてまた，これらの新たな研究領域が許容されるべきかどう

か，そしてHFEAがヒト胚に関する研究のための認可を発する目的を拡大するために1990年法の下で規制がなされる必要があるかどうかをアドバイスするべく，Lim Donaldson教授をChief Medical Officerの議長とする専門家グループを立ち上げた」のであった (1.8)。そこにおいてまとめられたのが，『ドナルドソン・レポート』と言われるものである。

『ドナルドソン・レポート』において，専門家グループは，科学的証拠を審査し，「人の疾患および障害に関する理解を増大させるために (IVFかCNRのいずれかによって創出された) 胚を利用すること，およびそれらの細胞に基づいた治療が1990年法のコントロールに服すれば許容されるべきである」，という勧告をしたのである (1.9)。

3 問題は，どのような規制を加えるべきか，であった。ここで，『上院報告書』は，規制をめぐる議論および立法の経緯を次のように整理している。

「専門家グループの報告書に照らして，政府は，ヒト胚研究が (HFEAによる認可に従って) 合法的に行われうる目的を拡大する規制草案を提出した」。The Human Fertilisation and Embryology (Research Purposes) Regulations 2001は，2000年12月19日には下院で，また，2001年1月22日には上院で審議され，通過した。「同規制は，同法の5つの目的に次の3つの新たな目的を追加した。

(a) 胚の発育に関する知識を増大させること，
(b) 重度疾患に関する知識を増大させること，または
(c) 重度疾患のための治療を発展させるに際して適用されるあらゆる治療を可能にすること」(1.10)。

そして，注目に値する2つのポイントとして2点を挙げる。すなわち，「第1に，同規制は，『重大な』疾患に言及するが，同法 [1990年法] 自身は，単に疾患にのみ言及し，重大な疾患を構成するもののその定義をしていない。第2に，同規制は，たとえ同法がこれらの用語の目的の拡大を招くとしても，胚の創出に関する知識を増大する目的を含んでいない」，と (1.11)。さらに，その後の経緯について，次のようにまとめる。「同規制に関する討論におい

て，特別な関心事は，生殖目的というよりもむしろ研究目的ではあるが，クローン化されたヒト胚を創出するためのCNR処置の利用の展望について表明された。上院において，委員会がヒト・クローニングおよび幹細胞研究に関連する諸問題について報告してしまうまで規制案を承認することを上院が断るようにとの修正案が，リバプールのAlton卿によって上程された。この修正案は，(212対92で)拒否された。それから，政府がヒト・クローニングと幹細胞研究に関連する諸問題に関して報告し，上院委員会の報告書に従って規制を審議するようにとの上院の指摘を支持することを求める修正対案がWalton of Detchant卿によって提案された。この修正案は，分裂することなく可決され，同規制は，2001年1月31日に，滞りなく施行された」(1. 12)。

　なお，前述の内容と若干重複するが，その後の動向について，『上院報告書』は，次のように整理する。すなわち，前述のように，同規制が作られる前に，2つの理由でPro-Life同盟が同規制の司法審査を請求した。Pro-Life同盟は，同規制が1990年法の権限を逸脱している (ultra vires) と申し立て (この請求は追及されなかった)，そしてCNRによって創出されたヒト胚が同法における胚の定義に含まれないという宣言を求めた。2001年10月31日と11月1日に聴聞が行われ，2001年11月15日に高等法院で請求どおりの宣言を認める判決が下された (1. 13)。「判決の結果，CNRによって創出された胚は，1990年法によって課されたコントロールおよびHFEAによる規制から除外されることになった。政府は，即座に，生殖クローニングを禁止する立法を図ることを宣言した。ヒト生殖クローニング法案 (The Human Reproductive Cloning Bill) は，2001年11月21日に上程され，12月4日に同法が成立した。同時に，政府は，同法の範囲内で研究のためのCNRの使用を可能にしようとする判決に異議申立てをした。その異議申立ては，2002年1月16日に聴聞が行われ，判決が1月18日に下された。控訴裁判所は，その異議申立てを認め，上院に上告する許可を拒否した。Pro-Life同盟は，許可を求めて上院に直接申請することを指示した」(1. 14)。

　4　かくして，2001年3月7日，上院に11名から成る本『上院委員会』が

設置されることになるが（メンバーはオックスフォード主教を議長とする11名で，付録1に掲載されている），その権限の範囲はどのようなものであっただろうか。目的は，「Human Fertilisation and Embryology (Research Purposes) Regulationsから派生するヒト・クローニングと幹細胞研究に関する諸問題について検討し報告するための」ものである(1. 15)。もう少し具体的にみておこう。『上院報告書』は，次のような基本的認識に立つ。

「われわれの調査チームは，同規制に関連する諸問題に焦点を当てる。われわれは，ウォーノック委員会によって研究された諸問題の全領域をレビューすることがわれわれの仕事ではないということを最初に明確にした。同時に，同委員会が報告して17年であり，そして，われわれは，同委員会の勧告を所与のものとして受け取ることに単純に満足してきたとは考えなかった。それゆえ，われわれは，われわれの権限と関連するその報告書のそういった側面を新鮮な目で見てきた。とりわけ，胚の地位という基本的な問題が，それである。胚の地位は，幹細胞研究およびクローニングの問題にとって中心となるものである。また，研究のための胚の創出も，ウォーノック委員会では分かれていた問題であるが，基本的問題である」(1. 17)。

「同規制を検討するにあたり，われわれは，生殖的テクノロジーの領域における著しい発展を考慮し，1990年法および同規制がそれらをカヴァーするのにいまなお適しているかどうかを評価するよう努めた。われわれは，科学的諸問題をまさに凝視したが——そして科学的アドバイスを得た——，われわれは，科学的委員会ではなく，われわれの役割を，幹細胞研究の科学的側面と同様，倫理的，法的および商業的側面といった広い基盤をもった調査を行うべきものとみなしてきた」(1. 18)。

「当委員会の使命の根底にある中心的問題は，2001 Regulationsにおける目的の拡張が正当化されるかどうか，である。この問題を語るにあたり，われわれが考慮してきた主な争点は，以下のとおりである。

(a) 幹細胞研究の潜在的利益。
(b) 科学的知見の現状において，ヒト胚に関する研究に対する満足のいく

代替案があるかどうか。
(c)　初期胚の地位。
(d)　もしあるとして,「余剰」胚（すなわち,体外受精治療で余った胚）の研究のための使用,体外受精によって創出された胚の研究のための使用,そしてCNRによって創出された胚の研究のための使用との間で線引かれる区別。
(e)　当該商業的利益。
(f)　議論についての国際的コンテキスト。
(g)　さらなる立法の必要可能性。
(h)　初期胚に由来する幹細胞「系」の管理および規制のためのさらなる規定の必要可能性（1. 19）。

5　以上のような明快な基本的スタンスから,『上院報告書』は,入念な検討を加え,最終的に,次のような結論と勧告を出している。この勧告は重要なので,その部分を抜粋しておこう（仮訳）。

【幹細胞研究】
(1)　幹細胞は,通常および重大な双方の多くの疾患の治療のため,そして損傷した組織の修復のため,大きな治療上の潜在力を有しているように思われる。
(2)　最近まで,幹細胞に関するほとんどの研究が,動物由来のES細胞および動物由来のES細胞系の派生体に焦点を当ててきた。ヒトES細胞由来の細胞系は,広範な治療のための基礎を提供する潜在力を有する。
(3)　体性幹細胞に関する最近の研究は,また,胎盤および臍帯由来の幹細胞を含め,治療の見込みをも有している。そして,それらに関する研究は,基金団体および政府によって強力に推進されるべきである。
(4)　最大限の医学的利益を保障するには,ひとつだけではあらゆる治療のニーズを充足しそうもないので,治療に対する両方のルート［ES細胞と体性幹細胞の両方：筆者］を確保する必要がある。
(5)　体性幹細胞とES細胞の両方の幹細胞の治療上の潜在能力が実現されるためには,ES細胞に関する基本的研究は,特に細胞の分化と脱分化のプロセスを理解することが必要である。

(6) 今後の発展により，結局は，ES 細胞に関するさらなる研究が不要になるかもしれない。［しかし，］このことは，当面はありそうもない。さしあたり，ヒト ES 細胞に関する継続的研究を要する強力な科学的および医学的ケースが存在する（*i-vi paragraph 3.22*）。

【初期胚の地位】

(7) ヒト胚の滅失に関するあらゆる研究を悪いものとみなす人々に強く支持されている見解を尊重しつつ，かつ倫理的議論を慎重に重視すれば，当委員会は，とりわけ現行法および世論に照らして，すべてのヒト初期胚に関する研究を禁止すべきだということに説得力があるとは認めない（*paragraph 4.21*）。

(8) 初期胚研究の限界である 14 日以内という制限は，維持すべきである（*paragraph 4.22*）。

(9) 余剰胚の使用によっては充足されえない明白かつ例外的なニーズがなければ，特に研究目的のために胚を創出すべきではない（*paragraph 4.28*）。

【細胞核置換とクローニング】

(10) 基礎的研究は，治療を発展させかつ体性幹細胞の潜在的使用を促進するための必要なステップであり，厳格な規制に服するのであれば，先導するためにデザインされる，より直接的に用いられる研究と同様の方法で，規制法の下で許容されるべきである（*paragraph 5.4*）。

(11) 創出の方法において，体外受精胚と CNR（またはその他の方法）によって創出された胚との間に明確な区別はあるけれども，当委員会は，14 日限度内までの研究目的の使用においては，何ら倫理的相違を見いだせない（*paragraph 5.13*）。

(12) たとえ CNR がそれ自体多くの幹細胞に基づいた治療のために直接利用されなくても，他の細胞に基づいた治療が開発されることを可能にするような研究ツールとして，HFEA によって厳格な規制を受けつつ，その利用に向けた効果的なケースもなお存在する。しかしながら，研究のために体外受精によって創出された胚を用いるのと同様，CNR 胚は，余剰胚の使用によっては充足されえない明白かつ例外的なニーズがなければ，特に研究目的のために創出されるべきではない（*paragraph 5.14*）。

(13) もし，CNR が一定の限られた状況で許容されるならば，卵母細胞核移植もまた，研究目的に照らして許容されるべきである（*paragraph 5.20*）。

(14) ハイリスクな異常性を考慮すると，ヒト・クローン個体の創出への科学的異議には，現在のところ抗しがたい（*paragraph 5.21*）。

(15) リプロダクティヴ・クローニングに対して展開されているすべての反論

が必ずしもすべて等しく有効であるとはいえないけれども，異常性のリスクに基づく異議に加えて，さらに，強力な倫理的異議もある。最も強力な異議は，人体実験の受け入れ難さと，クローン化された子の関係の曖昧さに起因する家族および子の福祉の考慮である (*paragraph 5.21*)。

⒃　当委員会は，Human Reproductive Cloning Act 2001 にいまや含まれているリプロダクティヴ・クローニングに関する立法的禁止を支持する (*paragraph 5.21*)

⒄　HFEA は，体外受精医療が法律に従うことを保障するにあたり優れた記録を有しており，また，われわれは，いまや特別な制定法上の禁止によって強化されたが，その規制権限が，英国におけるリプロダクティヴ・クローニングへと CNR が導くことに反する十分な科学的保護を提供することに満足している (*paragraph 5.24*)。

⒅　政府は，ヒト・リプロダクティヴ・クローニングに関する国際的禁圧を取り決めるあらゆる動きに積極的役割を果たすべきである (*paragraph 7.22*)。

【立法と規制】

⒆　おそらくは向こう 10 年間の最後のころの適当な時期に，政府は，ヒト胚に関する研究がなお必要か否かを決定するために，科学的発展，特に体性幹細胞の研究および治療と幹細胞バンクの発展のさらなる審査を行うべきである (*paragraph 8.4*)。

⒇　政府は，審査において HFEA の資金供給を維持すべきあり，また，その財源がその増幅した責任と釣り合ったものであることを保障すべきである (*paragraph 8.5*)。

㉑　HFEA および保健省は，同法の下で認可された研究成果の審査がどの程度調和のとれた基盤の上で行われかつ更新されているかを考慮すべきである (*paragraph 8.6*)。

㉒　保健省は，HFEA と共に，何が重大な疾患となるかについての指針を作成する可能性を検討すべきである (*paragraph 8.9*)。

㉓　政府が法案を提出するとき，細胞に基づいた治療の発展のための先駆者として必要とされるような基礎的研究のための明文規定を作ることを考慮すべきである (*paragraph 8.15*)。

㉔　臨床と研究の役割の分離は，卵子または胚の提供にとっての標準的慣行となるべきである。英国における配偶子の提供者への報酬支払いの禁止は，生殖補助のこの側面の望ましくない商業化を防止する際の重要な要素であるし，また厳格に維持されるべきである (*paragraph 8.21*)。

㉕　保健省は，幹細胞に関する臨床研究を監督する，遺伝子治療助言委員会

(Therapy Advisory Committee) と類似の団体を設置するか，または同様の目的を達成するために GTAC のメンバーおよび権限を拡大することを考慮すべきである (*paragraph 8.23*)。

(26) 幹細胞系の管理に対して責任を有する運営委員会によって監督され，それらの純正さと由来を保証し，かつそれらの使用をモニタリングする幹細胞バンクを設立すべきだとの保健省の要請は，支持される。研究資格を認可する条件のひとつとして，HFEA が要求すべきことは，英国においてその研究の過程で生じたいっさいの ES 細胞系がバンクにおいて保管されるということである。ヒト ES 細胞系を樹立するいっさいの新たな資格を認可する前に，HFEA は，申請された研究に適したバンクに ES 細胞系が現存しないことを確信すべきである (*paragraph 8.29*)。

(27) HFEA は，研究のための ES 細胞系の樹立可能性のために胚を提供するドナーからインフォームド・コンセントを得るにあたり，幹細胞系の「不滅性 (immortality)」に起因する潜在的重要性が十分に保護されるよう保証すべきである。ES 細胞系を使用するにあたっての将来の諸制限を防止する (そしてそれゆえに新たな ES 細胞系を生成する必要性を最小限度にする) ため，HFEA は，もしインフォームド・コンセントがそれらの使用に関して特別な拘束を設けないのであれば，提供された胚から ES 細胞系が生成されることを許容すべきではない。両親が，例えば，特に生殖目的で実施可能なタイプの研究を制限することを望んでいる場合，提供された胚は，ES 細胞系の生成以外の目的のために使用されるべきである (*paragraph 8.33*)」。

6 以上の勧告のうち，まず注目されるのは，勧告(4)であり，最大限の医学的利益を保障するには ES 細胞と体性幹細胞の両方から治療へのルートを確保すべきである，としている点である。周知のように，ES 細胞と体性幹細胞の利用については，世界的に対応が揺れ動いているが，『上院報告書』は，全面禁止という方向ではなく，少なくとも治療的利用についてはルートを確保すべきだとする点で，柔軟な方向を打ち出した。それは，勧告(7)で，ヒト胚の減失に関する倫理的検討によれば，現行法および社会情勢に照らして，すべてのヒト初期胚に関する研究を禁止すべきだとの説得力は認められない，という認識に基づく。このような認識は，イギリスにおいて多数説だと言われている[9]。

しかし，勧告は，一定の枠を維持する配慮もしている。例えば，勧告(8)では，初期胚研究の限界である14日以内という制限は維持すべきだとしているし，勧告(9)では，余剰胚を使用できるのであれば，特に研究目的のために胚を創出すべきではない，としている。すなわち，勧告(12)で明らかなように，クローン胚は余剰胚によっては充足しえない例外的必要性がなければ創出すべきではないという基本的スタンスを採っているのである。また，勧告(14)が示すように，ハイリスクな異常性を考慮すると，ヒトクローン個体の創出への科学的異議には抗しがたいとして，科学的観点からヒトクローン個体の創出に対しては厳として一線を画しているし，勧告(15)が示すように，倫理的観点，特に人体実験，家族および子の福祉の観点からヒトクローン個体の創出には強力な異議が認められるとしている点も重要である。

その他，精子・卵子の提供の無償性の維持（勧告(24)）は妥当であるが，一定の監視下での幹細胞バンク設立等の興味深い提言（勧告(26)）については，別途慎重に検討したい。

7　この『上院報告書』は，イギリスにおいて，基本的に大方の賛同を得ているように思われる。とりわけ，2002年7月に出された『幹細胞研究に関する英国保健省の報告書 (Government Response to the House of Lords Select Committee Report on Stem Cell Research)』が，基本的に『上院報告書』を追認した内容の提言をした点が象徴的である。おそらく，これによって，イギリスでは，ES細胞等の利用をめぐる一連の新たな諸問題に対して柔軟な規制立法が遠からず作られるのではないだろうか。その動向が注目される。

4　結　語

以上，社会の実態と規制について独自の規範形成をしているイギリスにおけるクローン技術等の利用と規制の新たな動向について，『上院報告書』を中心に紹介をしてきた。この問題に対して抑制的な態度をとるドイツと異なり，基本的な法的ルールを作りながらも問題に対して柔軟な対応をするイギ

リスの動向は，この問題で指針を策定したものの議論がなお不十分な日本においても，今後参考になる部分があるように思われる。人権保護と医学研究の進歩の調和という基本的スタンスが，イギリスの特徴と言えようか。今後も，イギリスの動向をフォローする必要がある。

1) 『ウォーノック委員会報告書』については，別途詳細に検討したことがある。甲斐克則「生殖医療と刑事規制——イギリスの『ウォーノック委員会報告書』(1984年) を素材として——」犯罪と刑罰 7 号 (1991) 135 頁以下 [本書第 2 章] 参照。なお，当初の原文は *Mary Warnock*, Department of Health & Social Security：Report of the Committee of Inquiry into Human Fertilisation and Embryology, 1984 であり，翌年には *Mary Warnock*, A Question of Life. The Warnock Report on Human Fertilisation and Embryology, 1985 として単行本で出版されている。邦訳として，メアリー・ワーノック (上見幸司訳)『生命操作はどこまで許されるか』(1992・協同出版) がある。

2) この法律についても，別途紹介・検討したことがある。甲斐克則「生殖医療の刑事規制に関するイギリスの新法について——『生殖医療と刑事規制』の一側面」広島法学 15 巻 3 号 (1992) 131 頁以下 [本書第 3 章] 参照。

3) この点について，甲斐克則「生殖医療技術の (刑事) 規制モデルについて」広島法学 18 巻 2 号 (1994) 65 頁以下 [本書第 4 章] 参照。そこでは，特別刑法による厳格なドイツ・モデルや個別的に裁判で決着を付けるアメリカ・モデルよりも，行政規制をベースとしつつ一定の違反行為を犯罪として処罰するイギリス・モデルが柔軟な対応ができて日本では参考になる旨が説かれている。

4) 同法の運用状況および「HFEA」の活動状況については，三木妙子・石井美智子「イギリス」川井健編『生命科学の発展と法——生命倫理法試案——』(2001・有斐閣) 142 頁以下および三木妙子「生殖補助医療に関するイギリスの判例」産婦人科の世界 2000 春季増刊号『Bioethics：医学の進歩と医の倫理』(2000・医学の世界社) 208 頁以下参照。なお，武藤香織「生殖技術に対するイギリスの取り組み」『Studies No. 2 生命・人間・社会』(1994・三菱化学生命科学研究所) 23 頁以下，三木妙子「イギリス」比較法研究 53 号 (1991) 48 頁以下，同「イギリスにおける人工生殖の法的状況」唄孝一・石川稔編『家族と医療』(1995・弘文堂) 354 頁以下等参照。See also *Robert G. Lee & Derek Morgan*, Human Fertilisation & Embryology, 2001；*Emily Jackson*, Regulating Reproduction, 2001. 特にイギリスの *Derek Morgan* 教授には，2003 年 9 月に北大で行われた国際シンポジウム (東海林邦彦教授を代表とする人倫研プロジェクト主催) で，詳細な話をしていただき，私の質問にも丁重に答えていただいた。

5) 本稿の概略については，甲斐克則「医事刑法への旅　道草編・その 4　イギリスにおけるクローン技術クローン技術等規制の新動向」現代刑事法 6 巻 9 号 (2004)

117頁以下，および比較法学会第67回総会（於金沢大学）におけるシンポジウム「生命倫理と法」で報告したものをまとめた甲斐克則「生命倫理と法——イギリス——」（比較法研究66号（2005）25-38頁）において述べた。本章は，特に後述の『英国上院報告書』をより詳細に紹介するという形で敷衍したものである。なお，イギリスにおける胚研究および胚性幹細胞研究をめぐる法的倫理的議論動向については，See *J.K. Mason/R.A. McCall Smith/G.T. Laurie*, Law and Medical Ethics, 6 ed. 2002, pp. 607-612；*Deryck Beyleveld/Shaun D. Pattison*, Embryo Research in the UK, in Minou Bernadette Friele（ed.），2001, pp. 58-74.

6) この報告書（いわゆる『ドナルドソン・レポート』（Donaldson Report））の原文は，未見である。これについては，齋藤憲司「海外法律事情・英国——生殖クローニング禁止の緊急立法・2001年ヒト生殖クローニング法」ジュリスト1216号（2002）55頁参照。

7) The QUEEN on the application of BRUNO QUINRAVALLE on behalf of PRO-LIFE ALLIANCE and SECRETARY OF STATE FOR HEALTH. この判決は，The Court Service—Queens Bench Division—Judgment のホームページによる。

8) この『上院報告書』は，文部科学省科学技術政策研究所第2調査研究グループの牧山康志氏のご好意で入手することができた。この場をお借りして牧山氏に謝意を表したい。なお，この『上院報告書』は，すでに牧山氏によりその骨格が紹介されている。牧山康志「英国のヒト胚に関わる管理システム成立の背景と機能の実際」科学技術動向 No. 24（2003）9頁以下，同『ヒト胚の取扱いの在り方に関する検討』（2004），特に46頁以下参照。私も，これらを大いに参照した。

9) See *Mason/McCall Smith/Laurie*, op. cit.（n. 5），p. 609. 同書によれば，英国においては，HFEA の認可を受ければ，治療目的の胚性幹細胞研究はいまや合法であるという（p. 612）。

〈付記〉 本研究は，2004年度早稲田大学特定課題研究助成による研究成果の一部である。

終章 生殖補助医療と刑事規制の行方

1 序——生殖補助医療の法的意義と今日的問題性

1 生殖補助医療の原点は，男性不妊症の「克服」として始まった配偶者間人工授精（AIH）であり，これは，顕微授精等の技術により進化し続けている。AIHをさらに拡大すべく始まった非配偶者間人工授精（AID）は，国によっては「より良い精子」を求める需要に応えるべくビジネスとなっている。また，生殖補助医療は，やがて女性不妊症の「克服」に向けられ，配偶者間体外受精にとどまらず，卵子提供や代理出産等へと拡大し続けている。出生前診断技術も進化しつつ普及し，さらに受精卵の着床前診断も例外的ながら始まっている。これらの技術は，一方で，不妊に悩むカップルに恩恵を与えているが，他方で，同時に負の側面も背負い込んでいるため，その適正利用の限界はどこまでか，そしてその限界を超えた場合の法的制裁はいかにあるべきか，という議論が世界中で続いている。

これらの問題を立法解決した国も多い。しかし，日本では，明確な法律がないために問題が深刻化している。たとえば，夫の死後の人工授精により誕生した子どもの嫡出性をめぐり法廷で争われた事例，30代の娘の代わりに50代の母親が代理出産した事例，アメリカでの代理出産により誕生した子どもを日本の戸籍を有する実子として届け出たが受理を拒否され，法廷で争われた事例等が社会の関心を引いた（後述）。今日，生殖補助医療技術ほど医事法上ないし生命倫理上の問題を多く提起し続けている領域はない。そして，

日本のように関係学会等の倫理に委ねる自主規制だけでは限界もあることは，これまでの既成事実が示している。ヒト胚の要保護性ないし法的地位すら確立されていない。いまや立法解決すべき項目もいくつかある。

　2　それらの問題に法が関わるとすれば，倫理と異なり，規制およびそれに付随する制裁を考えなければならないが，法規制の方法も，民事規制，行政規制，刑事規制と多様である。とりわけ刑事規制は，刑罰を科するだけに慎重でなければならず，いわば最後の手段 (ultima ratio) でなければならない。しかし，これらの諸規制は，相互に関連しており，生殖補助医療の全体を眺望しつつ，相互補完的に用いてこそ有効なものとなる。憲法上の学問・研究の自由（憲法 21 条）との関係も配慮しなければならない。現段階では，クローン技術の応用について，「ヒトに関するクローン技術等の規制に関する法律」（以下「クローン技術等規制法」という。）が刑事規制を含む法律として存在するだけであるが，今後，生殖補助医療全般を包摂する立法，もしくは先端医療全体の基本的枠組み構築を基調とする生命倫理基本法のようなものが必要と思われる。

　3　以上のような問題意識から，本章では，まず，諸外国（特に英，独，仏等）の規制の動向を視野に入れつつ，基本的視座と規制モデルを確認し，つぎに，刑事規制と関わりが深い問題領域をピックアップして刑事規制適用の是非について論じることとする[1]。

2　生殖補助医療をめぐる法規制の基本的視座とモデル探究

1）基本的視座

　生殖およびそれを援助する生殖補助医療は，本来的には私事であり，法規制には馴染まない領域であるが，当該行為が社会的有害性をもたらす可能性を一定程度内包している場合には，法規制が必要になる。もちろん，その場合にも，まずは医療倫理ないし生命倫理に基づく自主規制が先行すべきであろうが，万人に周知し，制裁も必要な程度の社会的有害性が予測される場合

は，法規制，場合によっては刑事規制を行う必要がある。その際の基本的視座として，根底には「人間の尊厳」を据えつつも，具体的にいくつかのものが考えられる[2]。まず，それを呈示しておこう。

第1に，とりわけ採卵に伴う侵襲を受け，あるいは妊娠から出産，場合によっては人工妊娠中絶（多胎減数術を含む）に至るまでの身体的・精神的負担を負う女性の健康に配慮しなければならない。刑法理論からすると，インフォームド・コンセントを得ないで専断的に身体的侵襲を行えば，身体の完全性・統合性ないし生理的機能を害することになり，傷害罪（刑法204条）が成立する余地がある。女性を「出産の道具」のように扱うことは，人権侵害，ひいては「人間の尊厳」の侵害となり，許されないことである。その際に，最近一般に認知されている出産環境まで配慮したリプロダクティヴ・ヘルス/ライツを十分に考慮すべきである[3]。これは，単なる自己決定権を超える論理として考えることができる。また，インフォームド・コンセントも重要であり，その際，単なる同意ではなく，心理社会的側面に配慮した相談（カウンセリング）を経たうえでの同意が本来的には望ましい。なぜなら，社会的プレッシャーや誤解に基づく「自己決定」が1人歩きする懸念があるからである。そのためには，サポート・システムが不可欠である。

第2に，生殖補助医療が家族関係にも大きな影響を及ぼすことから，とりわけ子どもの福祉・人権に十分な配慮をすべきである。この部分については，主として民事法・家族法が重要な役割を演じるべきであり，刑事法の出番はない。ただ，付言しておくと，子どもが一定の年齢（15歳以上が適切であろう）に達したら，出自を知る権利を保障すべきである。匿名性を原則とすることは，子どもの成育にとり，アイデンティティの確認の機会を奪うことになる点で問題があるように思われる。また，少なくとも母親の法的確定は不可欠と思われる。元プロレスラーと女性タレント夫婦がアメリカで代理出産した子どもを戸籍上実子として届け出て区役所から受理されなかった事件で，最高裁は，「出産という事実により当然に法的な母子関係が成立するものとしている」という基本的スタンスから，区の不受理を支持する決定を下した（最

決平成19・3・23民集61巻2号619頁[4]）。すなわち，ネバダ州での裁判は「我が国における身分法秩序を定めた民法が実親子関係の成立を認めていない者の間にその成立を認める内容のものであって，現在の我が国の身分法秩序の基本原則ないし基本理念と相いれ」ず，「民訴法118条3号にいう公の秩序に反することになるので，我が国においてその効力を有しない」と述べた。これには，賛否両論あるが，私は，妥当な判断だと考えている。分娩した者が母親となるという規定を民法に盛り込むべきである。

また，夫の死後の人工授精や体細胞クローン技術の応用による出産についても，子どもの福祉や人権の観点から，法規制を考えるべきである（後述）。

第3に，予測される社会的有害性を伴う行為の防止という視点は，とりわけ刑事規制を考えるうえで重要である。ここでいう社会的有害性とは，商業主義的濫用行為，優生学の濫用的行為，ヒト受精胚の専断的破壊行為，技術的安全性等，刑法の基本原理（行為主義，罪刑法定主義，責任主義，その効果としての法益保護主義），そして「人間の尊厳」の尊重原理に照らしても処罰に値する程の社会的に有害な行為のことである。しかし，たとえば，ヒト受精胚の専断的破壊行為等，現行法では対処できないものもあり，それらについては立法解決をすべきである。もっとも，必要経費と報酬との区別の困難性等，その線引きが難しく，見解が分かれるものもある。しかし，議論を煮詰めれば，合理的範囲で線引くことは可能と思われる。個別の問題は，後述することにしよう。

2）法規制のモデル

つぎに，生殖補助医療に一定の法規制を加えるとして，どのような規制モデルが妥当であろうか。すでに立法を行っている国も多いが，それぞれの社会的文化的背景があるので，その当否を論じることはできないが，すでに1994年の別稿で「イギリスモデル」，「ドイツモデル」，「フランスモデル」，「アメリカモデル」に分けて検討したように[5]，日本で実現可能なモデルを「モデル論」として論じることは可能である。ここでは，「イギリスモデル」と「ド

イツモデル」を再度取り上げてみよう。

　私がかねてから最も妥当だと考えているのは、「イギリスモデル」である[6]。周知のようにイギリスでは、1978年に世界最初の体外受精児が誕生して以来、生殖補助医療技術の規制をめぐる議論が高まり、1982年にいわゆるウォーノック委員会が設置されて調査を開始し、1984年にはかの有名な『ウォーノック・レポート（Warnock Report）』を公表した[7]。この報告書は、生殖補助医療技術の規制のあり方について多様な観点から検討を加え、法規制を含む64項目から成る勧告をした実に高質なものであった。それを受けて、1985年には特別刑法ともいうべき「代理出産取決め禁止法（Surrogacy Arrangements Act 1985）」が制定され（5か条）、商業主義的な代理出産の斡旋を処罰する規定を置いた。さらにその後、生殖補助医療全般に関わる法的枠組みを作るべく検討が重ねられ、保健省が1986年に『ヒトの受精サービスおよび胚研究』と題するコンサルテーション・ペーパー[8]を出し、1987年には『ヒトの受精と胎生学：立法のための枠組み[9]』を公表した。これらの真摯な議論を経て、1990年11月1日に「ヒトの受精と胚研究に関する法律（Human Fertilisation and Embryology Act 1990＝HFEA1990）」（49か条、4細則）が成立した[10]。

　同法の特徴は、何といっても、「ヒトの受精と胚研究のための認可機関（the Human Fertilisation and Embryology Authority＝HFEA）」を設置し（5条）、認可違反の一定の行為を処罰する（41条1項-11項）という点にある。したがって、規制のスタイルとしては行政刑法であるが、この独立した認可機関が、発足以来、多少の問題があるとはいえ、総じて有効に機能してきた点が重要である[11]。これが、「イギリスモデル」と呼称しうる所以である。刑事規制との関係に限定して規定をみると、同法41条1項により刑罰で禁止されている行為（絶対的禁止行為）は、(i)ヒト胚以外の生きた胚の女性への移植（3条2項(a)）、(ii)ヒト配偶子以外の生きた配偶子の女性への移植（3条2項(b)）、(iii)無認可で配偶子を動物の生きた配偶子と混合すること（4条1項(c)）、(iv)原始線状出現後の胚の保持または利用（3条3項(a)）、(v)何らかの動物への胚の移植（3条3項(b)）、(vi)規定上保持または利用が禁止されている条件下での胚の保持または利用（3条3項

(c))、(vii)ある者の細胞，胚，もしくはその後に発育した胚から取り出した核と胚の細胞核を置換すること（3条3項(d)）である（10年以下の拘禁刑または罰金もしくは併科）。また，41条3項により刑罰で禁止されている行為（相対的禁止行為）は，前記3条3項に規定する以外の方法で，(viii)無認可での胚の創出，保持または利用（3条1項違反），(ix)無認可での配偶子の保存（4条1項(a)違反），(x)治療サービス提供の目的外での配偶子利用（4条1項(b)違反），(xi)無認可での配偶子移植（4条3項違反）である（正式起訴の場合，2年以下の拘禁刑もしくは罰金もしくは併科，略式起訴の場合，6月以下の拘禁刑または制定法上の上限を超えない罰金もしくは併科）。その他，制度の公正さを確保するために，虚偽情報による認可申請，機関関係者による情報開示・権限濫用，認可申請者による金銭・利益の提供・収受等が刑事規制の対象となっている[12]。

また，イギリスでは，1996年にクローン羊ドリーが誕生したが（報告されたのは1997年），これを契機にヒト個体の産出を目指した体細胞クローン技術に対する規制が議論される一方で，ヒト幹細胞を用いた研究をめぐる議論も起きた。

まず，2000年には，保健省主席医務官主宰の独立専門諮問機関の報告書『幹細胞研究――責任ある医学の発展』（いわゆるドナルドソン・レポート（Donaldson Report[13]））が出され，HFEA1990ではこれらの問題に対応しきれないとしてその改正を勧告し，これを受けて2001年1月に，「ヒトの受精と胚研究（研究目的）の規制に関する法律（Human Fertilisation and Embryology (Research Purposes) Regulations 2001）」が成立したことにより，HFEA1990が一部改正された。これにより，研究のための認可が与えられる追加条件として，①胚の発達に関する知見の増大，②重病に関する知見の増大，③重病の治験法の開発に関して適用されるような知見を可能にすること，が認められた。

他方，体細胞クローンのヒトへの応用に関しては，イギリスでは，事実上HFEA1990により禁止されているとの解釈も有力であったが，2001年11月28日，細胞核置換によって作られた胚に関してプロライフ同盟（ProLife Alliance）によって提起されていた確認訴訟で，英国高等法院は，細胞核置換に

よって作られた胚は HFEA1990 における胚の定義には含まれない，という判決を下した[14]。これにより，体細胞クローンにより作られたヒト胚の利用禁止が明文で求められるようになった結果，2001年に「ヒト生殖クローニング法（Human Reproductive Cloning Act 2001）」が成立した。同法は2か条の簡潔な法律で，第1項は，「受精以外の方法で作られたヒト胚を女性に移植した者は，犯罪（offence）として処罰される」と規定し，第2項ではその刑を10年以下の拘禁刑または罰金もしくは併科とする旨が規定されている。同法により，受精以外の方法（主として核置換による体細胞クローン技術）で作られたヒト胚を女性に移植する行為は，明確に刑罰で禁止されることになった。これは，罪刑法定主義からすると，妥当な立法である。

しかし，ヒト・クローン胚の利用については，さらに議論が積み重ねられた。とりわけ2002年2月13日に公表された『幹細胞研究の実証的研究に関する英国上院委員会報告書（The House of Lords Select Committee Report on Stem Cell Research[15]）』は勧告を含む重要なものであり，一方で，最大限の医学的利益を保障するには ES 細胞と体性幹細胞の両法から治療へのルートを確保すべきであるとしてその研究について柔軟な方向性を示し[16]，他方で，初期胚研究の限界である14日以内という制限は維持すべきであるだとか，クローン胚は余剰胚によっては充足しえない例外的必要性がなければ創出すべきではないという基本的枠組も呈示している。もちろん，ヒト・クローン個体の創出に対しては，厳として一線を画している。この『上院報告書』は，2002年7月に出された『幹細胞研究に関する英国保健省の報告書（Government Response to the House of Lords Select Committee Report on Stem Cell Research）』をはじめ，基本的に大方の賛同を得ているが，立法化には至っていない。

以上のようなイギリスの規制システムは，しっかりした認可機関とセットでルールを確立して運用しており，しかも新規の分野についても全面禁止ではなく，基本的枠組みを作りつつその中で許容範囲を模索する点で，日本でも参考になると思われる。この点で，2004年4月に公表された厚生労働省厚生科学審議会・生殖補助医療部会報告書『精子・卵子・胚の提供等による生

殖補助医療制度の整備に関する報告書』（以下『生殖補助医療部会報告書』という）が「公的管理運営機関」の設置を基軸にして法規制を提唱したのは，基本的に妥当なものと思われる。

これに対してドイツでは，1985年に司法大臣と研究・技術大臣が中心のベンダ委員会が報告書『体外受精，ゲノム解析および遺伝子治療』（いわゆる『ベンダ報告書 (Benda Bericht[17])』）を公表して立法化を促し，これに基づいて検討が重ねられ，討議草案 (1986年) および法案 (1989年) を経て，1990年12月13日に「胚の保護のための法律（＝胚保護法 (Gesetz zum Schutz von Enbryonen＝Embryonenschutzgesetz＝EschG)）」が成立した[18]。同法は，特別刑法的色彩が強く，全13か条中，7か条までが処罰規定であり，内容もかなり禁圧的である。これをドイツモデルと呼ぶことができる[19]。

胚保護法の規制内容は，(i)生殖技術の濫用規制（1条）の対象として，①他の女性に由来する未受精の卵細胞の女性への移植（胚移植），②当該卵細胞が由来する女性の妊娠を惹起する以外の目的で卵細胞を人工的に受精させることを企行，③1人の女性に対して1月経周期内に3個を超える胚の移植を企行，④1月経周期内に卵管内配偶子移植によって3個を超える胚の移植を企行，⑤1月経周期内に1人の女性に移植されるべき数よりも多く，1人の女性の卵細胞を受精させることを企行，⑥胚を，ある女性の子宮内での着床完了前に他の女性に移植するため，または胚の生命維持に役立たない目的に利用するために採取すること，⑦自己の子どもを出産後，永続的に第三者に引き渡すつもりでいる女性（代理母）に対する人工的な受精の企行，もしくはその女性へのヒト胚の移植，を処罰する（3年以下の自由刑または罰金刑）。これは，いわば妊娠目的以外の胚利用・胚研究の全面禁止である。また，(ii)ヒト胚の濫用規制（2条）の対象として，ヒト胚の売却・譲渡・取得・利用・妊娠目的以外のヒト胚の体外での発育を処罰する（3年以下の自由刑または罰金刑）。これにより，胚の消費的研究も禁止されることになる。さらに，(iii)性選択の禁止（3条：1年以下の自由刑または罰金刑），(iv)専断的な授精・胚移植，死後の人工授精の禁止（4条：3年以下の自由刑または罰金刑），(v)ヒトの生殖系細胞の遺伝形質の人

為的変更の禁止（5条：5年以下の自由刑または罰金刑），(vi)クローニング・キメラ・ハイブリッド形成の禁止（6条，7条：いずれも5年以下の自由刑または罰金刑）が規定されている。

　規制内容として妥当なものも多いが，研究利用に対しても過度な刑事規制が設けられていることに対しては，ドイツでもかねてから，法規制が強すぎて自主規制が弱まるので効果は期待できないとか，研究の自由を奪う等の批判があり，改正論議が続いていて，包括的な生殖医療法を創設すべきだとの主張もある[20]。とりわけ，受精卵の着床前診断をめぐる議論や，治療的クローンの是非をめぐり幹細胞を用いた研究をどうするかという議論が活発になされてきた[21]。そして，その打開策として，2002年6月28日に「ヒト胚性幹細胞の輸入及び利用との関連における胚保護のための法律（Gesetz zur Sicherstellung des Embryonenschutzes im Zusammenhang mit Einhur und Verwendung menschlicher embryonaler Stammzellen = StammzellgesetzStZG[22]）」が成立した（施行は同年7月1日）。同法は，胚研究に関する胚保護法の厳格さを輸入という手段で緩和しようとするものであり，「この法律により，立法者は，一方でヒト胚の保護，すなわちヒト胚の人間の尊厳・生命に対する権利，他方で研究の自由及び患者の生命・身体の不可侵性に対する権利，この両者の諸権利を尊重し，両者の基本価値を輸入対象となるヒトES細胞の限定，予定される研究計画の検討，輸入規制の制度的コントロールという3つの観点から保障しようとする[23]」ものと位置づけられている。確かに，厳格な要件（特に4条2項）の下で輸入を認める意図は理解できるが，しかし，「国内におけるヒトES細胞採取の禁止とヒトES細胞輸入の例外的許容との矛盾[24]」は，説得力をもって解消しうるものではなかろう。

　かくして，やはり「ドイツモデル」では，この種の最先端の諸問題に対応しづらい側面が出てくるように思われる。フランスでは，周知のように，最も理想的と思われる包括的な公共政策モデル（フランスモデル）ともいうべき「生命倫理3法[25]」が1994年に成立したが，このフランス法でも2004年に緩和の方向で改正[26]を余儀なくされるほど，この分野の変動は激しいものがあ

る。そのような状況の中で、コアとなる基本法とそれを補完する法システムを構築していくことが今後の重要な課題である[27]。その際、自主規制も重要であり、そのうえで民事法、さらに行政法、そして最後に刑事法が睨みを利かせるという段階的・相互補完的ムシステムを目指すべきである[28]。

3　生殖医療技術と（刑事）法規制

さて、以上の議論を参考にして、日本における生殖補助医療と刑事規制について規制項目ごとに論じることにしよう。

1）人工授精

第1に、人工授精のうち、通常の AIH は特段の問題はないが、夫の死後の AIH は、前述のドイツ胚保護法で犯罪としているように、若干問題がある。日本では、夫の死後、凍結保存精子を使用して妊娠・出産した子の身分を争った認知請求のケースで、高松高判平成16・7・16（判時1868号86頁、判タ1160号86頁）は、「人工受精の方法による懐胎の場合において、認知請求が認められるためには、認知を認めることを不相当とする特段の事情が存しない限り、子と事実上の父との間に自然血縁的な親子関係が存在することに加えて、事実上の父の当該懐胎についての同意が存することという要件を充足することが必要であり、かつ、それで十分である」と述べて、認知請求を認めた[29]。これに対して、最高裁は、破棄自判し、民法の実親子に関する法制は、死後懐胎子と死亡した父との間の親子関係を想定していないとの立場から、「その両者の間の法律上の親子関係の形成に関する問題は、本来的には、死亡した者の保存精子を用いる人工生殖に関する生命倫理、生まれてくる子の福祉、親子関係や親族関係を形成されることになる関係者の意識、更にはこれらに関する社会一般の考え方等多角的な観点からの検討を行った上、親子関係を認めるか否か、認めるとした場合の要件や効果を定める立法によって解決されるべき問題であるといわなければならず、そのような立法がない以上、死

後懐胎子と死亡した父との間の法律上の親子関係の形成は認められないというべきである」，と判示した（最判平成 18・9・4 民集 60 巻 7 号 2563 頁, 判時 1952 号 36 頁, 判タ 1227 号 120 頁）。

　高松高裁の論理が死後人工授精の問題でどこまで一般化できるか，疑問であり，したがって，最高裁の判断の方が妥当と思われる。私自身は，死後人工授精には反対であるが，仮に認める立場であっても，凍結保存精子の使用期限を適正に定めないと，混乱が起きることは必定である。それを回避するためには，イギリスの HFEA のような認可機関が介在する必要があり，子どもの福祉を考慮して立法論的にはそのかぎりで認可違反について実施した医師に刑事制裁を認める余地がある。なお，AIH を利用した男女産み分けについては，前述のドイツ胚保護法は犯罪としているが，両性の本質的平等（憲法 14 条，24 条 2 項）からして問題はあるものの，行政制裁が限界であり，刑事制裁には馴染まないと思われる[30]。

　これに対して，第 2 に，AID は，かつてはドイツやイタリアで刑事法上問題とされたことがあったが，現在，それ自体を処罰する例はほとんどない。かつて日本では暗黙裏に行われていたが，日本産科婦人科学会は，1997 年 5 月に「『非配偶者間人工授精と精子提供』に関する見解」と題する会告で一定の条件下で AID を容認した[31]。詳細は割愛するが，同会告が営利目的の精子提供および斡旋もしくは関与または類似行為を禁止しているのは妥当であり，「生殖補助医療部会報告書」もこの立場である。これは，刑事規制の対象になりうる。もっとも，身体の自己所有を強調する立場からは，精子売買・卵子売買等について許容する余地があるかもしれないが，別稿で詳細に検討したように，その論理には問題が多い[32]。なお，女性の同意なき専断的人工授精は，処罰すべきである。

2）体外受精・胚移植・卵子提供・代理出産

　体外受精・胚移植については，夫婦間（内縁を含む）であれば問題はないが，卵子提供，胚提供，代理出産になると法的・倫理的問題は多い[33]。代理出産

は，もはや「不妊治療」の枠を超えた「医療サービス」だと思われるが，形態によっては行きすぎと思われるものもある。例えば，無償で善意の場合であっても，30代の娘の代わりに50代の母親が代理出産した事例を考えると，「母親と祖母の順序が入れ替わる」という事態は，子どもの福祉という観点から疑問がある。しかし，それらは，法的には行政規制ないし家族法の問題として対応すれば足りるであろう。『生殖補助医療部会報告書』は，代理懐胎のための施術・施術の斡旋自体を処罰すべきだと提言したが，それは過剰な対応ではなかろうか。ただ，営利目的の卵提供・代理出産および斡旋もしくは関与または類似行為といった商業主義的濫用行為は，人体および人体構成体の商品化に帰着する懸念があることから刑事規制すべきであるし，この点については大方の合意があると考えられる[34]。

3）ヒト胚の滅失・棄損・研究利用

ヒト胚の法的地位が未確定であることから，現行法上，ヒト胚を滅失・毀損ないし持ち逃げしても，刑法上処罰できない。胚の法的地位を器物損壊罪と同視する見解[35]もあるが，ヒト胚を財物と同視するのは妥当でない。そこで，「人の生命，身体に対する侵害行為に準ずるものとして拡大解釈する方が『受精卵』を人の生命若しくはその萌芽とする限り法的対応の仕方としては妥当である」という見解[36]や堕胎罪を適用する見解[37]もあるが，すでに別稿で検討したように[38]，現行法の解釈論として無理があると思われる。やはり，「人間の尊厳」を根底に置きつつ，既成の生命や胎児とはやや異なるヒト胚の保護に向けた新たな立法を行い，新たな犯罪類型を創設することで対応すべきである。

なお，ヒト個体クローニングやキメラ・ハイブリッド形成は，すでにクローン技術等規制法で刑事規制されているし，別稿で詳論したので割愛するが[39]，この問題においては，かねてから主張しているように，「種としてのヒト生命の統一性」という新たな社会的法益を措定して考えるべきである。

より難しいのは，前述のように，ヒト胚を用いた研究であり，日本でも議

論が揺れている[40]。意図的に創出したヒト胚をさらに意図的に滅失することになるがゆえに、ヒト胚をどのように法的に位置づけるかによって結論も異なる。とりわけ治療的クローンにおいてヒト・クローン胚を用いたり ES 細胞を用いて再生医療を目指す場合に議論が分かれる。これらは、すでに「生殖補助医療」の枠を超えるものである。ヒト胚に人格権を全面的に認めて、あらゆる形態のヒト・クローニングを禁止すべきだと説く見解[41]もあるが、研究の自由（憲法23条）という観点も考慮し、それが人類の福祉（特に難病の治療）に大きく貢献することが予測される場合には、人体実験の厳格なルールに従い、「余剰胚」を用いた研究を例外的に許容するというイギリス方式が妥当ではないかと考える。

4） 出生前診断・着床前診断・減数出産

その他、重要な問題として、出生前診断・着床前診断[42]・減数出産（多胎減数術[43]）の問題があるが、紙数の関係で割愛する。

4　結　語

以上、刑事法的観点から生殖補助医療の問題を論じてきたが、医療情報やほ遺伝情報の保護[44]は当然の前提である。この分野で刑事法が登場する場面は多くないかもしれないが、安全性の確保のほかに、女性の人権、「人間の尊厳」、ヒト胚の法的地位の確立の必要性、子どもの福祉、そして社会的有害性の内実の確定は、生殖補助医療のあり方に大きく影響するだけに、今後も多方面からの議論に耳を傾けつつ検討を続けたい。そして、何よりも日本学術会議生殖医療の在り方検討委員会対外報告『代理懐胎を中心とする生殖補助医療の課題――社会的合意に向けて――』の立法提言（10項目）が2008年4月8日に呈示されたので[45]、これを機に、適正な立法が行われることを期待したい。

270　終章　生殖補助医療と刑事規制の行方

1) 私は，これまでこれらに関する以下の論文を公表してきた。①甲斐克則「生殖医療と刑事規制――イギリスの『ウォーノック委員会報告書』(1984年)を素材として――」犯罪と刑罰7号(1991)135頁以下［本書第2章］，②同「生殖医療の規制に関するイギリスの新法について――『生殖医療と刑事規制』の一側面――」広島法学15巻3号(1992)131頁以下［本書第3章］，③同「生殖医療技術の(刑事)規制モデルについて」広島法学18巻2号(1994)65頁以下［本書第4章］，④同「生殖医療技術の法的規制の意義と問題点」産婦人科の世界49巻1号(1997)11頁以下，⑤同「法的規制の必要性――刑法の立場から」産科と婦人科65巻4号(1998)67頁以下［本書第6章］，⑥同「体外受精」法学教室216号(1998)2頁以下［本書第5章］，⑦同「生殖医療技術と法規制――刑法からの提言」日本受精着床学会雑誌15巻(1998)1頁以下，⑧同「刑法的観点からみた多胎減数術――法と倫理の葛藤・ジレンマの一側面――」広島法学22巻4号(1999)25頁以下［本書第8章］，⑨同「『出産』するからだを法律はどのように支えてきたか」吉村典子編『講座・人間と環境5　出産前後の環境――からだ・文化・近代医療』(昭和堂，1999)116頁以下［本書第1章］，⑩同「クローン技術の応用と法的規制」産婦人科の世界2000春期増刊号『Bioethics　医学の進歩と医の倫理』(2000，医学の世界社)175頁以下，⑪同「クローン技術の応用と(刑事)法的規制」現代刑事法2巻6号(2000)26頁以下［本書第9章］，⑫同「ヒト・クローン技術等規制法について」現代刑事法3巻4号(2001)87頁以下［本書第10章］，⑬同「刑法と母体保護法――日本法の解釈をめぐって」齋藤有紀子編『母体保護法とわたしたち』(2002，明石書店)77頁以下，⑭同「ヒト受精胚・ES細胞・ヒト細胞の取扱いと刑法――生命倫理の動向を考慮しつつ――」現代刑事法4巻10号(2002)60頁以下［本書第11章］，⑮同「先端医療技術をめぐる生命倫理・法と『人間の尊厳』――生命の発生の周辺を中心として――」社会と倫理17号(2004，南山大学社会倫理研究所)1頁以下［本書序章］，⑯同「イギリスにおけるヒト胚研究の規制の動向」比較法学38巻2号(2005)1頁以下［本書第12章］，⑰同「生命倫理と法――イギリス――」比較法研究66号(2005)25頁以下等。
2) 以下の基本的視座は，甲斐・前出注(1)の③④⑤⑥⑦においてある程度示しておいた。2001年(平成12年)12月28日に出された厚生科学審議会先端医療技術評価部会・生殖補助医療技術に関する専門委員会『精子・卵子・胚の提供等による生殖補助医療のあり方についての報告書』ジュリスト1204号(2001)96頁以下および2004年4月に公表された厚生労働省厚生科学審議会・生殖補助医療部会報告書『精子・卵子・胚の提供等による生殖補助医療制度の整備に関する報告書』も，基本的に同様と思われる。なお，根底に据えるべき「人間の尊厳」については，甲斐克則『被験者保護と刑法』(2005，成文堂)1頁以下および11頁以下，さらに同「人体構成体の取扱いと『人間の尊厳』」法の理論26(2007，成文堂)3頁以下において論じておいたので参照されたい。
3) リプロダクティヴ・ヘルス/ライツの詳細については，リード・ボーランド著・アニカ・ラーマン編(房野桂訳)『性と生殖に関する権利――リプロダクティヴ・ライ

ツの推進──』(1997, 明石書店) および我妻堯『リプロダクティブヘルス』(2002, 南江堂) 参照。
4) 本件の第2審決定の評釈として, 早川眞一郎「判批」判タ1225号 (2006) 58 頁以下があり, これを含む2判例の紹介・論評として, 岩志和一郎「アメリカで代理出産で生まれた子の親の確定をめぐる2つのケース(東京高決平成18年9月29日と大阪高決平成17年5月20日)」年報医事法学22号 (2007) 207 頁以下等がある。また, 本件最高裁判決については, 長田真理「代理母に関する外国判決の効力～民訴118条の適用に関して」法律時報79巻11号 (2007) 45 頁以下, 石井美智子「生殖補助医療の法規制と親子法──最高裁判決を素材に親子法は誰のためにあるのかを考える」同誌51頁以下, なお, 子どもの権利との関係で, 水野紀子「生殖補助医療と子の権利」同誌31頁以下, 最近の動向を踏まえたものとして, 中村恵「代理懐胎をめぐる議論の動向」年報医事法学24号 (2009) 226 頁以下参照。
5) 甲斐・前出注(1)③参照。
6) 甲斐・前出注(1)③69 頁以下参照。
7) Department of Health & Social Security : Report of the Committee of Inquiry into Human Fertilisation and Embryology, 1984. この報告者は, 後に Mary Warnock, A Question of Life, 1985 として Blackwell 社より刊行された。邦訳として, メアリー・ワーノック著 (上見幸司訳)『生命操作はどこまで許されるか』(1992, 協同出版) がある。私自身は, すでに1991年に甲斐・前出注(1)①において, この報告書の内容について勧告も含め詳細に紹介・検討を加えている。
8) Legislation on Human Infertility Services and Embryo Research. A Consultation Paper. 1986.
9) Human Fertilisation and Embryology : A Framework for Legislation. 1987.
10) 本法の詳細については, 甲斐・前出注(1)②参照。
11) HFEA1990 および認可機関 HFEA の活動状況については, 三木妙子「生殖補助医療に関するイギリスの判例」産婦人科の世界2000春季増刊号『Bioethics：医学の進歩と医の倫理』(2000, 医学の世界社) 208 頁以下, 三木妙子・石井美智子「イギリス」川井健編『生命科学の発展と法──生命倫理法試案──』(2001, 有斐閣) 142 頁以下, 三木妙子「イギリス」総合研究開発機構・川井健編『生命倫理法案──生殖医療・親子関係・クローンをめぐって──』(2005, 商事法務) 230 頁以下, 井上悠輔・神里彩子「イギリスにおけるヒト胚利用の公的審査体制の再編──受精・胚研究認可庁15年目の課題──」生命倫理16巻1号 (2006) 107 頁以下参照。なお, 武藤香織「生殖技術に対するイギリスの取組み」Studies 生命・人間・社会 No.2 (1994) 23 頁以下, 三木妙子「イギリス」唄孝一ほか「人工生殖の比較法的研究」比較法研究53号 (1991) 48 頁以下, 同「イギリスにおける人工生殖の法的状況」唄孝一・石川稔編『家族と医療』(弘文堂, 1995) 354 頁以下, 中谷瑾子『21世紀につなぐ生命倫理と法──生命の始期をめぐる諸問題──』(有斐閣, 1999) 228 頁以下, 260 頁以下等参照。See also *Robert G. Lee & Derek Morgan*, Human Fertilisation Embryology, 2001 ; Emily Jackson, Regulating Reproduction, 2001 ; J.

272　終章　生殖補助医療と刑事規制の行方

K. Mason/G.T. Laurie, Mason & MaCall Smith's Law and Medical Ethics（7 ed.）, 2006, p. 71ff., 121ff., 168ff.
12) 詳細については，甲斐・前出注(1)②③参照。
13) 齋藤憲司「海外法律事情・英国――生殖クローニング禁止の緊急立法・2001年ヒト生殖クローニング法」ジュリスト1216号（2002）55頁参照。
14) The QUEEE on the Application of BRUNO QUINRAVALLE on behalf of PRO-LIFE ALLIANCE and SECRETARY OF STATE FOR HEALTH（The Court Service-Queen Bench Division-Judgment のホームページによる）。なお，甲斐・前出注(1)⑯4頁参照。
15) この報告書の詳細については，牧山康志「英国のヒト胚に関わる管理システム成立の背景と機能の実際」科学技術動向No.24（2003）9頁以下，甲斐・前出注(1)⑯5頁以下参照。
16) この傾向は，イギリスでは多数説である。See *Mason/Laurie*, op.cit.（n. 11）, pp. 705-709.
17) Bericht der gemeinsamen Arbeitsgruppe des Bundesministers für Forschung und Technologie und des Bundesministers der Justiz, In-vitro-Fertilisation, Genomanalyse und Gentherapie, 1985.
18) 同法については，邦訳を含め，川口浩一・葛原力三「ドイツ胚保護法の成立について」奈良法学会雑誌4巻2号（1991）77頁以下，岩志和一郎「ドイツにおける胚保護法」年報医事法学7（1992）203頁以下，ギュンター/ケラー編著（中義勝・山中敬一監訳）『生殖医学と人類遺伝学――刑法によって制限すべきか？』（成文堂，1991），市野川容孝訳「ドイツ『胚保護法』」Studies　生命・人間・社会　No.2（1994）100頁以下，中谷・前出注⑾232頁以下 H.-L. ギュンター（甲斐克則訳・解説）「生殖医療の倫理的および法的側面」同（日髙義博・山中敬一監訳）『トピックドイツ刑法』（1995，成文堂）99頁以下，床谷文雄「ドイツ」総合研究開発機構・川井編・前出注⑾249頁以下等参照。また，ドイツにおける生殖補助医療と刑法をめぐる議論については，vgl. *Andreas Liegsalz*, Strafrechtliche Grenzen der „künstlichen" Fortpflanzung, in Claus Roxin/Ulrich Schroth（Hrsg.）, Medizinstrafrecht, 2001, S. 339ff.
19) 甲斐・前出注(1)③70頁，72頁参照。
20) アルビン・エーザー（甲斐克則訳）「比較法的観点からみたバイオテクノロジーの進歩の法的諸問題――ドイツ胚保護法をめぐる改正論議――」現代刑事法3巻12号（2001）62頁以下［本書巻末資料］参照。
21) この点についての最近の優れた研究として，石川友佳子「生殖補助医療をめぐる刑事規制(1)(2)完」法学70巻6号（2007）18頁以下，71巻1号（2007）128頁以下，同「着床前診断に関する一考察」齊藤豊治・青井秀夫編『セクシャリティと法』（東北大学出版会，2006）141頁以下がある。また，最も詳細なものとして，ドイツ連邦審議会答申（松田純監訳）『受精卵診断と生命政策の合意形成――現代医療の法と倫理（下）――』（知泉書館，2006）がある。なお，佐藤亨「ドイツにおける着床前

診断を巡る状況――胚保護法制定以後の動向について――」比較生命倫理法研究会「共同研究・生命倫理法の展開(2)完」上智法学 49 巻 1 号（2005）100 頁以下，龍谷大学「遺伝子工学と生命倫理と法」研究会編『遺伝子工学時代における生命倫理と法』（日本評論社，2003）所収の関連諸論文参照。

22) 本法の詳細については，神馬幸一「ドイツにおける『ヒト胚性幹細胞（ES 細胞）』研究を対象とした刑事規制について――いわゆる『幹細胞法（StZG）』成立を契機として――」法学政治学論究 56 号（2002）413 頁以下，吉田敏雄「ヒト胚性幹細胞（ES 細胞）研究の法的許容性と限界――ドイツ連邦共和国及び日本の法状況――」北海学園大学法学研究 38 巻 1 号（2002）1 頁以下参照。また，同法についての鑑定書である Deutche Forschungsgemeinschaft, Forschung mit humanen embryonalen Stammzellen. Strafrechtliche Grundlagen und Grenzen. Rechtsgutachten von Hans Dahs/Bernd Müssig und Alibin Eser/Hans-Georg Koch. Standpunkte, 2003 が有益である。なお，同法は 2008 年に期間延長のための改正がなされている。ドイツの最新の状況については，ハンス-ゲオルク・コッホ（甲斐克則・三重野雄太郎・福山好典訳）「法的問題としての幹細胞研究と『再生医療』」ジュリスト 1381 号（2009）80 頁以下，ヘニング・ロゼナウ（甲斐克則・三重野雄太郎・福山好典訳）「胚の地位と幹細胞研究」企刊・企業と法創造 6 巻 2 号（2009）291 頁以下参照。さらに，胚研究についての比較法の研究として，*Jochen Taupitz*, Rechtliche Regelung der Embryonenforschung im internationalen Vergleich, 2002 が有益である。

23) 石川・前出注(21)「生殖補助医療をめぐる刑事規制(1)」26 頁。

24) 石川・前出注(21)「生殖補助医療をめぐる刑事規制(1)」28 頁。

25) 本法の詳細については，櫛島次郎「フランスの生殖技術規制政策」Studies 生命・人間・社会 No.2（1994）117 頁以下，同「フランス『生命倫理法』の全体像」外国の立法 33 巻 2 号（1994）1 頁以下，北村一郎「フランスにおける生命倫理法の概要」ジュリスト 1090 号（1996）120 頁以下，野村豊弘「フランス」総合研究開発機構・川井編・前出注(11)243 頁以下，松川正毅『医学の発展と親子法』（2008，有斐閣）124 頁以下（7 頁以下には立法前の詳細な分析がある），165 頁以下等参照。

26) 詳細については，本田まり「フランス生命倫理法の改正――出生前診断，生殖補助医療および受精卵着床前診断における要件の緩和――」比較生命倫理法研究会「共同研究・生命倫理法の展開(1)」上智法学 48 巻 3 号（2006）227 頁以下，マチュー・フォーロドゥ/山口斉昭「生命倫理に関する 2004 年 8 月 6 日法」年報医事法学 21（2006）215 頁以下，松川・前出注(25)192 頁以下参照。

27) 位田隆一「生命倫理と法をめぐる問題状況」甲斐克則編『レクチャー生命倫理と法』（2010, 法律文化社）4 頁以下，同「ポストゲノム社会における生命倫理と法――わが国における生命倫理基本法の提言――」甲斐克則編『医事法講座第 1 巻：ポストゲノム社会と医事法』（2009, 信山社）211 頁以下，甲斐克則「比較法の観点からみた先端医療・医学研究の規制のあり方――ドイツ・スイス・イギリス・オランダの議論と日本の議論――」同書 191 頁以下参照。この点で，韓国の「生命倫理及び安全に関する法律」は興味深い。同法の詳細（邦訳も含む）については，洪賢秀『韓

国における発生・生殖技術への対応(2)——「生命倫理及び安全に関する法律」の成立とその後』CLASS Etudes No. 4（2005・科学技術文明研究所），同「韓国」比較法研究 66 号（2004）66 頁以下，同「韓国法における生殖補助医療規制状況——立法化に向けての動き」法律時報 79 巻 11 号（2007）62 頁以下，金亮完「韓国の『生命倫理及び安全に関する法律』と黄禹錫教授事件の経緯について」年報医事法学 21 号（2006）229 頁以下参照。また，2004 年に成立したニュージーランドの「人の生殖補助技術法（The Human Assisted Reproductive Technology（HART）Act 2004」（施行は 2005 年）も工夫を凝らした法律である。同法については，梅澤彩「ニュージーランドにおける生殖補助医療の実際と法規制の現状」医療・生命と倫理・社会 6 号（2007）17 頁以下参照。なお，アメリカの状況については，棚村政行「アメリカ」総合研究開発機構・川井編・前出注(11) 205 頁以下，中村恵「アメリカ法における生殖補助医療規制と親子関係法」法律時報 79 巻 11 号（2007）57 頁以下参照。

28) 甲斐・前出注(1)③77 頁以下，④13 頁以下，⑤471 頁以下参照。
29) 本件第 2 審判決については，岩志和一郎「死亡した夫の凍結保存精子を使用した人工受精」年報医事法学 21（2006）191 頁以下，石井美智子「判批」宇都木伸ほか編『医事法判例百選』（有斐閣，2006）82 頁以下，松川・前出注(25) 261 頁以下，最高裁判決については，永水裕子「判批」年報医事法学 23 号（2008）186 頁以下，松川・前出注(25) 271 頁以下等参照。なお，本田まり「配偶者死亡後の医学的に援助された生殖——日仏の法的比較」生命倫理 15 巻 1 号（2005）159 頁以下参照。
30) なお，日本産科婦人科学会会告「パーコールを用いての XY 精子選別法の臨床応用に対する見解」（1986 年 11 月）参照。
31) 詳細な検討については，甲斐・前出注(1)⑤471-472 頁参照。
32) 甲斐・前出注(2)法の理論 26 参照。
33) 詳細については，ホセ・ヨンパルト・秋葉悦子『人間の尊厳と生命倫理・生命法』（成文堂，2006）133 頁以下（秋葉悦子執筆）井上典之「憲法学からみた生殖補助医療の問題」ジュリスト 1379 号（2009）54 頁以下（井上ほか座談会を含む）参照。
34) この問題については，2007 年 2 月 16 日に生放送で放映された日本テレビ「デイリープラネット～金曜発言中～：認める？　認めない？　代理出産～必要な法整備とは～」において，哲学・倫理学者の加藤尚武博士（京都大学名誉教授），日本赤十字医療センター産科部長の杉本充弘医師，そしてこの種の問題で長年にわたり医療現場から問題提起をし続けている諏訪マタニティークリニック院長の根津八紘医師と法規制のあり方について討論したが，その中で私の質問に対して根津医師も，商業主義については刑事規制をすべきだと公言され，その後私案も公表された。
35) 石原明『医療と法と生命倫理』（日本評論社，1997）14-15 頁。
36) 加藤久雄『ポストゲノム社会における医事刑法入門〔新訂（補正）版〕』（東京法令，2005）288-289 頁。ただし，新たな立法を志向される。
37) 秋葉悦子「『ヒト胚』の法的地位と尊厳——生命科学技術に関するわが国の規制をめぐって——」長島隆・盛永審一郎編『生殖医学と生命倫理』（太陽出版，2001）134-135 頁，同・前出注(33) 127 頁，同訳書『ヴァチカン・アカデミーの生命倫理——

38) 甲斐・前出注(1)(14)61-62頁，(15)9頁以下参照。
39) 甲斐・前出注(1)(10)(11)(12)(14)参照。
40) 最近の議論の詳細については，辰井聡子「生命発生の周辺をめぐる生命倫理と刑事規制」刑法雑誌44巻1号（2004）82頁以下，石川・前出注(21)「生殖補助医療をめぐる刑事規制(2)完」143頁以下，秋葉・前出注(33)114頁以下参照。
41) たとえば，秋葉・前出注(33)128頁以下。
42) 着床前診断の詳細については，石川・前出注(21)「着床前診断に関する一考察」，金尚均「日本における着床前診断」前出注(21)『遺伝子工学時代における生命倫理と法』468頁以下，只木誠「着床前診断をめぐる諸問題――ドイツにおける理論状況――」同著『刑事法学における現代的課題』（2009，中央大学出版部）43頁以下参照。
43) 減数出産の問題の詳細については，甲斐・前出注(1)(8)参照。
44) 医療情報と刑事法については甲斐克則「医療情報と刑事法」年報医事法学22号（2007）87頁以下および同「医療情報の第三者提供と医師の守秘義務違反」研修731号（2009）3頁以下を，遺伝情報の法的保護については甲斐克則編『遺伝情報と法政策』（成文堂，2007）および山本龍彦『遺伝情報の法理論――憲法的視座の構築と応用――』（2008，尚学社）をそれぞれ参照されたい。
45) この提言について詳細に検討する予定であったが，本書では割愛した。別の機会に行いたい。この提言が代理懐胎について新たな立法を目指し，しかも公的研究機関の創設および公的な常設委員会の設置を主張している点は，基本的に妥当な方向性を示していると思われる。なお，中村・前出注(4)参照。

資料 (翻訳)

比較法的観点からみたバイオテクノロジーの進歩の法的諸問題
——ドイツ胚保護法をめぐる改正論議——

アルビン・エーザー
甲斐克則 (訳)

1 序

ちょうど10年, しかしすでに10年となってしまった——1991年1月1日に発効したドイツ胚保護法 (das deutsche Gesetz zum Schutz von Embryonen (ESchG)) の状況を, そのように言い換えることができるであろう。

もう少しすれば胚保護法が必ずや改正の必要があるものとみなされるであろうという事実によって, まさに胚保護法が過去数年間, 何度も高次元の討議の対象になっていたことが読み取れる。それゆえ, 2000年5月に連邦保健大臣のイニシァティヴによりベルリンにおいて,「ドイツにおける生殖医療」というタイトルで数日間のシンポジウムが開催されたが, そのシンポジウムでは, 39程の講演において, 一部ではまさに論争的な改正案が討議された。その際, とりわけ着床前診断 (Präimplantationsdiagnostik) と幹細胞研究 (Stammzellforschung) に関するような, 新たな医学的・生物学的発展に暫定的に適合させることだけが問題とされたわけではなかった。それどころか, 卵細胞提供の当面の禁止も問題とされたし, あるいは非配偶者間人工授精 (heterologe Insemination) の規制の必要性についても議論がなされたのである。法技術的に言えば, そこで最終的に問題となったのは, 胚保護法が包括的な「生殖医療法 (Fortpflanzungsmedizingesetz)」へと強化改正されるべきかどうか, ということであった。一部では, 2000年10月にフライブルクで生殖医学者たちによって行われた学際的会議で, 反対の諸要求が定式化された。これらの開催に先行して, すでに1998年以来, 2つ以上の省の研究グ

ループの見解が出されていた。しかも，それは，特に他のヨーロッパ諸国においても現在ホットに議論されている問題，すなわち細胞核置換（Zellkernaustausch）によるクローン技術の発展からいかなる立法的帰結が引き出されるべきか，という問題についての見解であった。

現時の議論の素材となったのは，ついこの間行われた，イギリスの立法者ならびに——それと連携して，当初の反対の立場を放棄した——デンマークの倫理委員会の相応の勧告による，いわゆる「治療的クローン（therapeutisches Klonen）」の「許容」であった。スイスやオーストリアにおいても，「生殖医療」というテーマは，法政策的に活況を呈している。それゆえ，スイスでは，2001年はじめに生殖医療法が発効しているのである。そして，ウィーンにおいても，現在，現行の1992年の生殖医療法の改正が熟考されている。

現代のバイオテクノロジーのすべての問題をここで取り扱う余裕はないであろう。それゆえ，私は，若干の現代的問題領域に絞ることとし，その他の諸問題——どちらかと言えば紋切り型の諸問題——は，ごく簡潔に触れるに止めたい。しかしながら，まず，現行法の簡潔な総括をしておこう。

2　現在のドイツ胚保護法の概要

1978年にはじめての「試験管ベビー」が誕生した直後に，多くのヨーロッパ諸国が，生殖医療の領域を規制する必要があると認識した。しかも，ただちに様々な解決策が登場した。より厳密に言えば，規制する必要があるとみなすべき事項に関する問題の選択に関しても，また，——ずっと加重して——一定の処置を禁止に値するものとして評価するか，あるいは——一定の条件の下で——許容されるものとして評価するかということに関しても，様々な解決策が登場したのである。

ドイツの立法者に関して言えば，胚保護法によって，刑法の途を選択し，その際，とりわけ「許容されている」という範疇と——さらには——「禁止されている」という範疇で考えた。胚保護法が独自の法律として構成されるにせよ，胚保護法において本質上問題となるのは刑法典各則の1節であるが，しかしながら，胚保護法は，刑法典の中に形式上統合されてはこなかった。このことは，胚の保護が実質的に未出生の生命の保護に属するという理由だけからしても残念であるが，

いずれの題目においても，出生前の生命の保護が問題となるのである。それにもかかわらず，立法者が，両題目を刑法典に組み込み，それによって体内で生まれる生命と体外で生まれる生命との同価値性を表示することを恐れていたとすれば，刑法典の外に胚保護法を特別に位置づけたことによって，いずれにせよ，場合によっては胚の取扱いをまずは包括的な生殖医療法（Fortpflanzungmedizingesetz）に収めることは，より容易になされるであろう。

胚保護法の基本思想を掻い摘んでまとめようとすれば，標語的に以下のような項目が特徴を表しているように思われる。

■ 医学的に援助された生殖の試験管内処置（in-vitro-Verfahren）の原則的承認。
― しかしながら，医師法における相応の制限によって，また社会疾病保険法（Recht der sozialen Krankenversicherung）の枠内で，原則として配偶者間制度（夫婦間）に限定すること。
■ 「余剰」胚の発生に対する規制的措置（胚保護法1条1項3号および5号）。
― それでもなお，その点について「計画違背」があれば，他の場合には禁止されている胚の提供が許容される。
■ しかしながら，以下のことは禁止される。
― 研究目的のための胚の「消費的」使用（胚保護法1条1項2号，2条1項），
― 意図的な生殖系細胞の変更（胚保護法5条），
― クローニング（胚保護法6条），および
― キメラまたはハイブリッドの形成によるヒト・動物・交雑胚の創出。
■ 濫用防止のために，許容される諸々の生殖医療処置の実施が，医師に対して留保されている（胚保護法11条）。
― しかしながら，その協力は，自由意思によるものとする（胚保護法10条）。

以上のような胚保護法の基本思想の概略は，当然ながら，様々な点で補充されるべきであろう。そのことは，特に当該女性の承諾なしに授精させたり胚移植したりすることによる医師の専断の禁止（胚保護法4条1項1号および2号），さらには遺伝的に関与する男性の死後の人工授精（胚保護法4条1項3号）に当てはまる。

しかしながら，まさに上述のこれらの禁止においては，胚保護法が「胚の保護のための法律」としてのその特徴を必ずしも正当に担っていないことは明らかで

ある。なぜなら，胚保護法においてはすでに現存する胚の保護だけが問題になるのではなく，——例えば，専断的人工授精の場合だとか「過剰」受胎（多胎妊娠）の禁止の場合のように——胚自身の発生の一定の諸事情に対する胚の保護もまた問題になる以上，その際に，胚の保護よりもむしろ胚に対する保護の方が重要だからである。しかしながら，このような批判的論評によって，この種の制限の正当性が問題とされるべきではなく，単に法律上の題目の不正確さだけが意識されるにすぎないのである。

　生殖医学と人類遺伝学の領域における最新の諸展開が問題になるかぎりで，多くの処置が，胚保護法においてなおまったく明確に捕捉されてはいない。そのことは，特に出生前診断の処置および出生前選択の処置に当てはまる。その際，本当のところ胚の保護は問題にされるけれども，この新たな生物医学的処置は，欄外でしか考慮されていない。すなわち，せいぜい特別に重度の伴性遺伝病を回避する目的のためだけの性の選択に向けた精子の選別が許容されるものとみなされるかぎりでのみ，考慮されているにすぎないのである（胚保護法3条）。着床前診断もまた，明示的に記述されているわけではない。それゆえ，着床前診断の許容性は，いわば「通過段階」の法的評価に依存しているのである。それゆえ，一方で，試験管内の胚の凍結保存は明確に禁止されているわけではないが，他方で，胚保護法は，（たぶん）「余剰の」胚の発生にまさに抵抗しようとする。すなわち，1月経周期内で移植されるべきであるとするかぎりで，卵細胞がもはや受精されてはならない，ということによって，そうしようとするのである（胚保護法1条1項5号）。代理母の禁止（胚保護法1条1項6号および7号）や卵細胞提供の禁止（胚保護法1条1項1号）の場合も，また胚の体外でのさらなる発育をもたらすことによる体外培養（Ektogenese）の禁止（胚保護法2条2項）の場合も，胚保護法は，胚の保護というよりもむしろタブーの保護を推進している。なぜなら，代理母や卵細胞提供が，それによって胚にまさに生命を得させうるにもかかわらず禁止されるとき，決定的な禁止の動機になっているのは，生命の保護ではなく，伝統的な母性の観念への配慮だからである。

　胚保護法を妊娠中絶に関する一般的な刑法上の諸規定から切り離そうとすれば，それは，標語上，次のような趣旨で定式化される。すなわち，胚保護法は試験管内での（したがって体外での）胚の地位に関係する一方で，子宮への着床後の（したがって体内の）胚に対する干渉または攻撃は，もっぱら刑法218条以下によっ

て評価されるのである。後者は，胎児殺（Fetozid）によるいわゆる減胎手術（Mehrlingsreduktion）にも関係する。しかし，本来は望まれていない多くの子どもに対するこのような「非常ブレーキ」に対しては，胚保護法は，「1回で」1月経周期内での3個以上の胚の移植を禁止する（胚保護法1条1項3号）ことによって，何よりも予防的に反対に作用しようとする。

　人間の生命の要保護性にとって決定的な時点は，胚保護法においては，受精の段階である。この基本思想は，もとより，胚保護法8条における，きわめて広範に捉えられた「胚（Embryo）」の定義の中にその表現を見いだせる。それによれば，この法律の意味における胚にすでに該当するのは，核融合の時点以後の(5)，受精した(2)，発育能力を有する(3)，ヒトの卵細胞(1)であり，さらに，分裂のために必要な付加的条件が充足された場合に分裂するかまたは個体へと生育することが可能となる，胚から採取された全形成能（分裂可能）(4)細胞である。胚として保護に値するためには，したがって，(1)「ヒトの卵細胞」であることが重要であり，それは，(2)受精したものであり，かつ(3)発育能力を有するものであり，その際，なお適切な(4)「全形成能」の条件から明らかとなっているように，さらなる分裂と個体への発育能力が推測され，また，分裂のためのごく初期の時点で(5)核融合が際だっていなければならない。これに対して，この定義によれば，胚が母体の外にあるか内にあるかは，重要でない。すでにそのかぎりで，胚保護法と刑法との間には，一定の摩擦が生じている。というのは，後者によれば，着床前の侵襲，すなわち母体への受精卵の着床完了以前の侵襲は，人工妊娠中絶とはみなされないからである（刑法218条1項2号）。胚の概念と関連するこの問題性については，また立ち返ることになろう。

3　他のヨーロッパ諸国の規制とドイツ法との比較における個々の問題領域

　つぎに，今日最も多く議論されている問題領域の若干のものについて，比較法的考察をしてみよう。その際，たとえヨーロッパ諸国に——そしてそれゆえに比較的同種の文化領域に——限定されるとしても，反対とまではいかないにせよ部分的にはまさに異なった諸規制に遭遇する。

1) 非配偶者間人工授精

　国際的な意見の相違は，いかなる条件の下であれば他の男性の精子を用いた体外受精が許容されるべきか，という問題に関してすでに明らかとなっている。このいわゆる「非配偶者間人工授精」の場合，いずれにせよ許容性の問題は一般に重要ではない。なぜなら，非配偶者間人工授精を刑罰で禁止すること，これは1962年のドイツ刑法草案が意図したものであるが，このような夫婦および家族の廉潔性の観念は，今日の目から見れば，珍奇なものとみなされてしかるべきであろうからである。それどころか，むしろ非配偶者間人工授精で本質的に重要なのは，精子提供者が匿名でなければならないかどうか，それとも逆に出自を知る子どもの利益のために精子提供者の匿名性が阻止されるべきかどうか，という衝突問題である。後者は，——法律上の規定がなくても——ずっと前からドイツの判例の立場であるが，この立場が自然な生殖の場合にも子どもの母親の意思に反してつねに貫徹されることになっているわけではなかろう。国際的視点においても，類似の傾向が看取される。とりわけ家族の完全な出自像が重要と思われているロマン語系諸国は，たとえ提供者の匿名性を義務として課すことが難しくても，遺伝学上の出自を知る子どもの権利は，ますます普及しているように思われる。

　この遺伝学上の透明性に対しては，多くの望まれない扶養法上の結論が懸念されているが，しかしながら，この透明性は，遺伝学上の出自と子どもに対する扶養法上の義務が無条件にパラレルに進行しなければならない，ということを意味する必要はない。それどころかむしろ，その点では，ますます次のような認識が普及しているように思われる。すなわち，まさに医学的に援助された生殖の場合には，「生物学上の」(遺伝学上の) 父親は，必ずしも無条件に（相応の扶養義務を有する）「社会的」父親になる必要はなく，むしろ「社会的」父親は，とりわけ母親の夫のように，母親の同意を得て，いわば妊娠前養子（präkonzeptiotionelle Adoption）にすることを表明することができる，と。それゆえに，多くの国では，すでに，「法律上の」父親に対する，非配偶者間で生まれた子どもの扶養法上の保護も，また財政上の負担に対する（精子提供者の構造上）「遺伝学上の」父親の保護も規定された法律規定がある。

　さらに，ヨーロッパの法秩序においては，「質の保障」という概念に集約できる諸規定も，かなりな程度存在することが分かっている。特に，以下のようなものである。

――提供者の選択（とりわけ健康上の類）の諸基準，
――必要な同意宣言の法的手続，
――商業の制限，
――精子提供実施回数の制限，または
――提供データの記録および保存。

　表［後掲］から推定されるように，このような諸問題の多種多様な規制は，すでに，とりわけオーストリア，スイス，フランス，イギリス，スペインおよびスカンジナビア諸国といったような多くのヨーロッパ諸国において見いだされるが，一方，ドイツでは，とりわけ扶養法上の問題性に関して，おそらくは立法者によってしか取り除くことができないであろう相当な法的不安定さが，なお続いている。その際，立法者は，非配偶者間人工授精の問題を許容するのみならず，当該夫婦に対して気持ちを和らげようとすれば，疾病保険が存在しないことによる現在の「スティグマ化（Stigmatisierung）」すらも除去しなければならないであろう。

　また，法政策上ドイツで現在とりわけ議論されている問題は，現在のところ夫婦に対してのみ認められている（配偶者間または非配偶者間）人工授精が，独身の人々または（レスビアンのパートナーを社会的「父親」とすることによって）レスビアンのカップルにもできるようにすべきかどうか，である。たとえこのような拡張に――事実上または仮定上の――子どもの福祉が対峙しうるとしても，このような懸念の背後に，事実上，「両親」としての２人の女性といったような通常外のものに対する単なる恐れ以上のものがどの程度隠されているかが，まさに批判的に問われるべきであろう。また，いずれにせよ，次のことに対して目を閉ざすことは決してできないであろう。すなわち，特別な医学的専門知識が何ら必要ない授精処置は，比較的簡単に実践可能なだけに，コントロールの可能性や法的制限を行うには限界があるのである。

２）体外受精および類似の処置

　とりわけカトリックのような特定のキリスト教会の道徳的疑念は，ひとまずさておくとすれば，体外受精の原則的な法的許容性は，――また開発中の処置あるいはそれらと類似の処置についても同様であるが――今日，議論されていないよ

うに思われる。それゆえ，法的観点からは，いずれにせよ，なおのことその処置の「人工性 (Künstlichkeit)」は，制限の根拠となりえない。また，このような方法で生まれた子どもに対して以前は私の方でも懸念していたように，健康に対するリスクも真実であることが証明されていないし，今日，この処置の法的禁止の契機とはほとんどなりえない。このことは，高度の割合の奇形がそれと結び付くことが懸念された卵細胞質内精子注入法 (intracyotoplasmatische Spermium-Injektion = ICSI) にも当てはまってしかるべきである。

　道徳的留保が人の生殖の技術化ないし変性化に向けられるかぎりで，法的には——胚保護法において行われているように（胚保護法10条）——医師の拒否権によってそのことが考慮される。

　また，この処置の場合に実際上重要なのは，説明と相談であるが，これについてはここでは詳細に立ち入ることはできない。なお，その際，ドイツでは，もとより医師法がひとつの役割を演じているが，医師法は，これまで，未婚または独身の人々の場合の体外受精の実施を制限している。この制限は，最近，とりわけオーストリアで問題とされている。すなわち，オーストリアでは生殖医療法は，現行の枠組み上，体外受精を配偶者間の制度においてしか，つまり提供者の精子を用いることのない既婚者または配偶者の場合にのみ許容しているにすぎないのである。このことは，確かに，他方で非配偶者間人工授精が一定の条件の下で許容されているとみなされているがゆえに，不思議に思われる。それにもかかわらず，オーストリアの憲法裁判所は，（許容される）非配偶者間人工授精と（許容されない）非配偶者間体外受精の異なった取扱いにおいて，憲法上の平等原則違反を認めることができなかったのである（1999年10月14日のオーストリア憲法裁判所）。

3）卵細胞提供と代理母

　また，卵細胞提供の現在の禁止（胚保護法1条1項1号）も，多くの側面から問題とされている。それゆえ，特にフェミニストの視点から，精子提供の待遇改善が批判されているのである。このように平等な取扱いが行われていないことから，少し前には非配偶者間人工授精の禁止が推論された一方で，これに対して，今日ではむしろ卵細胞の提供の許可も要求されている。しかしながら，より詳細に考察すると，精子提供と卵細胞提供の異なった見方は，うなずけるものがあるように思われる。なぜなら，非配偶者間人工授精の場合には，「生物学的」遺伝学

表　ヨーロッパにおける生殖医療の法的規制一覧

国	(卵子をもらわない)人工授精	体外受精と胚移植	卵細胞提供	代理母	体外胚の研究	着床前診断(PID)	(生殖のための)クローン
ベルギー	—	—	—	—	—	—	—
デンマーク	R	R	R	V	R	R	V
ドイツ	(R)	R	V	V	V	(V)	V
フランス	R	R	R	—	R	R	—
イギリス	R	R	R	R	R	R	(V)
イタリア	—	—	—	—	—	—	—
オランダ	—	—	—	(V)	—	—	—
ノルウェー	R	R	—	—	—	—	—
オーストリア	R	R	V	V	V	V	(V)
スペイン	R	R	R	R	R	R	V
スウェーデン	R	R	V	V	R	V	V
スイス	R	R	V	V	V	V	V

注：V = Verbot（禁止），(V) = bedingtes bzw. zweifelhaftes Verbot（条件付禁止），R = Regelung vorhanden（規制あり），— = keine Regelung（規制なし）

上の父親に対して，場合によっては——しかし必ずしも必然的というわけではないが——（母親の夫または生活のパートナーという形での）「社会的」父親が対峙するが，卵細胞提供の場合には，1人の女性から卵細胞が提供され，かつ受精後にこれが他の女性によって懐胎されることによって，すでに「生物学上の」母親の役割が崩壊しているからである。ついでながら，子どもの福祉の危殆化を根拠に卵細胞提供に反対するのは行き過ぎと言えようが，しかし，このような懸念は，従来，経験的な確証が出されているわけではない。

比較法的観点からコメントすべきは，ヨーロッパ内では卵細胞提供の許容性は非常に評価が分かれているということである。その相違の詳細をここで述べることはできないが，とりわけデンマーク，フランス，イギリスおよびスペインのような国では，卵細胞の提供が一定の条件の下で許容されたものとみなされている一方で，ドイツと並んで，スウェーデン，オーストリアおよびスイスでも，それは禁止されている。ベルギー，イタリアおよびオランダのような多くの国々では，

関連の法規制はなく，それは，当然ながら実務の自由裁量に委ねられている。

　これに対して，一種の「妊娠の提供」による「代理母」の拒絶には，——いずれにせよヨーロッパ内では——広範な一致がある。すなわち，これは，ある女性が彼女にとって遺伝学上他人の胚を懐胎し，当初の意図によればその胚に対して彼女があとで「社会的」母親の役割すら引き受けるつもりがない，というものである。この種の操作は，正当にも，ヨーロッパ中で拒絶された。その際，必ずしもすべてが取決めどおりの結果になっているわけではないとすれば，衝突可能なことだけを考えるべきではない。懐胎している母親が子どもを，例えば，そうこうしているうちに成長する絆に基づいて引き渡さないか，あるいは逆に最後の受取人と考えられる「社会的」母親が，例えば，障害をもって生まれたという理由からその子どもを引き取ろうとしないときが，そうである。しかし，たとえこれらの問題が相応の法的な解明と保護によって緩和されるとしても，母親としての絆の個人心理学的および社会心理学的に問題のある空洞化はさておき，押し付けられた子どもの商品生産のような，いわば「母胎のない」子どもの倫理的および社会政策的問題は残る。ともかく，通常の養子の場合にも自然の母親からの類似の「遊離（Entbindung）」が存在するということは，決定的な反論とはならない。なぜなら，養子の場合に唯一問題とされているのは，ともかく生まれた子どもに少なくとも援助的に母親を世話することであるが，代理母の場合は，子どもはすでに移植目的で作られ，そしてそれゆえに最初から客体へと格下げされているからである。

　これに対して，このような疑念は，いわゆる「胚提供（Embryospende）」，すなわち，胚が試験管内で作られたが，それがその後，何らかの理由から本来の意図に反して，その卵細胞が由来するその女性に懐胎まで移植できないという場合に対しては存在しない。このような場合，とにかく現存する胚が，懐胎のために他の女性に渡されるとき，この方法でさらに生き続ける援助を得ることのできる，いわば「見捨てられた」胚の救助が問題となる。このことを明確に解明しなければ，現行ドイツ胚保護法もまた，このような処置に対する行為裁量を認めることになってしまうのである。

4）胚研究の新種の形式

　ドイツ胚保護法のように胚の研究が厳格に禁止されている国は，おそらく世界

中で存在しないであろう（胚保護法1条1項2号，2条）。それにもかかわらず，現在，「胚性幹細胞 (embryonale Stammzellen)」を用いること，ならびにいわゆる「治療的クローン (therapeutisches Klonen)」がこの禁止に含まれる（べき）か，ということに関する激しい議論がある。これが肯定されるべきだとすれば，とりわけ胎生学（発生学）者および遺伝学者によって，諸々の緩和が要求されるであろう。これに対して，法的状況が不明確だとすれば，まさに法政策的立場に従い，一方では厳格化によって，あるいは他方では自由化によって，法の解明が期待される。

　これらの問題の議論は，——まだ確立した語彙といったものがないため——何よりも，一定の諸概念が事実問題の意識的な隠蔽の目的ではない場合でも，一部では異なった意味で用いられるという状況で一部において悩ませられている。それゆえ，まず，若干の用語上の事前の説明をしておくことが望ましいように思われる。

　「胚性幹細胞」について論じるとき，それは，事前に調べて知っている無関係の素人の場合，次のような観念が喚起されうる。すなわち，その際に問題となるのは，とにかく細胞自体の中に，（すでに上述した）胚保護法8条の広く捉えられた定義の意味での「胚」すらも認められないかぎりで，胚になるまで発育しうる（ヒトの）細胞である，という観念である。しかしながら，事実上，「胚性」という付加語によって，——いわゆる「成熟した」幹細胞とは異なり——胚のこの細胞の由来だけが指摘されるにすぎず，胚への独自のさらなる発育能力が指摘されることはない。それは，すなわち，「胚性幹細胞」は，確かに，胚に由来するが，しかしながら，それ自体が胚であったりまたは胚へと発育しなければならないというわけではない，ということである。したがって，「胚性幹細胞」を作成ないし利用する場合に，事実上，法的意味における胚が問題になるかどうかは，まさに利用された処置に応じて解明される必要がある。より厳密に言えば，事実上は，何が行われたかという問題を考慮し，また規範的には，いかなる状態が研究の対象になり，いかにしてそれを取り扱う必要があるかという問題を考慮するのである。

　また，「治療的クローン」という表現も，はっきりしないものである。「クローン」の下では，一般的に，胚を含めて遺伝学的に相互に同一の生命体の発生を引き起こすということが理解されている（胚保護法6条参照）。これが適切かどうかは，とりわけ，いわゆる「細胞核置換 (Zellkernaustausch)」によるクローンの場合に問題となりうる。なぜなら，それによって，必ずしも完全な遺伝学的同一性が

生じるわけではなく，むしろ，かなり広範な同一性しか生じないからである。その理由は，次の点にある。すなわち，若干の遺伝情報は，細胞核に関しては次世代に受け継がれえず，むしろ，それでもなお相互に交換されないいわゆるミトコンドリアに関して受け継がれうるからである。しかしながら，胚保護法は，同じ遺伝情報についてのみ述べており，かつ，これは，数学的意味においてではなく，質的に評価する意味で理解されるべきであるので，遺伝学的同一性については，徹底した完全性を要求すべきではない。これに対して，はるかに問題となるのは，「治療的」という付加語の付いた「クローン」という概念を見誤ることである。なぜなら，それによって，とにかくクローンそれ自体によれば治療的効果が発生するはずであり，発生しうるという印象，あるいはその治療が，新たに発生するクローンにとって利益になるはずだという印象が呼び起こされるならば，2つの点で，誤った観念が問題となるからである。なぜなら，治療的効果は，あるクローンを用いることによってはじめて，あるいはそこから得られた「物質」によってはじめて達成されうるがゆえに，クローンそれ自体は治療ではないからであり，また，まさに逆に新たなクローンないしそこから得られた物質がある患者の役に立つがゆえに，そのクローンは新たに得られたクローンのためにならないからでもある。なお，その際，いずれにせよ，この患者自身は，彼から「成熟した」幹細胞がクローンのために取り出された場合には，クローニングされうるのである。ちなみに，クローンと結び付いた医学上の期待は，それほど大きく記述されるべきでない。なぜなら，「治療的クローン」は，具体的な個々の事案における治癒目的のために用いるには，明らかに，なおはるかにほど遠いものだからである。

　医学上可能な利益についてのこのような疑念は，法的倫理的評価にとっても重要である。なぜなら，長期的に追求された目的があまり見込みのないものであると思われれば思われるほど，それだけ一層，様々なクローン処置それ自体がそもそもどの程度許容されるかという問題に，きわめて大きな重みが加わることになるからである。この問題は，ひとまとめにしては答えられない。なぜなら，胚分割，除核された卵細胞への細胞核移植，あるいは成熟した（幹）細胞の再プログラム化が問題となるかどうかによって，ドイツ胚保護法によれば，様々な規制および禁止がひとつの役割を演じうるからである。

　この多元的な問題領域のうち，ここでは，現在最も激しく議論されている（胚性）幹細胞を用いた研究だけに簡潔に焦点を当てることにしよう。これについて

まず想起すべきことは、胚のあらゆる研究がドイツ胚保護法によって禁止されている制限性の程度は世界中で決して抜きん出ているわけではない、ということである。そして、このことは、「研究」という概念が胚保護法においてそもそも何ら言及されていないにもかかわらず、そうなのである。それどころか、胚保護法は、胚を用いた研究を推進しようとする場合に許容せざるをえないあらゆる種類の胚の取扱いを禁止することを非常に優先している。胚を用いた研究のこのような排除は、2つの歩調で達成されている。第1に、体外での方法で妊娠を引き起こす目的のためにのみ胚が作られてよい、ということによってである（胚保護法1条1項2号）。そして第2は、体外で作られた胚が、その維持に役立つ目的のためにのみ維持されてよい、ということによってである（胚保護法2条1項）。かくして、生殖に使われない胚を用いたあらゆる取扱いは、禁止されているのである。そして、このことは、それによって胚性幹細胞の作成が目的とされる場合、より厳密には、（もはや）全形成能力がないがゆえにこの幹細胞が、それ自体法的意味における胚ではないという場合にも当てはまるのである。

　この制限が同様に排他的に将来も保持されるべきかどうかは、たとえ部分的にせよ、法政策的には議論の余地がある。すなわち、一方では、生殖と無関係の目的での胚の意図的創出の禁止が将来的にも維持されるべきであるということに関して、おそらくは幅広いコンセンサスがあるであろうが、他方では、いわば懐胎のための移植のチャンスがもはやないような少なくとも「見捨てられた」胚を胚性幹細胞の作成のために利用してよいということが、ますます要求されるであろう。かくして、すでに胚保護法の最前線において2つ以上の省にまたがって設置されたベンダ委員会（Benda-Kommission）によって展開されたような考えが、再び復活しているのである。すなわち、「当該胚における疾患の診断、予防ないし除去、あるいは定義づけされた高次の医学的知見の獲得に役立つかぎりで」余剰胚を用いた実験を許容する考えが、それである（Benda-Kommission A. 2.4.1.2）。しかしながら、ドイツの立法者は、この提案に従っていない。その理由は、とりわけ、相応の高次の研究目的を明確な方法で換言することは、科学にとってうまくいかない、というものであった。それだけ一層、今や、そうこうしている間に諸々の進歩があったことに応じて、今日幹細胞研究の側から提起されている様々な構想が、ベンダ委員会によって当時意図された諸基準を充足しうるかどうか、そして胚保護法が相応に修正されるべきかどうか、もしそうならばどの程度にか、こ

ういうことを先入観のない方法で検討すべき時期であろう。

　このような法律改正がなく、それゆえに胚性幹細胞の獲得およびその研究が実際上禁止されているかぎり、それだけ一層、成人の細胞物質から獲得されかつ再プログラム化されうる「成熟した」幹細胞の利用への期待は、ますます大きくなるであろう。このことは、しかしながら、再プログラム化が、多数または複数の能力の回復に関して後戻りしないかぎりでのみ問題がない。なぜなら、このような技術を用いて全形成能細胞の発生に至るやいなや、――そしてそれがたとえ単なる「通過段階」としてであっても――そこには、それ自体研究目的のために作ることが許されたわけでもないしそのために利用することが許されたわけでもない「胚」が再び認められうるのである。全形成能に至るまで再プログラム化された、胚保護法の意味における「胚」としての成熟した細胞のこのような解釈は、いずれにせよ、問題がなくはない。その決定は、最終的には、胚保護法8条についてすでに先に強調された、胚の概念にとっての受精の基準(2)および発育能力の基準(3)に対していかなる意義が付加されるか、に懸かっている。「受精」という基準に独自の意義が置かれ、そしてこれが卵細胞と精細胞の「通常の」融合という意味で理解されるべきだとすれば、「成熟した幹細胞」には、たとえ全形成能の回復に至るまで再プログラム化されうる場合でも、胚保護法8条の意味での「胚」の性格は認められないであろう。このような解釈は、しかしながら、決して説得力あるものではない。なぜなら、胚保護法8条1項第2文によれば、ある胚から採取された「全形成能」細胞は、それ自体もう一度ことさらに受精させられたということがなければ、胚として理解されるべきであるので、その概念については、個体への全形成能的発育能力の獲得は、より一層重要であるが、その際に用いられた方法は、それほど重要でないからである。かくして、そこに至る方法よりもむしろそれによって獲得された全形成能的発育能力の結果の方が重要だとすれば、「受精」というメルクマールには、一時的ないし見本的な意義しか認められないことになる。すなわち、「すでに」受精とともに――そして、例えば、着床によってはじめてというわけではない――胚から出発すべきであるが、「古典的な」受精は胚という概念にとって重要ではない、という明確化である。たとえ、それによって胚保護法における胚の概念が、最新の胎生学的処置すらも捕捉することができるような順応性のあるものであることが十分に明らかになっても、法律による明確化の問題は残る。しかしながら、この点では、他のヨーロッパの諸規制も、優

れているとは思われない。

　幹細胞研究をめぐる論争においていかなる解決策を採ろうとも、これらの議論は、従来おそらくはほとんど考えられてこなかった問題を徹底して論究する契機をやはり提供する。すなわち、胚の地位にとっておそらくは重要な体外での諸技術を用いた場合の受精（ないし相応の技術的代用）と移植・着床との関係の問題が、それである。当初の立場では、移植ができない場合に（はじめて）胚の地位の一定の相対化が可能なものとみなされていた。しかしながら、これに対しては、体外諸技術を用いる場合には移植と着床が自ら行われるのではなく、相応の意図を持った人間のそれ以上の行為を必要とするということを考慮して、これは――専門用語的にはもちろん誤解を招きやすいのであるが――「初期胚（Prä-Embryo）」（ここでは「着床前の胚（Prä-Implementations-Embryo）」の意味で純粋に記述的に理解されたもの）という言い回しで表現されているように、一定の相対化が何よりもそのできごとの多数の行為から生じるかどうかは、よく考えてみるべきである。これとの関係で、ドイツの連邦憲法裁判所が妊娠中絶判決において、受精と着床との間の段階にある（自然に作られた）胚の基本法上の地位について明確な態度を取ることをわざと回避したことにも留意しておくべきであろう。

　比較法的には、胚一般の研究について、これがヨーロッパ中でまさに様々に評価されていることを確認することが残されている。ドイツ、オーストリア、そしてスイスならびにノルウェーといったようなドイツ語圏の国々は、――たとえ詳細は一定程度異なるとはいえ――原則的禁止を打ち出しているが、デンマーク、フランス、イギリス、スペインおよびスウェーデンのような他の国々は、体外の胚の研究をまったく禁止せずに、濫用防止的規制に限定している。先に取り扱った幹細胞研究のための特別規制は、これまでのところ、（治療的クローンについてのイギリスにおけるように）まれにしか見られない。しかし、そのかぎりでは、現実的な規制の必要性は、ますます認識されているように思われる。

5）着床前診断（Prä-Implementationsdiagnostik = PID）

　英語圏では――おそらくより説得的に――「着床前遺伝子診断（Preimplantation Genetic Diagnosis = PGD）」と呼ばれているこの処置は、胚の研究の特例として理解されうる。より正確に見ると、問題となるのは、その特徴の存在についてすでに一定の特徴が（例えば、家族の病歴から）構成される一定の望まれざる特徴に

向けられた胚の「調査」である。この技術は，おそらくは，現在の生殖医療および人類遺伝学の最も議論のあるテーマ領域であろう。その際，通常外の同盟が確認できる。つまり，一方で，未出生の生命のあらゆる毀滅ないし道具化の批判者たちの中核にある拒絶的前線は，次のような声によって強化されている。すなわち，他の場合には妊娠中絶によって何ら問題とならないが，PIDによって遺伝学の濫用の可能性が懸念されるという声が，それである。逆に，PIDは，妊娠中絶に対して制限的態度を取る科学者および医師たちにも支持されている。連邦医師会は，中間的立場を主張している。というのは，連邦医師会は，——ラインラント・ファルツ州の倫理委員会と同様に——着床前診断の処置を一定の条件の下で適法とみなし，その際，シューレスヴィヒ・ホルシュタインから報告された，事実上拒否を言い渡すのが困難な個別事例を参照しているからである。この事例では，1995年から，女性は，膵［膜］線維症（Mukoviszidose）に罹患した子どもをすでに亡くしていたし，また，そのつどこれと同一の疾患の素因が確認された後に出生前診断により2度の妊娠中絶が行われていたのである。

　比較法的に見渡しても，統一的な像は明らかにならない。オーストリアにおいて，そして最近ではスイスにおいても，PIDは禁止されている一方で，重篤な遺伝子欠損の疑いがある場合には，デンマーク，フランス，イギリス，スペイン，および（部分的にまずはきわめて創造的な施行規定を条件として）ノルウェーにおいてもまた，PIDの許容性は肯定されている。

　以上のような国際的な評価の相違に直面して，PIDがドイツにおいても議論があるということ，しかも法政策的のみならず，すでに法技術的理由から論争を招いている現在の法状態を考慮してでも議論があることは，驚くにあたらない。なぜなら，胚保護法は，PIDについて明言をしていないからである。したがって，PIDを禁止されたものとみなそうとする者は，いわば回り道をせざるをえず，そしてこの回り道を，必ずしも（胚の遺伝学的調査の）あらゆる目的が（胚またはその胚のクローンの可能な道具化あるいはそれどころか毀滅の）あらゆる手段をも神聖化するものではないということによって動機づけざるをえない。しかしながら，PIDが許容されるか否かに関する一括した評決に関しては，PIDは様々な方法で実践されうるし，したがって，次のような法的な区別も必要であるということに配慮すべきである。

　——PIDが全形成能細胞の分裂を手段にして行われるならば，それは，一卵性双

生児の人工的作成によって実現されているがゆえに,胚保護法6条によって禁止されたクローンであることを認めざるをえない。ちなみに,この場合は,胚の法的定義の第2部(胚保護法8条1項後段第2文)においても把握される。

——これに対して,診断が予定されている細胞がその全形成能(分裂可能性)の喪失後にはじめて分離される場合,なるほど,いずれにせよクローンの禁止は,もはやこれと対立しない。しかしながら,この処置方法においては,胚の禁止された「目的違背の利用」(胚保護法2条1項)が認められ,これは,いずれにせよ激しく議論されている。部分的には,この構成要件は,遺伝学的に奇異であると認められる胚の後の「廃棄」によっても実現されたものとみなされるであろう。

——まだ分裂可能であるものと,もはや分裂不可能なものとの区別を取り払うことを回避しようと欲するならば,とりわけ単なる複数分裂との限界線引きを単に確認することができないのみならず,実践的にもコントロールすることが困難であるとすれば,PIDの一般的禁止をすでに次のことによって基礎づける可能性が残されている。すなわち,意図的な着床前診断の場合,その受精はもっぱら着床前の質のコントロールの目的のためにのみ行われるがゆえに,体外受精の中に,妊娠をもたらす目的以外の目的の受精の禁止に対する違反が認められるべきである(胚保護法1条1項2号)。

PIDについての立法者の沈黙によって挑発されたこのような解釈による言い抜けは,一方での遺伝学上の透明さについての両親の利益と他方での遺伝的差別に対する障害者団体の懸念といったようなきわめて実践的意義を有する領域において,必要な明確性と法的安定性を創出するのに適していない。しかしながら,これを達成することは,法技術の問題であるばかりでなく,法政策的にもきわめて大きな関心事であるが,しかし,最終的に問題となるのは,予防と選別との限界がどこへ行くのか,ならびに——後者の場合には——医学を遺伝的選別にどの程度投入することが許されるべきか,という問題である。これを原則的に拒絶する者は,当然ながら,すでに現存する妊娠期間中の出生前診断の処置すらも拒絶せざるをえないであろう。したがって,この帰結を持ち出そうと欲する者は,羊水穿刺や絨毛検査の禁止をも支持する覚悟を持たざるをえないであろうが,これらは,そうこうするうちに確固として定着し,年々何千回となく実施されている妊娠指導法となっており,健康保険の「母親の予防検診(Muttershaftsvorsorge)」としても補償能力あるものとみなされているものなのである。着床前診断の禁止

の場合にも一貫させるために，このような着床後の診断を後戻りさせることは，規範の承認のために絶対に必要な社会的コンセンサスをほとんど期待させない足取りではなかろうか。それゆえ，一般的に禁止すべきでないとすれば，まさに——より厳密に言えば，同様にあらゆる種類の出生前診断にとって——遺伝学上の診断の濫用に対する予防的保護が影響を受けるであろう。また，その際に考慮すべき事情は，PID 実施後の試験管内の初期胚の（死にゆくにまかせるという意味での）「流産」は，進んだ段階で行われる出生前診断後に行われる妊娠中絶に対して，依然として，より小さな害悪を意味するにすぎない，ということであろう。初期の段階における PID とその後の胚の発育段階における妊娠中絶の「2 つの害悪」の間のこのような衡量に際しては，もとより，すでに上述した問題，すなわち，胚の体外での地位と体内での地位がどの程度，完全に同価値なものとみなされるべきか，それとも一定の方法で段階を付しうるものとみなされるべきか，という問題が重要である。

4　比較法的な結論的考察

　国境を越えて目をやると様々な生殖医療処置の法的評価がいかに異なっているか，ということについて繰り返し論じてきた。このような相違は，他の刑法上の領域においてもしばしば認められるように，繰り返し，法政策的意向あるいは可能なかぎりの広範な規制解放のための論拠として好んで用いられる。その際に，一定の行為態様の許容または禁止が問題になるとき，比較法上の相違を指摘することは，できるかぎり低い認可基準に適合することに帰着することもまれではない。経験を積んだ比較法学者として，私は，このような粗雑な道具化の試みに対して，断固として抗議せざるをえない。

　他方，比較法上の相違は，国際的に極端な特殊な途に対する危険信号にもなりうるであろう。すなわち，すべての他の国々が何かを許容しあるいは禁止するとき，まさに反対の途に進もうとすることが，国家の頑迷さとなりうるのである。それゆえ，法政策においても——そして，その際にもとより現代の生殖医学および人類遺伝学の領域におけるようなこの種のグローバルな発展においても——，国家の固有の諸原則の保持と他の諸国ないし法文化の価値観への配慮との間の理性的な中道を探ることが必要なのである。このことが容易でないことは，「生物

医学についての人権条約」をめぐる議論が示している。そこでは，特に胚の研究に関して，多くの国が――そしてその際，ドイツ連邦共和国が――，他の法秩序も異なった解決の考えでもって自国の立場のためにもっともな理由を持ちうるということを論証の出発点として承認することがいかに困難であるかが明らかとなった。

　私が提起した諸問題について，今，日本の立場をはじめて知り，それについて議論することは，それだけ一層興味深いことと言えよう。私は，この点についてヨーロッパおよびとりわけドイツの視点から議論の基盤を提供できたとすれば，とても満足である。

【訳者あとがき】

　本稿は，医事（刑）法および比較刑法の世界的権威であるドイツ連邦共和国のフライブルク大学マックス・プランク外国・国際刑法研究所所長［当時］アルビン・エーザー博士が，2001年4月6日に広島大学法学部において行った講演（原題は，RECHTSPROBLEME BIOTECHNOLOGISCHER FORTSCHRITTEN IN VERGLEICHENDER PERSPEKTIV. Zur Reformdiskussion um das deutsche Embryonenschutzgesetz.）の原稿を，同博士の了解を得て訳出したものである。エーザー博士は，日本でも馴染みの深い学者であり，ここで敢えて紹介はしない。10度目の来日になる今回は，早稲田大学から名誉博士号を授与されることが主たる目的であり，この来日の機会に訳者と親交のある広島大学で講演をしたいとのエーザー博士の強い希望で講演が実現した（広島大学での講演は1985年3月23日以来2度目である）。この講演は，広島大学の文理ジョイント・プロジェクトのうち，訳者が代表を務める「生命倫理研究プロジェクト」と広島大学法学会共催の公開セミナーとして行われた。当日は，学内の法学，哲学，医学の研究者，近隣の大学の研究者，広島大学の大学院生および学生約50名が集まって講演を拝聴し，討論に参加した。日本でもいわゆる「ヒト・クローン技術等規制法」ができたり（甲斐克則・現代刑事法3巻4号87頁以下［本書第10章］参照），生殖医療の法規制の動きもあり，ドイツとの比較もできて，きわめて有意義な講演会となった。本訳により，読者は，胚保護法を中心としたドイツの生殖医療をめぐる最新の動向を知ることができるであろう。

　なお，講演会の討論に際しては，同僚の神谷遊教授（家族法：現・同志社大学法学部教授）と九州大学の伊佐智子助手（法哲学：現・久留米大学非常勤講師）に多大な援助を賜ったほか，講演会の裏方として同僚の吉中信人助教授［現・広島大学法学部教授］と私の研究室の大学院生諸氏の支援を賜った。ここに特記して謝意を表する次第である。

著者略歴
甲斐克則（かい かつのり）
- 1954年10月　大分県朝地町に生まれる
- 1977年3月　九州大学法学部卒業
- 1982年3月　九州大学大学院法学研究科博士課程単位取得
- 1982年4月　九州大学法学部助手
- 1984年4月　海上保安大学校専任講師
- 1987年4月　海上保安大学校助教授
- 1991年4月　広島大学法学部助教授
- 1993年4月　広島大学法学部教授
- 2002年10月　法学博士（広島大学）
- 2004年4月　早稲田大学大学院法務研究科教授
- 　　　　　　現在に至る
- 　　　　　　日本刑法学会理事，日本医事法学会代表理事，日本生命倫理学会理事

主要著書・訳書
アルトゥール・カウフマン『責任原理――刑法的・法哲学的研究――』（2000年・九州大学出版会）
『海上交通犯罪の研究』（2001年・成文堂）
『安楽死と刑法』（2003年・成文堂）
『尊厳死と刑法』（2004年・成文堂）
『医事刑法への旅Ⅰ』（2004年・現代法律出版）
『責任原理と過失犯論』（2005年・成文堂）
『被験者保護と刑法』（2005年・成文堂）
『医事刑法への旅Ⅰ〔新版〕』（2006年・イウス出版）
『遺伝情報と法政策』（2007年・成文堂，編著）
『企業犯罪とコンプライアンス・プログラム』（2007年・商事法務，編著）
『終末期医療と生命倫理』（2008年・太陽出版，共編）
『ブリッジブック医事法』（2008年・信山社，編著）
『企業活動と刑事規制』（2008年・日本評論社，編著）
『企業活動と刑事規制の国際動向』（2008年・信山社，共編著）
ペーター・タック『オランダ医事刑法の展開――安楽死・妊娠中絶・臓器移植』（2009年・慶應義塾大学出版会，編訳）
『医事法講座第1巻　ポストゲノム社会と医事法』（2009年・信山社，編著）
『医事法六法』（2010年・信山社，編集）
『刑法は企業活動に介入すべきか』（2010年・成文堂，共著）
『生殖医療と刑法［医事刑法研究第4巻］』（2010年・成文堂）
『医療事故と刑法［医事刑法研究第5巻］』（2012年・成文堂）
アルビン・エーザー『『侵害原理』と法益論における被害者の役割』（2014年・信山社，編訳）
『臓器移植と刑法［医事刑法研究第6巻］』（2016年・成文堂）
『終末期医療と刑法［医事刑法研究第7巻］』（2017年・成文堂）

生殖医療と刑法
Assisted Reproductive Technology and Criminal Law
医事刑法研究第 4 巻

2010 年 6 月 1 日　初版第 1 刷発行
2017 年 11 月 20 日　初版第 2 刷発行

著　者	甲　斐　克　則
発 行 者	阿　部　成　一

〒162-0041　東京都新宿区早稲田鶴巻町 514 番地
発 行 所　　株式会社　成 文 堂

電話 03(3203)9201(代)　Fax 03(3203)9206
http://www.seibundoh.co.jp

製版・印刷　三報社印刷　　　　　製本　佐抜製本

☆乱丁・落丁はおとりかえいたします☆　検印省略
Ⓒ 2010 K. Kai Printed in Japan
ISBN 978-4-7923-1878-9 C3032

定価(本体 2800 円+税)

甲斐克則著　医事刑法研究シリーズ

第1巻	安楽死と刑法	本体 2,500 円
第2巻	尊厳死と刑法	本体 2,800 円
第3巻	被験者保護と刑法	本体 2,500 円
第4巻	生殖医療と刑法	本体 2,800 円
第5巻	医療事故と刑法	本体 2,800 円
第6巻	臓器移植と刑法	本体 2,900 円
第7巻	終末期医療と刑法	本体 2,900 円